Oftalmologia Pediátrica

e os desafios mais frequentes

Série Atualizações Pediátricas

- **Aleitamento materno na era moderna – vencendo desafios** *(2021)*
- **O dia a dia do pediatra** *(2021)*
- **Cuidados paliativos na prática pediátrica** *(2019)*
- **Dermatologia pediátrica no consultório** *(2019)*
- **Infectologia nas emergências pediátricas** *(2019)*
- **Medicina do sono** *(2019)*
- **Pneumologia pediátrica no consultório** *(2019)*
- **Puericultura passo a passo** *(2019)*
- **Da queixa clínica à reumatologia pediátrica** *(2019)*
- **Adolescência e sexualidade – visão atual** *(2016)*
- **Atualização em alergia e imunologia pediátrica: da evidência à prática** *(2016)*
- **Do pediatra ao endocrinologista pediátrico: quando encaminhar** *(2016)*
- **Pediatria ambulatorial: da teoria à prática** *(2016)*
- **A saúde mental na atenção à criança e ao adolescente: os desafios da prática pediátrica** *(2016)*
- **Atualizações em terapia intensiva pediátrica – 2ª Edição** *(2014)*
- **Doenças pulmonares em pediatria: atualização clínica e terapêutica** *(2014)*
- **Hematologia e hemoterapia pediátrica** *(2013)*
- **Obesidade no paciente pediátrico: da prevenção ao tratamento** *(2013)*
- **Otorrinolaringologia para o pediatra – 2ª edição** *(2013)*
- **Odontopediatria para o pediatra** *(2013)*
- **Imunizações em pediatria** *(2013)*
- **Oncologia para o pediatra** *(2012)*
- **Gastroenterologia e hepatologia na prática pediátrica – 2ª edição** *(2012)*
- **O recém-nascido de muito baixo peso – 2ª edição** *(2010)*
- **Oftalmologia para o pediatra** *(2010)*
- **Emergências pediátricas – 2ª edição – revisada e ampliada** *(2010)*
- **Atualidades em doenças infecciosas – manejo e prevenção** *(2009)*
- **Organização de serviços em pediatria** *(2008)*
- **Reumatologia para o pediatra** *(2008)*

O presente livro passou por criterioso processo de revisão científica e textual pelos coordenadores, editores e produtores. No entanto, ainda assim, está exposto a erros. Caso haja dúvida, solicitamos ao leitor entrar em contato com a SPSP.

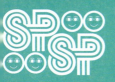

Sociedade de Pediatria de São Paulo
Departamento Científico de Oftalmologia

Série Atualizações Pediátricas

Oftalmologia Pediátrica
e os desafios mais frequentes

Coordenadoras

Rosa Maria Graziano

Márcia Keiko Uyeno Tabuse

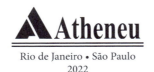

Rio de Janeiro • São Paulo
2022

Sociedade de Pediatria de São Paulo
– Diretoria de Publicações –

Diretora: Cléa Rodrigues Leone

Membros: Antonio Carlos Pastorino, Antonio de Azevedo Barros Filho, Celso Moura Rebello, Cléa Rodrigues Leone, Fabio Carmona, Gil Guerra Junior, Luis Eduardo Procopio Calliari, Marina Carvalho de Moraes Barros, Mário Cícero Falcão, Paulo Henrique Manso, Ruth Guinsburg, Sonia Regina Testa da Silva Ramos, Tamara Beres Lederer Goldberg, Tulio Konstantyner

Coordenadora Editorial: Paloma Ferraz
Assistente Editorial: Rafael Franco

EDITORA ATHENEU

São Paulo	—	Rua Maria Paula, 123 - 18º andar Tel.: (11) 2858-8750 E-mail: atheneu@atheneu.com.br
Rio de Janeiro	—	Rua Bambina, 74 Tel.: (21) 3094-1295 E-mail: atheneu@atheneu.com.br

Produção Editorial: *Texto e Arte Serviços Editoriais*   **0691**
Capa: *Equipe Atheneu*

CIP-BRASIL. CATALOGAÇÃO NA PUBLICAÇÃO
SINDICATO NACIONAL DOS EDITORES DE LIVROS, RJ

O27

Oftalmologia pediátrica e os desafios mais frequentes / coordenação Rosa Maria Graziano, Márcia Keiko Uyeno Tabuse. - 1. ed. - Rio de Janeiro : Atheneu, 2022.
      324 p. : il. ; 24 cm.   (Atualizações pediátricas)

      Inclui bibliografia e índice
      ISBN 978-65-5586-433-5

      1. Oftalmologia pediátrica. 2. Olhos - Doenças - Diagnóstico. 3. Olhos - Doenças - Tratamento. 4. Olhos - Cuidado e higiene. 5. Crianças - Cuidado e higiene. I. Graziano, Rosa Maria. II. Tabuse, Márcia Keiko Uyeno. III. Série.

21-73510
                               CDD: 618.920977
                               CDU: 617.7-053.2

Camila Donis Hartmann - Bibliotecária - CRB-7/6472

28/09/2021   28/09/2021

GRAZIANO, R.S.; TABUSE, M.K.U.

Oftalmologia Pediátrica e os desafios mais frequentes. Sociedade de Pediatria de São Paulo – SPSP.

© *Direitos reservados à EDITORA ATHENEU — Rio de Janeiro, São Paulo, 2022.*

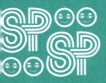

Sociedade de Pediatria de São Paulo
Departamento Científico de Oftalmologia

Diretoria Executiva 2019-2022

Presidente: Sulim Abramovici
1º Vice-presidente: Renata Dejtiar Waksman
2º Vice-presidente: Claudio Barsanti
Secretária-geral: Maria Fernanda Branco de Almeida
1ª Secretário: Ana Cristina Ribeiro Zoliner
2º Secretário: Lilian dos Santos Rodrigues Sadeck
1º Tesoureiro: Mário Roberto Hirschheimer
2º Tesoureiro: Paulo Tadeu Falanghe

Diretoria de Publicações

Diretora: Cléa Rodrigues Leone
Membros: Antonio Carlos Pastorino, Antonio de Azevedo Barros Filho, Celso Moura Rebello, Cléa Rodrigues Leone, Fabio Carmona, Gil Guerra Junior, Luis Eduardo Procopio Calliari, Marina Carvalho de Moraes Barros, Mário Cícero Falcão, Paulo Henrique Manso, Ruth Guinsburg, Sonia Regina Testa da Silva Ramos, Tamara Beres Lederer Goldberg, Tulio Konstantyner

Coordenadora Editorial

Paloma Ferraz

Assistente Editorial

Rafael Franco

Coordenadoras

Rosa Maria Graziano

Doutora em Oftalmologia pela Faculdade de Medicina da Universidade de São Paulo (FMUSP). Médica-Assistente Aposentada do Departamento de Oftalmologia do Hospital das Clínicas da FMUSP. Ex-Presidente da Sociedade Brasileira de Oftalmologia Pediátrica (SBOP). Ex-Presidente do Departamento Científico de Oftalmologia da Sociedade de Pediatria de São Paulo (SPSP).

Márcia Keiko Uyeno Tabuse

Mestre e Doutora em Oftalmologia pela Universidade Federal de São Paulo (Unifesp). Fellowship em Oftalmopediatria na Unifesp e no Doheny Eye Institute da University of Southern California (USC), Estados Unidos. Fellowship em Estrabismo na University of Tokyo, Japão.

Colaboradores

ANA BEATRIZ S. UNGARO CRESTANA

Médica Oftalmologista pela Faculdade de Medicina da Universidade de São Paulo (FMUSP). Residência Médica na FMUSP. Especialista em Estrabismo, Retina e Oftalmopediatria. Responsável pelo Ambulatório de Catarata Congênita do Hospital das Clínicas da FMUSP.

ANA PAULA SILVERIO RODRIGUES

Graduação e Residência na Universidade Federal de São Paulo (Unifesp). Mestre em Oftalmologia pela Unifesp. Setor de Catarata Congênita do Departamento de Oftalmologia da Escola Paulista de Medicina (EPM) da Unifesp.

CARLOS EDUARDO DE SOUZA

Chefe do Setor de Uveítes da Escola Paulista de Medicina da Universidade Federal de São Paulo (EPM/Unifesp). Doutorando no Programa de Oftalmologia e Ciências Visuais da Unifesp.

CÉLIA REGINA NAKANAMI

Doutorado e Mestrado pela Universidade Federal de São Paulo (Unifesp). Diploma – Community Eye Health *pela London School of Hygiene and Tropical Medicine.*

EMERSON CASTRO

Doutor em Oftalmologia pela Faculdade de Medicina da Universidade de São Paulo (FMUSP). Membro da Equipe de Pronto-Socorro do Hospital Sírio-Libanês (HSL).

FABIO EJZEMBAUM

Doutor em Oftalmologia pela Universidade Federal de São Paulo (Unifesp). Presidente da Sociedade Brasileira de Oftalmologia Pediátrica (SBOP). Presidente do Centro de Estudos Oftalmológicos Jacques Tupinambá da Santa Casa de São Paulo (SCSP). Chefe do Setor de Neuroftalmologia da SCSP. Assistente do Setor de Estrabismo da SCSP.

FREDERICO CASTELO MOURA
Chefe da Neuroftalmologia da Universidade Estadual de Campinas (Unicamp). Médico-Assistente da Universidade de São Paulo (USP). Doutorado pela Faculdade de Medicina da Universidade de São Paulo (FMUSP).

HELOISA NASCIMENTO
Doutorado pela Escola Paulista de Medicina da Universidade Federal de São Paulo (EPM/Unifesp). Diretora Institucional do IPEPO Instituto da Visão. Setor de Uveítes da EPM/Unifesp. Coordenadora de Oftalmologia do Hospital Municipal de Barueri.

IARA DEBERT
Doutorado em Oftalmologia pela Faculdade de Medicina da Universidade de São Paulo (FMUSP). Pós-Doutorado em Estrabismo pela Strabismus Research Foundation, São Francisco, Estados Unidos. Médica-Assistente do Departamento de Oftalmologia do Hospital das Clínicas da FMUSP.

JULIANA MARIA FERRAZ SALLUM
Professora Afiliada do Departamento de Oftalmologia da Universidade Federal de São Paulo (Unifesp). Mestre e Doutora em Oftalmologia pela Unifesp. Fellowship no Wilmer Eye Institute Johns Hopkins University. Título de Especialista em Oftalmologia e Genética Clínica.

KEILA MIRIAM MONTEIRO DE CARVALHO
Livre-Docência em Oftalmologia pela Faculdade de Ciências Médicas da Universidade Estadual de Campinas (FCM/Unicamp). Editora-Associada da eOftalmo – Periódico Científico do Conselho Brasileiro de Oftalmologia (CBO). Professora Titular do Departamento Oftalmologia da FCM/Unicamp.

LUIS CARLOS FERREIRA DE SÁ
Doutor em Oftalmologia pela Faculdade de Medicina da Universidade de São Paulo (FMUSP). Médico Oftalmologista do Instituto da Criança do Hospital das Clínicas da Faculdade de Medicina da Universidade de São Paulo (ICr-HCFMUSP).

LUIS EDUARDO MORATO REBOUÇAS DE CARVALHO
Médico Chefe da Seção de Estrabismo da Santa Casa de Misericórdia de São Paulo (SCMSP). Médico Chefe do Setor de Estrabismo do Hospital Oftalmológico de Sorocaba. Mestre em Medicina pela Escola Paulista de Medicina/Universidade Federal de São Paulo (EPM/Unifesp). Doutor em Medicina pela Faculdade de Medicina da Universidade de São Paulo (FMUSP).

LUISA MOREIRA HOPKER

Fellowship *em Oftalmopediatria e Estrabismo pela Universidade Federal de São Paulo (Unifesp). Fellowship em Oftalmopediatria e Estrabismo pela UT Southwestern, Dallas, Estados Unidos. Doutorado em Oftalmologia e Ciências Visuais pela Unifesp. Vice-Presidente da Sociedade Brasileira de Oftalmologia Pediátrica (SBOP). Coordenadora do Serviço de Oftalmologia do Complexo Hospitalar do Trabalhador. Médica do Hospital de Olhos do Paraná. Preceptora da Especialização em Oftalmologia do Hospital de Olhos do Paraná.*

LUIZ FERNANDO TEIXEIRA

Médico-Assistente do Departamento de Oftalmologia da Escola Paulista de Medicina da Universidade Federal de São Paulo (EPM/Unifesp). Médico-Chefe do Serviço de Oncologia Ocular do Instituto de Oncologia Pediátrica da Unifesp/GRAACC.

MARCELO CAVALCANTE COSTA

Médico. Chefe do Setor de Retina Infantil, Cirurgia Pediátrica e Neonatal, Telemedicina e Retinopatia da Prematuridade da Santa Casa de São Paulo (SCSP). Voluntário do Setor de Oftalmologia Pediátrica da Clínica Oftalmológica do Hospital das Clínicas da Faculdade de Medicina da Universidade de São Paulo (HCFMUSP). Vice-Presidente do Departamento Científico de Oftalmologia da Sociedade de Pediatria de São Paulo (SPSP), gestão 2019-2021. Membro Internacional da Academia Americana de Oftalmologia. Diretor da Baby Eye Care, São Paulo.

MARCIA BEATRIZ TARTARELLA

Doutorado e Mestrado em Oftalmologia com Especialização em Catarata Congênita pela Universidade Federal de São Paulo (Unifesp). Presidente da Sociedade de Oftalmologia Pediátrica Latinoamericana (SOPLA) – biênio 2015-2017. Presidente da Sociedade Brasileira de Oftalmologia Pediátrica (SBOP) – biênio 2015-2017. Diretora do Departamento de Pesquisa da Ong CAVIVER – Instituto de Reabilitação Visual Infantil.

MÁRCIA KEIKO UYENO TABUSE

Mestre e Doutora em Oftalmologia pela Universidade Federal de São Paulo (Unifesp). Fellowship em Oftalmopediatria na Unifesp e no Doheny Eye Institute da University of Southern California (USC), Estados Unidos. Fellowship em Estrabismo na University of Tokyo, Japão.

MARCOS WILSON SAMPAIO

Médico Oftalmologista pela Faculdade de Medicina da Universidade de São Paulo (FMUSP). Doutor em Oftalmologia pela FMUSP. Presidente da Sociedade Brasileira de Visão Subnormal (2003-2005) e atual Membro do Conselho Consultivo. Ex-Coordenador do Setor de Reabilitação Visual/Visão Subnormal da Clínica Oftalmológica do Hospital das Clínicas da FMUSP.

MARIA APARECIDA ONUKI HADDAD

Médica Oftalmologista pela Faculdade de Medicina da Universidade de São Paulo (FMUSP). Doutora em Oftalmologia pela FMUSP. Presidente da Sociedade Brasileira de Visão Subnormal (SBVS) (2005-2007 e 2019-2021). Coordenadora do Setor de Reabilitação Visual/Visão Subnormal da Clínica Oftalmológica do Hospital das Clínicas da FMUSP. Coordenadora Médica da Laramara – Associação Brasileira de Assistência à Pessoa com Deficiência Visual e do Serviço Lucy Montoro Humaitá.

MARIA FERNANDA ABALEM

Professora-Assistente da University of Michigan, Estados Unidos. Médica-Assistente do Kellogg Eye Center da University of Michigan. Médica Colaboradora do Hospital das Clínicas da Faculdade de Medicina da Universidade de São Paulo (HCFMUSP). Pós-Doutora pela University of Michigan. Doutora em Oftalmologia pela USP. Mestre em Oftalmologia pela Universidade Federal do Rio de Janeiro (UFRJ).

MARIANA GRANATO

Mestre em Pediatria pela Faculdade de Medicina da Universidade de São Paulo (FMUSP). Integrante do Grupo de Trabalho de Pediatria do Desenvolvimento da Sociedade de Pediatria de São Paulo (SPSP) e do Programa de Avaliação do Desenvolvimento, Comportamento e Aprendizagem (ADCA) da Clínica de Especialidades Pediátricas do Hospital Israelita Albert Einstein (HIAE).

MARINA CIONGOLI

Médica Especialista em Retina e Vítreo pelo Hospital das Clínicas da Faculdade de Medicina da Universidade de São Paulo (HCFMUSP).

MONICA FIALHO CRONEMBERGER

Mestrado e Doutorado em Oftalmologia pela Universidade Federal de São Paulo (Unifesp). Médica Oftalmologista da Associação de Assistência à Criança Deficiente (AACD).

MONIQUE KLING MANGEON

Médica-Assistente do Serviço de Oncologia Ocular do Instituto de Oncologia Pediátrica da Universidade Federal de São Paulo (Unifesp)/GRAACC. Médica Voluntária do Setor de Estimulação Visual Precoce do Departamento de Oftalmologia da Escola Paulista de Medicina (EPM) da Unifesp.

NILVA S. B. MORAES

Mestre e Doutora em Oftalmologia e Ciências Visuais pela Universidade Federal de São Paulo (Unifesp). Professor Afiliado do Departamento de Oftalmologia da Escola Paulista de Medicina (EPM) da Unifesp.

PEDRO CARLOS CARRICONDO

Oftalmologista pelo Hospital das Clínicas da Faculdade de Medicina da Universidade de São Paulo (FMUSP). Doutor em Oftalmologia pela FMUSP. Diretor do Pronto-Socorro de Oftalmologia do Hospital das Clínicas da FMUSP.

ROBERTA MELISSA BENETTI ZAGUI

Médica Oftalmologista. Colaboradora do Setor de Motilidade Ocular Extrínseca do Hospital das Clínicas da Faculdade de Medicina da Universidade de São Paulo (HCFMUSP). Doutora em Ciências pela USP.

ROSA MARIA GRAZIANO

Doutora em Oftalmologia pela Faculdade de Medicina da Universidade de São Paulo (FMUSP). Médica-Assistente Aposentada do Departamento de Oftalmologia do Hospital das Clínicas da FMUSP. Ex-Presidente da Sociedade Brasileira de Oftalmologia Pediátrica (SBOP). Ex-Presidente do Departamento Científico de Oftalmologia da Sociedade de Pediatria de São Paulo (SPSP).

SANDRA FRANCISCHINI

Graduada em Medicina pela Faculdade de Medicina da Universidade de São Paulo (FMUSP). Oftalmologista Especialista em Retina e Vítreo pela Universidade Estadual de Campinas (Unicamp). Oftalmologia Pediátrica do Hospital das Clínicas da FMUSP. Responsável pelo Departamento de Retina e Vítreo da Universidade de Santo Amaro (Unisa). Colaboradora no Departamento de Retina Pediátrica do Hospital das Clínicas da Universidade de São Paulo. Oftalmopediatra da Rede de Proteção à Mãe Paulistana.

SIMONE AKIKO NAKAYAMA

Chefe do Setor de Estrabismo da Universidade Federal de São Paulo (Unifesp).

SUNG EUN SONG WATANABE

Especialização em Retina pela Universidade Federal de São Paulo (Unifesp). Colaboradora do Setor de Eletrofisiologia Visual Clínica do Departamento de Oftalmologia e Ciências Visuais da Unifesp. Doutorado em Ciências Visuais pela Unifesp. Pós-Doutorado em Oftalmologia pela Unifesp.

Agradecimentos

Agradecemos com muita alegria à Sociedade de Pediatria de São Paulo (SPSP), em especial ao seu presidente, Dr. Sulim Abramovici, e à Dra. Cléa Rodrigues Leone, diretora de publicações, pela oportunidade e pelo apoio para a organização deste livro.

Agradecemos de coração a todos os coautores desta publicação que voluntariamente e com muita dedicação disponibilizaram o seu tempo, competência e conhecimento para este projeto destinado aos pediatras. Em um momento de pandemia em que fomos todos obrigados a nos isolar, o tempo de estudo e pesquisa foram carinhosamente dedicados a escrever estes capítulos, sempre com a intenção de levar aos pediatras o nosso melhor conhecimento. Esperamos que este trabalho seja de grande utilidade para melhora no atendimento das crianças com queixas oftalmológicas, pois oferece um guia prático de consulta para as situações do dia a dia de uma maneira leve e simples, mas detalhada, atualizada e consistente.

Agradecemos aos mestres e precursores da Pediatria e da Oftalmologia Pediátrica, que dedicaram sua atuação em favor do conhecimento, da comunicação e do encontro dos colegas, através da produção acadêmica, do ensino, da pesquisa e das associações de especialistas. Esses precursores abriram caminhos e pavimentaram estradas que hoje são trilhadas com maior facilidade pelos médicos, que desejam o melhor para os seus pacientes – as crianças do nosso país. Assim, podemos, então, atuar em práticas inovadoras e avançar para a excelência do atendimento, das medidas diagnósticas, das terapêuticas e do cuidado, para alcançarmos uma Medicina mais eficiente, econômica, humana, justa e igualitária.

Rosa Maria Graziano e Márcia Keiko Uyeno Tabuse

Prefácio

É uma grande honra redigir o prefácio do livro *Oftalmologia Pediátrica e os desafios mais frequentes*. A interação entre a Pediatria e a Oftalmologia é de grande importância, pois, na maioria das vezes, é o pediatra quem deve orientar os pais a buscarem atendimento oftalmológico, seja para os cuidados preventivos ou quando existe uma suspeita de patologia específica.

Com os avanços dos conhecimentos na área da Medicina nas últimas décadas e da Oftalmologia Pediátrica, torna-se indispensável a constante atualização dos pediatras nessa interface, embasada em evidências científicas.

A elaboração deste livro partiu da necessidade de ter um material de consulta voltado para o pediatra, de fácil manuseio, com informações pertinentes e fundamentais para o bom entendimento de diversas situações clínicas da prática pediátrica. E para isso, os autores se dedicaram muito, transformando o conhecimento especializado para o olhar do pediatra. Apresentaram informações básicas e necessárias, de qualidade didática, aliadas ao rigor científico.

O livro é conciso e objetivo e foi dividido em seções. A primeira fornece o embasamento anatômico, histológico e fisiológico do olho humano, favorecendo a compreensão das diversas patologias oculares. Nas outras três seções, apresenta as patologias oftalmológicas mais prevalentes, de acordo com as faixas etárias, abordando desde o recém-nascido, passando pela fase de lactente, criança e adolescente. O livro traz em seus capítulos casos clínicos comentados, em uma abordagem prática, com a qual se espera que a leitura seja agradável e atue como um estímulo ao raciocínio clínico e facilite a decisão terapêutica para cada paciente avaliado.

Parabéns às coordenadoras, Dra. Rosa Maria Graziano e Dra. Márcia Keiko Uyeno Tabuse, aos colegas oftalmologistas e à Sociedade de Pediatria de São Paulo pela elaboração deste livro!

Que seja muito bem aproveitado por todos!

Lilian dos Santos Rodrigues Sadeck

Doutora em Pediatria pela Faculdade de Medicina da Universidade de São Paulo (FMUSP). Neonatologista do Centro Neonatal do Instituto da Criança do Hospital das Clínicas (ICr-HC) da FMUSP. Secretária do Departamento Científico de Neonatologia da Sociedade Brasileira de Pediatria (SBP). Diretora de Cursos e Eventos da SBP. Segunda-Secretária da Sociedade de Pediatria de São Paulo (SPSP). Diretora de Cursos e Eventos da SPSP.

Apresentação da Diretoria

A Diretoria de Publicações da Sociedade de Pediatria de São Paulo (SPSP), considerando o momento atual, de dificuldades e desafios ao exercício da Pediatria com qualidade, cumprindo o compromisso de disponibilizar aos pediatras informações científicas que sejam úteis em suas atividades junto a seus pacientes, apresenta o livro *Oftalmologia Pediátrica e os desafios mais frequentes*, da *Série Atualizações Pediátricas*, elaborado pelo Departamento Científico de Oftalmologia.

Nesta edição, de forma prática, os autores discutem casos clínicos, apoiados em algoritmos diagnósticos e questões comentadas, referentes a situações frequentes no dia a dia da atuação pediátrica. Também abordam temas mais complexos e atuais, como a cefaleia na criança e no adolescente e a terapia genética, e o que há de novo nesse tratamento.

Por todos esses motivos, espero que este guia prático se constitua em uma importante fonte de informações em suas rotinas assistenciais.

Cléa Rodrigues Leone
Diretora de Publicações da Sociedade de Pediatria de São Paulo (SPSP)

A Sociedade de Pediatria de São Paulo (SPSP) tem como missão o oferecimento de educação continuada aos pediatras, por meio de cursos, jornadas, congressos e publicações científicas. Sabedores da fundamental importância de um profissional capacitado para a orientação de uma vida saudável e para prevenção de doenças, a SPSP trabalha, continuamente, para levar conhecimento atualizado à comunidade médica.

A *Série Atualizações Pediátricas* é um dos resultados desse incansável trabalho. Organizada pela Diretoria de Publicações, a série é elaborada pelos membros dos departamentos científicos, profissionais de elevado conhecimento médico e de destacada experiência clínica.

É com grande orgulho que apresentamos a edição de Oftalmologia, trabalho desenvolvido pelo Departamento Científico de Oftalmologia da SPSP. Os pediatras são frequentemente questionados sobre problemas de olhos em crianças e adolescentes: assim, a parceria com oftalmologistas especializados nessa faixa etária é importante.

A responsabilidade assumida pelos profissionais do departamento reflete o sucesso e a credibilidade conquistados durante o desenvolvimento da especialidade no Brasil. Os autores reúnem talentos com forte motivação, que representam a vanguarda na especialidade e mantêm relacionamento e intercâmbio entre as demais especialidades.

O maior valor de seus profissionais é o compromisso de transmitir os conhecimentos adquiridos, originando novos multiplicadores.

O livro, em sua nova edição, atualiza os conceitos de atendimento, rediscute a fisiopatologia das afecções, sempre abordando os temas com base em evidências. A abordagem interdisciplinar é um ponto de destaque e a preocupação com a segurança do paciente é valorizada.

Com esta publicação, saem vencedores os pediatras e as crianças que podem receber atendimento especializado de qualidade.

Sulim Abramovici
Presidente da Sociedade de Pediatria de São Paulo (SPSP)

Apresentação das Coordenadoras

O livro *Oftalmologia Pediátrica e os desafios mais frequentes* foi preparado cuidadosamente com informações precisas e atualizadas, pensando em uma leitura fácil e que abrangesse as principais doenças oftalmológicas do dia a dia do pediatra.

Nossa intenção é envolver o pediatra na saúde ocular da criança, para que cada consulta de rotina inclua também o exame externo dos olhos e da face, o teste do reflexo vermelho e a avaliação da acuidade visual nas diferentes faixas etárias.

A visão é um dos sentidos mais importantes no desenvolvimento global da criança. É um processo aprendido, que requer integridade das vias ópticas e amadurecimento do sistema nervoso central. A acuidade visual que a criança apresentar aos 7 ou 8 anos de idade, ela levará para o restante de sua vida.

O pediatra é o principal parceiro do oftalmologista na prevenção à cegueira infantil, por ser o médico de confiança da família e quem pode interferir favoravelmente nesse período crítico para um desenvolvimento visual pleno.

Utilizamos a apresentação de casos clínicos para discutir os aspectos oftalmológicos presentes em cada doença, de modo a permitir que o pediatra julgue acertadamente o potencial de gravidade de cada caso; realize o tratamento proposto ou, em situações de maior gravidade, encaminhe ao serviço especializado.

Agradecemos a valiosa colaboração dos colegas oftalmologistas autores dos capítulos e à Sociedade de Pediatria de São Paulo (SPSP) pelo honroso convite para coordenar esta obra da *Série Atualizações Pediátricas*.

Desejamos que aprendam, divirtam-se, aproveitem e, convidamos, retornem, com sugestões, observações, experiências, sonhos...

Rosa Maria Graziano
Márcia Keiko Uyeno Tabuse

Departamento Científico de Oftalmologia da
Sociedade de Pediatria de São Paulo (SPSP)

Sumário

SEÇÃO 1. TEMAS BÁSICOS DE OFTALMOLOGIA

1. **Anatomia, fisiologia e processamento visual normal do olho, 3**
   Roberta Melissa Benetti Zagui

2. **Repercussão da baixa visão no desenvolvimento global da criança, 13**
   Keila Miriam Monteiro de Carvalho

3. **Como o pediatra pode identificar se a criança enxerga?, 19**
   Marcia Beatriz Tartarella

4. **Quais são as principais doenças que ocorrem nos lactantes?, 24**
   Rosa Maria Graziano

SEÇÃO 2. CASOS CLÍNICOS COMENTADOS SOBRE TEMAS COMUNS NO LACTENTE

5. **Terapia gênica e amaurose congênita de Leber: o que há de novo?, 33**
   Maria Fernanda Abalem
   Marina Ciongoli

6. **Teste do reflexo vermelho ausente ou assimétrico: o que pode ser e como conduzir?, 42**
   Ana Paula Silverio Rodrigues

7. **O bebê lacrimeja desde os primeiros meses de vida: o que pode ser e como orientar a família?, 55**
   Luisa Moreira Hopker

8. **Conjuntivite neonatal: como orientar a família?, 63**
   Ana Beatriz S. Ungaro Crestana

9. **Cuidados com o bebê na gestação, parto e período neonatal, 74**
   Sandra Francischini

10. **O que é retinopatia do prematuro? As crianças prematuras precisam de cuidados especiais?, 84**
Rosa Maria Graziano

SEÇÃO 3. CASOS CLÍNICOS COMENTADOS SOBRE TEMAS COMUNS NA CRIANÇA

11. **Olho vermelho: diagnóstico diferencial, 99**
Rosa Maria Graziano

12. **A criança que aparentemente não enxerga: o que fazer?, 112**
Sung Eun Song Watanabe

13. **A criança que pisca muito e fecha os olhos na claridade: o que pode ser?, 119**
Iara Debert

14. **Movimentar os olhos frequentemente mesmo sem querer: é doença ou é um tique?, 125**
Luis Eduardo Morato Rebouças de Carvalho

15. **Meu filho está se queixando de dor no olho: devo me preocupar? É para chamar a atenção?, 133**
Pedro Carlos Carricondo

16. **Quando as pálpebras estão inchadas: o que pode ser?, 138**
Célia Regina Nakanami

17. **O que pode estar por trás de um olho estrábico?, 153**
Simone Akiko Nakayama

18. **Torcicolo de origem ocular, 163**
Monica Fialho Cronemberger

19. **Meu filho está com dificuldade escolar: o que pode ser?, 171**
Mariana Granato
Márcia Keiko Uyeno Tabuse

20. **Meu filho enxergava bem, mas agora sua visão está fraca, 182**
Luis Carlos Ferreira de Sá

21. **As pupilas do meu filho são diferentes: o que pode ser?, 191**
Fabio Ejzembaum

22. **Cefaleia na criança e no adolescente: causas neuroftalmológicas, 201**
Frederico Castelo Moura

23. **As doenças reumáticas podem prejudicar os olhos e a visão?, 208**
Heloisa Nascimento
Carlos Eduardo de Souza

24. **Quais são os tumores oculares na criança? Quando devo me preocupar?, 219**
Luiz Fernando Teixeira
Monique Kling Mangeon

25. **Meu filho bateu o olho! Será que machucou?, 231**
Nilva S. B. Moraes

26. **Quando os produtos de limpeza e líquidos quentes comprometem o olho e a face: o que fazer?, 238**
Emerson Castro

27. **Tem alguma coisa que possa ajudar uma criança que não enxerga?, 246**
Maria Aparecida Onuki Haddad
Marcos Wilson Sampaio

Seção 4. Casos clínicos comentados sobre temas comuns no adolescente

28. **Crianças e adolescentes com olhos aparentemente normais e que não enxergam: o que há de novo no diagnóstico e tratamento da doença de Stargardt e retinose pigmentar, 257**
Juliana Maria Ferraz Sallum

29. **O uso de *smartphones* e *tablets* pode prejudicar a visão do meu filho?, 267**
Márcia Keiko Uyeno Tabuse

30. **Meu filho é diabético: o que devo fazer para evitar perda de visão?, 274**
Marcelo Cavalcante Costa

31. **Na hipertensão arterial sistêmica com o que devo me preocupar?, 283**
Marcelo Cavalcante Costa

Índice remissivo, 293

Seção 1

Temas básicos de Oftalmologia

Capítulo 1

Anatomia, fisiologia e processamento visual normal do olho

Roberta Melissa Benetti Zagui

Objetivos do texto

Este é um capítulo de introdução com noções básicas de anatomia, fisiologia e funcionamento do sistema visual para servir como base e consulta para o entendimento dos assuntos abordados no decorrer deste livro.

Introdução

O sistema visual humano é responsável por captar, codificar e processar as informações visuais sobre o mundo que nos cerca. Em um breve olhar, o ser humano pode descrever a localização, o tamanho, a forma, a cor e as texturas dos objetos de seu interesse, e, ainda, se estão se movendo, em qual velocidade e direção. A complexidade desse sistema vai muito além da sua simples comparação com uma máquina fotográfica que registra imagens bidimensionais. O sistema visual humano é capaz de analisar as informações físicas do estímulo luminoso, reconstruir a imagem tridimensional no córtex visual, posicioná-la no espaço e, ainda, integrá-la a outras áreas cerebrais para dar sentido ao que se vê.

A percepção visual normal compreende um processo sensorial construtivo complexo que depende da anatomia e da fisiologia normal dos receptores (olhos) e das vias visuais corticais.

Anatomia e fisiologia

O olho é o receptor visual, que deve captar, focar e transmitir a luz refletida dos objetos para que essa informação chegue de forma adequada à retina, que transformará essa energia luminosa em energia elétrica (potenciais de ação).

O olho é uma esfera imperfeita preenchida por fluidos e composta por três camadas de tecido. A camada mais interna do olho, a **retina**, contém neurônios sensíveis à luz capazes de transmitir a informação luminosa para as áreas visuais centrais. A camada média inclui três estruturas distintas, mas contínuas, referidas coletivamente como **trato uveal**. O maior componente do trato uveal é a **coroide**, estrutura contígua à retina, formada por um leito vascular abundante (importante para a nutrição e o metabolismo dos fotorreceptores da retina) e alta concentração de melanina (pigmento que absorve luz, impedindo o espalhamento de luz através do olho). Ao se aproximar da parte anterior do olho, a coroide se diferencia em um anel de tecido conhecido como **corpo ciliar** que circunda e se liga ao **cristalino** através de múltiplas fibras (**fibras zonulares**). O corpo ciliar tem um componente muscular, importante para o ajuste do poder refrativo do cristalino e um componente vascular (processos ciliares), que produzem o fluido (humor aquoso) que preencherá a parte anterior do olho (câmara anterior). A parte mais anterior do trato uveal é a íris, a porção colorida do olho que pode ser vista através da córnea. A íris é um tecido conjuntivo com uma abertura central (**pupila**) composta de dois tipos de músculos com ações opostas, que permitem que o tamanho da pupila seja ajustado como um diafragma por meio do controle motor neural autônomo (dilatação pupilar: SNAS; contração pupilar: SNAPS), e, assim, controle a entrada de luz dentro dos olhos. Sua superfície posterior é composta por uma camada de células pigmentadas para impedir a passagem de luz além da abertura pupilar. A quantidade de pigmento iriano determina a "cor dos olhos".

A **esclera** forma a camada mais externa do olho e é composta por um fino, mas resistente tecido de colágeno. Caracteriza-se por uma cor branca leitosa e dá o suporte para a inserção dos músculos extraoculares, assim como tem orifícios que permitem a passagem do nervo óptico e, também, diversos vasos e nervos. É recoberta por uma membrana mucosa transparente e vascularizada chamada **conjuntiva**. Essa estrutura contém células e glândulas para a produção da lágrima, permite e facilita o livre movimento do olho e tem papel importante na proteção do globo. Lesões infecciosas, imunes ou mecânicas ocasionam vasodilatação e reações conjuntivais características, conhecidas como conjuntivites.

Na parte anterior do olho, a esclera se diferencia dando origem à **córnea**, um tecido transparente especializado que permite a entrada e a refração dos raios luminosos recebidos pelo olho. A transição entre as duas estruturas é conhecida como **limbo** (Figura 1.1).

Além da córnea, a luz atravessará outros dois meios transparentes antes de atingir a retina. Na câmara anterior, logo atrás da córnea e na frente do cristalino, está o humor aquoso, um líquido límpido que carrega nutrientes para essas duas estruturas. O humor aquoso é produzido pelos processos ciliares no corpo ciliar e flui para a câmara anterior através da pupila e é drenado por uma estrutura celular na junção da íris com a córnea chamada malha trabecular. A alteração na relação entre produção e drenagem do humor aquoso pode levar ao aumento da pressão intraocular e predispor ao desenvolvimento do glaucoma (Figura 1.2).

O espaço entre o cristalino e a superfície da retina, conhecido como **câmara posterior**, é preenchido por uma substância gelatinosa e transparente chamada **humor vítreo**, que corresponde a 80% do volume do olho. Além de manter o formato e tensão ocular, o vítreo permite a transmissão da luz. Ao longo da vida, acúmulos de debris no vítreo podem interferir na adequada transmissão da luz, causando sombras na retina, o que comumente leva os indivíduos a referirem imagens escuras que se movem junto com a movimentação ocular, conhecidas como "moscas volantes".

Seção 1 – Temas básicos de Oftalmologia 5

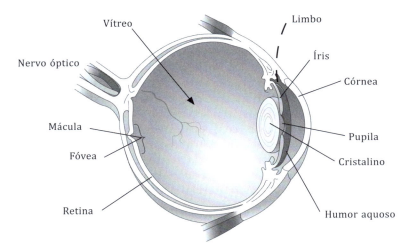

Figura 1.1 – *Diagrama das estruturas do globo ocular.*
Fonte: Adaptada da Apostila de Oftalmologia para graduação da FMUSP.

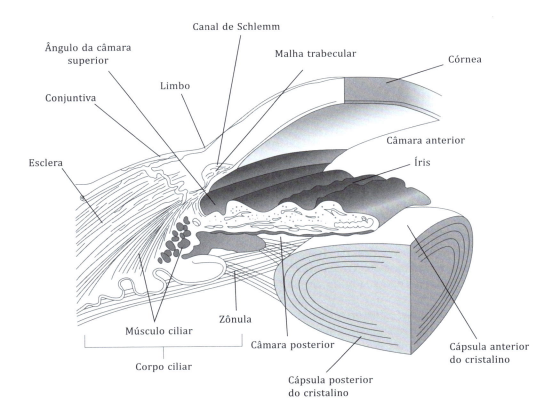

Figura 1.2 – *Diagrama da região do corpo ciliar e do ângulo camerular.*
Fonte: Adaptada da Apostila de Oftalmologia para graduação da FMUSP.

Os olhos humanos são capazes de se mover para buscar um objeto de interesse (movimentos sacádicos) e mantê-lo estável sobre a fóvea (movimento de seguimento). A movimentação ocular é realizada por um conjunto de seis **músculos extraoculares** que se inserem na esclera: músculo reto medial, reto lateral, reto superior, reto inferior, oblíquo inferior e oblíquo superior (Figura 1.3).

A ação de contração e relaxamento desse conjunto de músculos de um olho deve ser exatamente conjugada com o olho contralateral, pois o sistema visual humano prioriza a visão binocular, ou seja, ativamente dois olhos se mantêm alinhados para captar a imagem de um único objeto para que essas duas imagens congruentes possam ser unidas no córtex visual primário e se ter a percepção de um objeto único, tridimensional e adequadamente posicionado no espaço. A quebra do comando inervacional, seja de aferência (via retina-colículo superior), seja de eferência (nervos oculomotores, troclear e abducente), propicia o desalinhamento ocular (estrabismo), que impede a visão binocular normal e a fusão das imagens, podendo resultar em visão dupla (diplopia).

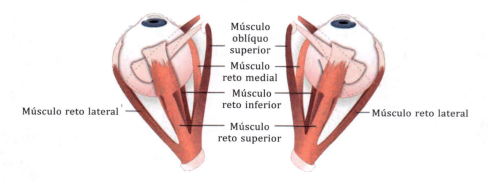

Figura 1.3 – *Músculos extraoculares.*
Fonte: Adaptada da Apostila de Oftalmologia para graduação da FMUSP.

Formação das imagens na retina

A visão normal requer que os meios ópticos do olho sejam transparentes. Tanto a córnea quanto o cristalino são tecidos especializados com nível de transparência encontrado em materiais inorgânicos como o vidro. Por isso, alterações na composição dessas estruturas podem reduzir significativamente sua transparência e ter sérias consequências para a percepção visual. De fato, a catarata (opacidade do cristalino) é responsável por metade das causas de cegueira no mundo.

Além de transmitirem a luz de forma eficiente, a córnea e o cristalino são responsáveis pela **refração** da luz, necessária para a formação de uma imagem focada na camada de fotorreceptores da retina. A córnea é a principal responsável pela refração, o que pode ser notado quando nos lembramos da imagem desfocada que temos ao tentar enxergar submersos em água. A água, diferentemente do ar, tem um índice de refração próximo ao da córnea, e, como resultado, virtualmente se elimina a refração que normalmente acontece na interface ar/córnea, não sendo mais possível focar a imagem na retina, o que impede a percepção final de uma imagem nítida. O cristalino tem poder refrativo muito menor que o da córnea, porém a refração realizada pelo cristalino é dinâmica, permitindo que objetos posicionados a diferentes distâncias do observador possam ser trazidos para o foco correto na retina.

Essa mudança dinâmica no poder refrativo do cristalino é chamada "**acomodação**". Quando o ser humano olha um objeto a distância, o cristalino fica relativamente fino e a lente tem poder refrativo menor de convergência dos raios luminosos. Para a visão de perto, a lente fica mais grossa e arredondada, aumentando o seu poder refrativo. Essas modificações resultam da atividade do músculo ciliar, que circunda o cristalino e se liga a ele por múltiplas fibras radiais (Figura 1.4).

Apesar desse sistema dinâmico do cristalino, nem sempre a imagem pode ser devidamente focada na retina, pela presença de discrepâncias ópticas entre os vários componentes refrativos do olho, ocasionando algum tipo de erro refrativo, conhecido como ametropia (miopia, hipermetropia e astigmatismo) e que exigirá o uso de lentes corretivas adicionais.

Nas crianças, a acomodação é muito efetiva, mas, ao longo dos anos, gradativamente esse mecanismo vai ficando incapaz, levando à dificuldade de enxergar de perto (presbiopia).

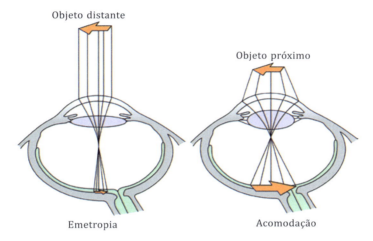

Figura 1.4 – *Acomodação. Processo dinâmico de mudança do formato do cristalino pela contração e pelo relaxamento do musculo ciliar, o que permite o foco adequado de imagens distantes e próximas ao observador.*
Fonte: Adaptada da Apostila de Oftalmologia para graduação da FMUSP.

Processamento visual

Como a visão é um processo cortical, os olhos, ao receberem a informação luminosa do ambiente, deverão conduzi-la até o córtex visual. Dá-se o nome de processamento visual a todo processo de codificação, organização, transmissão e integração da informação visual para obter uma percepção visual final. Diferentemente de outros sistemas sensoriais, o processamento visual tem início no próprio receptor do estímulo, a retina.

Retina

É considerada parte do sistema nervoso central localizada em posição periférica. Sua origem embrionária é comum ao diencéfalo, sendo formada por uma invaginação do tubo neural que dá origem à vesícula óptica (Figura 1.5).

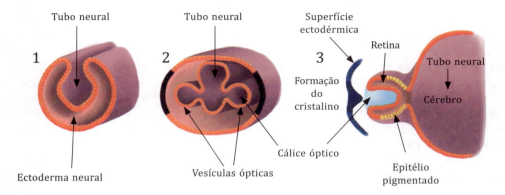

Figura 1.5 – *Formação do olho por meio da vesícula óptica formada do tubo neural e da retina com a invaginação do cálice óptico.*
Fonte: Adaptada de <https://webvision.med.utah.edu/book/part-i-foundations/gross-anatomy-of-the-ey/>.

A retina contém um circuito neuronal complexo com cinco tipos de neurônios especializados: fotorreceptores, células bipolares, células ganglionares, células horizontais e células amácrinas que se distribuem em camadas. Além de converter a atividade elétrica graduada dos fotorreceptores em potenciais de ação que serão conduzidos pelos axônios do nervo óptico até o córtex visual, esse complexo circuito neuronal já processa as informações do estímulo visual no próprio receptor, antes de transmiti-las ao córtex (Figura 1.6).

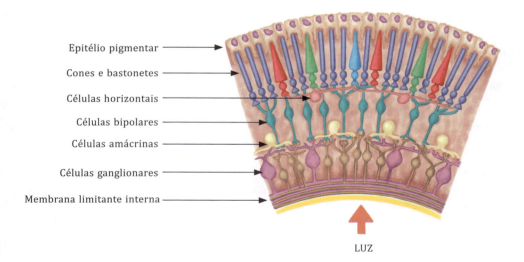

Figura 1.6 – *Diagrama das camadas da retina com seus cinco tipos celulares: fotorreceptores, células bipolares, ganglionares, horizontais e amácrinas.*
Fonte: Adaptada da Apostila de Oftalmologia para graduação da FMUSP.

Existem três tipos de fotorreceptores na retina: cones, bastonetes e as, recentemente descobertas, células ganglionares intrinsecamente fotossensíveis (ipRGCs).

Os cones são estimulados em condições de alta luminosidade e têm alta capacidade discriminativa (visão de detalhes). A retina humana apresenta três tipos diferentes de cones, estimulados preferencialmente por três comprimentos de onda do espectro luminoso (longo – vermelho, médio – verde e curto – azul), que permitem aos humanos ter a característica visão de cores tricromática.

Os bastonetes são estimulados em condições de baixa luminosidade e, por isso, muito sensíveis à presença de luz, mas tem pouca capacidade discriminativa, além de não distinguirem cor. Por isso, conseguimos "enxergar" no escuro, porém com imagens de baixa nitidez e sem cor.

Esse sistema duplo de fotorreceptores possibilita o sistema visual resolver a necessidade tanto de ser sensível quanto acurado para resolver a cena visual.

As células do tipo ipRGCs são células ganglionares capazes de captar o estímulo luminoso e gerar potenciais de ação, mas, ao contrário dos cones e bastonetes, que levam informações aos centros corticais formadores de imagem, conduzem informações a centros não formadores de imagem (*pretectum*/hipotálamo), que usam a informação luminosa do ambiente para o reflexo pupilar e o controle de funções de homeostase, que dependem do ciclo circadiano.

A disposição dos fotorreceptores na retina humana também determina a capacidade visual característica da espécie. Temos uma área central na retina, onde há somente cones, chamada fóvea, responsável pela alta capacidade discriminativa da nossa visão central. Já na periferia da retina, há uma maior concentração de bastonetes com menos cones, o que caracteriza a visão pouco nítida da periferia do campo visual humano.

O suprimento sanguíneo da retina é derivado da artéria central da retina e da coroide. Os vasos retinianos entram e saem do olho pelo nervo óptico e correm sobre a superfície da retina formando as quatro arcadas vasculares, que nutrem e drenam cada quadrante da retina (Figura 1.7).

Os axônios das células ganglionares correm sobre a retina formando a camada de fibras nervosas da retina e o nervo óptico. Ao saírem do globo ocular, esses axônios tornam-se mielinizados e o nervo óptico é revestido por líquido cefalorraquidiano e protegido por uma bainha contínua com as meninges cerebrais.

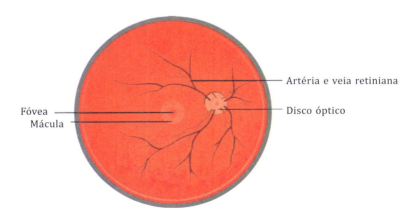

Figura 1.7 – *Retina: imagem obtida durante exame de fundo de olho.*

Fonte: Adaptada da Apostila de Oftalmologia para curso de graduação da FMUSP.

Vias visuais centrais

A informação luminosa proveniente da retina através dos nervos ópticos inicia interações entre múltiplas áreas cerebrais que resultam não somente na percepção visual consciente da cena visual, mas também nos reflexos visuais, como o ajuste do tamanho pupilar (*pretectum*) e o direcionamento dos dois olhos ao objeto de interesse que permite a visão binocular (colículo superior) e na regulação de comportamentos homeostáticos relacionados com o ciclo circadiano (hipotálamo). As vias e estruturas que mediam essa grande quantidade de funções são necessariamente diversas. Destas, a via visual da retina ao corpo geniculado lateral no tálamo e, depois, para o córtex visual primário (via retino-genículo-estriatal) é a mais importante e certamente, a mais estudada, pois é responsável pela formação da imagem.

A organização física dessa via se inicia com os nervos ópticos que se unem no quiasma óptico sobre a sela túrcica. Nesse momento, as fibras nervosas de cada nervo óptico fazem uma decussação peculiar. As fibras nervosas da retina nasal (campo visual temporal) cruzam para o lado oposto do quiasma, e as fibras da retina temporal mantêm seu curso original. Daí tem-se a organização das fibras no trato óptico, que se estende até o corpo geniculado lateral no tálamo, onde há a primeira sinapse cortical. Novas fibras então se distribuem na radiação óptica para alcançarem o córtex visual primário no lobo occipital (Figura 1.8).

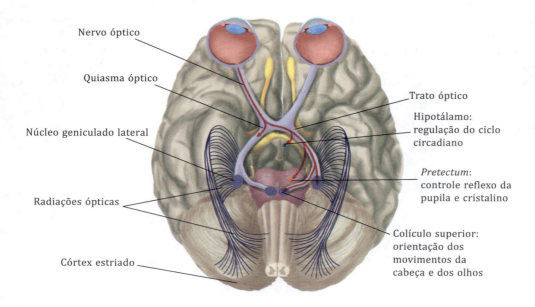

Figura 1.8 – *Informação luminosa distribuída para diversas áreas corticais.*
Fonte: Adaptada de Purves, 2004.

Há também uma organização fisiológica na transmissão da informação. Diferentes tipos de células ganglionares da retina são ativados por características específicas do estímulo de luz recebido – intensidade (luminância), cor (diferenças espectrais), orientação (forma/contorno), movimento e disparidade (profundidade). Células do tipo *midget* formam a via parvocelular, que leva informações de forma e cor do eixo verde-vermelho, células do tipo parasol formam a via magnocelular, que leva informações de luminância, movimento e disparidade, e as células biestratificadas formam a via koniocelular, que leva informações de cor do eixo azul-amarelo. Essas vias formam canais paralelos de informações até o córtex visual primário, local onde há a primeira interação e novas vias e canais de informação serão direcionados a diversas áreas visuais nos lobos occipital, parietal e temporal (áreas extraestriadas). As áreas visuais no lobo parietal são principalmente envolvidas no reconhecimento dos objetos pela análise de suas características de forma e cor (via ventral). Áreas muito específicas e de complexidade crescente dessa via de processamento nos fazem diferenciar desde formas geométricas simples a imagens complexas de objetos, paisagens e faces (Figura 1.9).

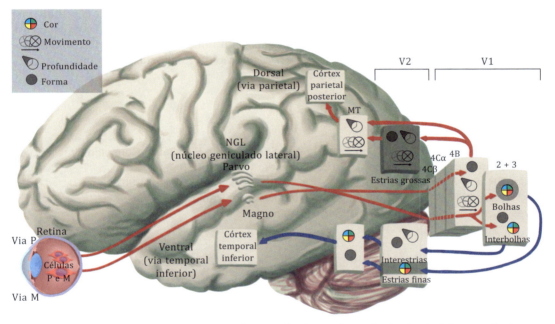

Figura 1.9 – *Via visual desde a retina formando duas vias principais de informação (magno e parvocelular), passando pelo corpo geniculado lateral, córtex visual primário (V1) e córtex visual extraestriado (V2).*
Fonte: Adaptada de Kandel, 2003.

Já as áreas no lobo temporal são as responsáveis por determinar movimento e a localização do objeto no espaço (via dorsal).
Essas duas grandes vias estão interconectadas e se comunicam com áreas cerebrais de processamento superior, como atenção (córtex pré-frontal), memória (hipocampo) e emoções (amígdala), entre outras para integrar informações e permitir a percepção visual normal.

Conclusão

O sistema visual humano é altamente complexo e especializado em captar, conduzir e processar informações luminosas provenientes do mundo que habitamos. Quaisquer alterações nas estruturas e conexões desse sistema levarão a prejuízos ou adaptações na percepção visual final e na forma como o indivíduo enxerga e se relaciona com o mundo.

Pontos de destaque

- A percepção visual normal é um processo sensorial construtivo complexo que depende da anatomia e da fisiologia normal dos receptores humanos (olhos) e das vias visuais corticais.
- A retina é considerada parte do sistema nervoso central localizada em posição periférica.
- Processamento visual é todo processo de codificação, organização, transmissão e integração da informação visual para obter percepção visual final.
- A informação luminosa proveniente da retina estimula múltiplas áreas cerebrais que levam não somente à percepção visual consciente da cena visual (formação da imagem), mas também aos reflexos visuais, como ajuste do tamanho pupilar e direcionamento dos dois olhos ao objeto de interesse, e à regulação de comportamentos homeostáticos relacionados com o ciclo circadiano.

Bibliografia consultada

Dantas AM. Anatomia do aparelho visual. Série Oftalmologia Brasileira. Conselho Brasileiro de Oftalmologia. 3. ed. Rio de Janeiro: Guanabara Koogan; 2013.
Kandel ER. Principles of neuroscience. 5. ed. New York: McGraw-Hill; 2003.
Lent R. Cem bilhões de neurônios. 2. ed. Atheneu: São Paulo; 2001.
Purves D. Neuroscience. 3. ed. Sunderland: Sinauer; 2004.

Capítulo 2

Repercussão da baixa visão no desenvolvimento global da criança

Keila Miriam Monteiro de Carvalho

Objetivos do texto

Explicar por qual motivo crianças com deficiência visual apresentam atraso no desenvolvimento neuropsicomotor e na visão funcional em comparação às crianças sem comprometimento visual.

Deficiência visual e baixa visão

A definição de deficiência visual na Classificação Estatística Internacional de Doenças, Lesões e Causas de Morte, 10ª revisão (CID-10), H54, baseia-se na visão "mais bem corrigida", ou seja, acuidade visual obtida com a melhor possível correção refrativa.[1]

A expressão deficiência visual inclui cegueira e baixa visão. O Conselho Internacional de Oftalmologia (Internacional Council of Ophthalmology – ICO) recomenda, a partir da Resolução de 2002, o uso dos termos "cegueira" e "baixa visão" dentro dos seguintes parâmetros:[2]

- Baixa visão: < 0,3 e ≥ 0,05;
- Cegueira: < 0,05 incluindo NLP (não percepção luminosa).

O CID atual usa as palavras "visão baixa" para as categorias 1, 2 e 3 de deficiência visual. Na prática do tratamento oftalmológico, a "baixa visão" tem um significado específico, conforme definido pela Organização Mundial da Saúde (OMS):

> Uma pessoa com baixa visão é aquela que tem comprometimento do funcionamento visual mesmo após o tratamento e/ou correção refrativa padrão e tem uma acuidade visual menor que 6/18 à percepção da luz, ou um campo visual menor que 10 graus do ponto de fixação, mas que usa ou é potencialmente capaz de usar a visão para planejar e/ou executar uma tarefa.[2]

Em todo o mundo, a tabela de Snellen é a mais popular para medir a acuidade visual usando uma variedade de optotipos. Para testar a visão em crianças, podem ser empregados os gráficos Landolt C, E Snellen, Símbolos de Lea (LH), Grades Lea ou outros testes.[3]

O termo "cegueira" deve ser usado para pessoas com pouca ou nenhuma visão residual, que dependem predominantemente de habilidades de substituição da visão, como braile, bengala ou livros falados, para realizar atividades da vida diária.

Já a expressão "baixa visão" é apropriada para um grupo maior de pessoas que têm visão residual, de modo que os auxílios de magnificação podem ser usados para melhorar o desempenho das habilidades da vida diária.

Para distinções mais refinadas, o ICO recomenda o termo geral "perda de visão", que pode ser usado com modificadores, variando de leve a moderada, grave, profunda e total.[4]

Baixa visão e desenvolvimento visual

A visão é uma função adaptativa e deve ser considerada um pré-requisito para o neurodesenvolvimento, pois possibilita a organização e a compreensão dos dados sensoriais coletados pelo sistema visual na vida cotidiana.[5]

A deficiência visual em uma criança traz sérios prejuízos ao seu desenvolvimento global, particularmente o desenvolvimento motor e a aquisição de habilidades.

A visão tem importância primordial para o desenvolvimento postural e motor nos bebês, pois o aprendizado ocorre por meio da visão, uma vez que possibilitará imitar as posturas, os gestos e os comportamentos sociais.[6]

Diferentes estudos relatam um atraso nos marcos motores, como controlar a cabeça, sentar-se, ficar em pé, engatinhar e andar durante o 1º ano de vida.[7]

Mais tarde, nas fases pré-escolar e escolar, é encontrado também efeito deletério no aprendizado e no desempenho escolar, havendo necessidade de educação especial e material adaptado, aumentando os custos para a família e a sociedade.[8]

O diagnóstico precoce de doenças, um tratamento efetivo e um programa de estimulação visual precoce possibilitam que a criança tenha uma integração maior com seu meio.[9]

Pesquisas na Unidade de Desenvolvimento Visual de Cambridge foram desenvolvidas por Atkinson *et al.* para medir as funções visuais de bebês (acuidade visual e sensibilidade ao contraste) usando métodos comportamentais, como teste de olhar preferencial automatizado, e testes eletrofisiológicos, como potencial visual evocado de varredura. O grupo de pesquisas estudou o desenvolvimento de funções corticais visuais básicas, como binocularidade, orientação, seletividade de direção, simetria do nistagmo optocinético e controle da atenção visual.

Assim foi criado um modelo neurobiológico do desenvolvimento cerebral visual cortical. Esses estudos forneceram a base para identificar a deficiência visual cortical em bebês com lesão cerebral precoce.[10]

Esse foi um ponto de partida para colaborações prolongadas com neurologistas pediátricos, incluindo estudos extensos das consequências visuocognitivas da lesão cerebral perinatal em bebês com encefalopatia isquêmica hipóxica e em bebês com nascimento muito prematuro.[11]

Essas pesquisas levaram ao conhecimento de que o fluxo dorsal é uma extensa rede no cérebro, e os módulos visuomotores determinam o controle de quatro comportamentos: movimentos do braço para alcançar, movimentos da mão para agarrar, movimentos oculares sacádicos e movimentos oculares suaves de seguimento.[12]

Muitos distúrbios neurodesenvolvimentais estão associados a déficits nos mecanismos de atenção. Como as estruturas relacionadas com a atenção e com a corrente dorsal estão sobrepostas, parece que esses déficits podem ter uma base na vulnerabilidade da corrente dorsal.

Esses estudos mostraram que, ao nascerem, os bebês apresentam apenas respostas visuais reflexivas e de 6 a 8 semanas de vida já podem discriminar algum movimento direcional.[13]

Por volta dos 3 aos 4 meses de idade, os bebês mostram uma resposta neural ao movimento coerente, com sensibilidade ao movimento que se desenvolve mais cedo que sensibilidade à forma estática, e eles podem conseguir uma variedade de discriminações perceptivas, por exemplo, discriminação da estrutura 3D do movimento.[14]

Com 5 a 6 meses idade, há integração com ação das mãos e, ao redor dos 12 meses, existe integração das funções locomotoras, do controle da atenção e do espaço visual de perto. Os estudos concluíram que o desenvolvimento da corrente dorsal nessa fase inicial precedeu a da corrente ventral.

Muitos distúrbios de neurodesenvolvimento estão associados a déficits nos mecanismos de atenção. A atenção pode ser definida como a capacidade de usar os recursos do cérebro, de modo a otimizar o desempenho em direção a objetivos comportamentais – trata-se de um conceito multidimensional. A sobreposição entre estruturas relacionadas com a atenção e com a corrente dorsal sugerem que esses déficits podem ter uma base na vulnerabilidade da corrente dorsal.[15]

A maturação do sistema visual e do córtex visual V1 é muito longa e influenciada pela experiência visual durante os estágios iniciais da vida do bebê, e ocorre em decorrência da plasticidade cerebral, que se refere à capacidade do cérebro de sofrer alterações funcionais e estruturais em resposta a mudanças ambientais internas e externas. Se a visão é deficiente, essa maturação do sistema visual fica prejudicada e, com isso, todo o desenvolvimento da criança.[16]

Em prematuros classificados como tendo lesão cerebral perinatal "leve" ou "moderada", há uma configuração mais imatura, em comparação aos nascidos a termo, em relação à lateralização da ativação cerebral. Isso implica que, em bebês prematuros, mesmo naqueles sem lesão cerebral grave, o desenvolvimento da corrente dorsal subjacente à sensibilidade à coerência do movimento já está atrasado em comparação a bebês nascidos a termo.[17]

Outro achado residiu no fato de que, ao comparar bebês nascidos a termo com bebês nascidos prematuros antes de 33 semanas de gestação, os prematuros mostraram ativação semelhante aos nascidos a termo para o estímulo de reversão de padrão do potencial visual evocado. No entanto, houve uma diferença grande nas respostas ao movimento, tendo sido bem pior no grupo de prematuros com lesão cerebral categorizada como grave na ressonância magnética.[18]

O controle postural no bebê é complexo e envolve integração multissensorial do processo de informação usando os sistemas somatossensorial, vestibular e visual. No caso de faltar a visão, o sistema nervoso precisa fazer uma compensação. Essa capacidade de usar a estratégia compensatória sensorial não é madura em crianças mais novas, mas se estabelece durante o desenvolvimento, motivo pelo qual ocorre uma latência no processo de desenvolvimento.

Tem-se demonstrado que a visão desempenha papel importante no controle postural e tanto a cegueira completa quanto a baixa visão resultam em alterações do equilíbrio estático e da marcha.

Em um estudo multicêntrico que investigou o efeito da idade e do gênero no controle postural, mostrou-se que o controle postural melhora com a idade associada ao processo de maturação.

Muitos trabalhos têm demonstrado que as crianças pequenas mostram adaptações em seu padrão de marcha para conseguir maior estabilidade, como uma base mais ampla de apoio e uma duração mais longa de apoio duplo, diferenças que tendem a desaparecer após os 10 anos de idade. Nas crianças com cegueira total, as adaptações na marcha são mais pronunciadas que naquelas com baixa visão.[19]

Uma revisão sistemática sobre controle postural e cegueira mostrou que os indivíduos cegos apresentam déficits de controle postural, o que é compensado pela intensificação dos demais sistemas. Foram três conclusões interessantes a respeito do controle postural nos indivíduos com cegueira:

1. Ocorrem alterações estruturais do córtex em pessoas com cegueira congênita.
2. Pessoas cegas têm pouco controle postural, o que pode interferir em suas atividades.
3. A postura é alterada durante a marcha para compensar a visão deficiente.[20]

No entanto, concluíram que, embora indivíduos com cegueira congênita exibam alterações estruturais do córtex cerebral, pois os neurônios são reorganizados pela plasticidade *cross-modal* para compensar a cegueira, isso não promove melhor controle postural. Parece haver uma lacuna na integração da reorganização sensório-motora cerebral, bem como das vias corticais e subcorticais, de modo que tais vias permitam a reorganização cerebral funcional em indivíduos com cegueira para exercer controle postural.[21]

A locomoção constitui outro domínio em que são necessárias informações visuais para preparar respostas motoras seguras e precisas. A sequência de ação da perna ao descer escadas é determinada por informações visuais avançadas sobre a altura do degrau, em crianças a partir dos 3 anos.[22]

De fato, o desempenho postural melhora durante os estágios de desenvolvimento infantil. Esses resultados estão alinhados com a maturação da rede neural envolvida na integração e o uso de estratégias sensoriais nas capacidades posturais.[23]

Além disso, quanto mais uma criança cresce, mais capaz de usar e integrar os estímulos sensoriais, mas também compensar com uma estratégia sensorial específica se um estímulo sensorial estiver ausente ou perturbado. Essa capacidade está ligada à maturação cerebral nas áreas corticais envolvidas no controle postural e, portanto, à idade cronológica. Consequentemente, os processos envolvidos na realização do controle postural melhoram com a idade, mas não são totalmente desenvolvidos até cerca de 16,8 anos de idade, pois sua maturação não está completa antes disso.

No processo de desenvolvimento infantil normal, a visão promove a integração das atividades motoras, perceptivas e mentais. Assim, no decorrer dos primeiros anos de vida a integração, a sintetização e a interpretação das informações fornecidas por outros canais perceptivos devem ser amplamente exploradas nas crianças.[24]

Conclusão

A visão tem importância primordial para o desenvolvimento postural e motor nos bebês, pois o aprendizado ocorre por meio da visão, que possibilitará imitar as posturas, os gestos e os comportamentos sociais.

Pontos de destaque

A deficiência visual em uma criança retarda seu desenvolvimento global, particularmente o desenvolvimento motor e a aquisição de habilidades, como controle da cabeça, sentar-se, ficar em pé, engatinhar e andar.

No processo de desenvolvimento infantil normal, a visão promove a integração das atividades motoras, perceptivas e mentais, estabelecendo uma relação na qual a diminuição da capacidade visual promove comprometimentos em outras áreas.

Referências bibliográficas

1. World Health Organanization. WHO ICD-10. International statistical classification of diseases and related health problems, 10th revision (ICD-10). World Health Organ. 2016; 1(Chapter V):332-45 [acesso em 19 maio 2020]. Disponível em: http://www.who.int/classifications/icd/icdonlineversions/en/.
2. International Council of Ophthalmology. Resources: visual standards – aspects and ranges of vision loss [acesso em 19 maio 2020]. Disponível em: http://www.icoph.org/resources/10/Visual-Standards---Aspects-and-Ranges-of-Vision-Loss.html.
3. Patel H, Congdon N, Strauss G, Lansingh C. A need for standardization in visual acuity measurement. Arq Bras Oftalmol. 2017;80(5):332-7.
4. Colenbrander A. Assessment of functional vision and its rehabilitation: Review Article. Acta Ophthalmol. 2010;88(2):163-73.
5. Purpura G, Tinelli F. The development of vision between nature and nurture: clinical implications from visual neuroscience. Child's Nerv Syst. 2020;36(5):911-7.
6. Prechtl HFR, Cioni G, Einspieler C, Bos AF, Ferrari F. Role of vision on early motor development: Lessons from the blind. Dev Med Child Neurol. 2001;43(3):198-201.
7. Hallemans A. Motor development in visually impaired children. Dev Med Child Neurol. 2016;58(2):114.
8. Furtado JM, Carvalho KM, Zin A. Prevalência e magnitude – Principais causas de cegueira infantil no mundo e no Brasil. In: Carvalho KM, Zin A. Prevenção da cegueira e deficiência visual na infância. Rio de Janeiro: Cultura Médica; 2016. p. 5-9.
9. Graziano RM, Leone CR. Problemas oftalmológicos mais frequentes e desenvolvimento visual do pré-termo extremo. J Pediatr (Rio J). 2005;81(1):95-100.
10. Hood B, Atkinson J. Sensory Visual loss and cognitive deficits in the selective attentional system of normal infants and neurologically impaired children. Dev Med Child Neurol. 1990;32(12):1067-77.
11. Atkinson J, Braddick O, Nardini M, Anker S. Infant hyperopia: detection, distribution. Optom Vis Sci. 2007;84(2):84-96.
12. Atkinson J. The davida teller award lecture, 2016 visual brain development: A review of "dorsal stream vulnerability"-motion, mathematics, amblyopia, actions, and attention. J Vis. 2017;17(3):1-24.
13. Mason AJS, Braddick OJ, Wattam-Bell J. Motion coherence thresholds in infants - Different tasks identify at least two distinct motion systems. Vision Res. 2003;43(10):1149-57.
14. Perception A, May P, Yonas A. Perception of 3D shape specified by optic flow by 8-week-old infants Perception of three-dimensional shape specified by optic flow by 8-week-old infants. 2014;62(February):550-6.
15. Atkinson J, Braddick O. Visual attention in the first years: Typical development and developmental disorders. Dev Med Child Neurol. 2012;54(7):589-95.
16. Berardi N, Pizzorusso T, Ratto GM, Maffei L. Molecular basis of plasticity in the visual cortex. Trends Neurosci. 2003;26(7):369-78.
17. Braddick O, Atkinson J. Visual control of manual actions: brain mechanisms in typical development and developmental disorders. Dev Med Child Neurol. 2013;55(Suppl.4):13-8.
18. Braddick O, Atkinson J, Wattam-Bell J. VERP and brain imaging for identifying levels of visual dorsal and ventral stream function in typical and preterm infants. v. 189. Elsevier; 2011.
19. Hallemans A, Ortibus E, Truijen S, Meire F. Development of independent locomotion in children with a severe visual impairment. Res Dev Disabil. 2011; 32(6):2069-74.
20. Parreira RB, Grecco LAC, Oliveira CS. Postural control in blind individuals: A systematic review. Gait Posture. 2017;57(November 2016):161-7.

21. Hallemans A, Ortibus E, Meire F, Aerts P. Low vision affects dynamic stability of gait. Gait Posture. 2010;32(4):547-51.
22. Cowie D, Braddick O, Atkinson J. Visual control of action in step descent. Exp Brain Res. 2008; 186(2):343-8.
23. Goulème N, Debue M, Spruyt K, Vanderveken C, De Siati RD, Ortega-Solis J, et al. Changes of spatial and temporal characteristics of dynamic postural control in children with typical neurodevelopment with age: Results of a multicenter pediatric study. Int J Pediatr Otorhinolaryngol. 2018;113(March):272-80.
24. Souza T de A, de Souza VE, Lopes MCB, Kitadai SPS. Descrição do desenvolvimento neuropsicomotor e visual de crianças com deficiência visual. Arq Bras Oftalmol. 2010; 73(6):526-30.

Capítulo 3

Como o pediatra pode identificar se a criança enxerga?

Marcia Beatriz Tartarella

Objetivos do texto

Promover a saúde visual de crianças e prevenir a cegueira infantil. Demonstrar métodos e maneiras simples e práticas de o pediatra avaliar e reconhecer se um bebê ou criança enxerga. Orientar o pediatra, o clínico geral e o médico de família a identificar crianças com deficiência visual, e evidenciar a necessidade de encaminhando oportuno ao oftalmologista para diagnóstico precoce da doença ocular e realização de tratamento específico para recuperação e reabilitação visual.

Introdução

O papel do pediatra é de extrema importância para a prevenção da cegueira infantil. A promoção da saúde ocular em crianças pode ser potencializada pela atuação desse profissional. Portanto, o pediatra deve estar preparado para reconhecer um bebê ou criança com perda visual ou cegueira.

O órgão de sentido da visão no ser humano tem um papel fundamental no seu desenvolvimento global. A visão é responsável por cerca de 80% das informações que o cérebro recebe nos primeiros anos de vida. Deficiências visuais podem acarretar atraso motor, intelectual, cognitivo e emocional com uma perda significativa da qualidade de vida da criança. A percepção do mundo pela visão ocorre desde as primeiras horas de vida, e a aquisição das capacidades e funções visuais se desenvolve rapidamente durante os primeiros meses de vida, fase que leva o nome de "período crítico de desenvolvimento visual". Essa maturação do sistema visual continua ocorrendo até cerca de 6 anos de idade. Alterações anatômicas ou funcionais do globo ocular, alterações nas vias ópticas ou hipóxia e danos cerebrais podem ocasionar déficits visuais graves e cegueira, muitas vezes irreversíveis se não forem detectados e tratados precocemente.

O teste do reflexo vermelho (TRV) ou teste de Brückner, é essencial para detectar várias alterações oftalmológicas, constituindo o principal exame que o pediatra deve fazer em todos os seus pacientes, desde a primeira consulta. Deve ser repetido a cada 6 meses durante os primeiros anos de vida e na fase pré-escolar. O TRV representa um teste simples e objetivo de triagem de leucocorias, catarata congênita, alterações de córnea, glaucoma congênito, altas ametropias, descolamento de retina e tumores intraoculares, entre outros. Na detecção de TRV alterado, ausente ou assimétrico, a criança deve ser encaminhada imediatamente ao oftalmologista. Deve-se ressaltar que o TRV é capaz de detectar uma leucocoria decorrente de um retinoblastoma, no qual existe risco de vida se não houver diagnóstico precoce e tratamento imediato. É muito importante salientar que, em alguns casos de retinoblastoma, o primeiro sinal clínico pode ser a perda súbita de visão.

Exames

Sinais e sintomas de perda da função visual devem ser observados e investigados pelo pediatra. A perda da visão pode ser súbita ou gradativa. O exame ocular externo e o TRV podem se apresentar normais em alguns casos de cegueira, o que dificulta um diagnóstico precoce de alterações oftalmológicas se o pediatra se basear apenas nesses dois exames. Alguns testes simples e fáceis de realizar para detectar a função visual das crianças podem ser incluídos na consulta de rotina do pediatra, assim como o uso de testes visuais por meio de tabelas ou de aplicativos em dispositivos eletrônicos portáteis. Os bebês prematuros requerem especial atenção quanto às suas aquisições e habilidades visuais, em razão do risco aumentado de incidência de cegueira ou atraso no amadurecimento da visão. Em alguns casos, mesmo bebês nascidos a termo podem apresentar um atraso na maturação visual, sem outros problemas oftalmológicos, e, mais tardiamente, desenvolver uma visão normal.

Deve-se interrogar sobre os antecedentes gestacionais e familiares, história de doenças oculares ou cegueira na família, história de infecção congênita ou síndromes associadas e condições do parto.

Alguns sintomas de perda visual podem ser pesquisados pela história clínica do paciente. Deve-se verificar na história: bebês com atraso nas aquisições motoras (não sustenta a cabeça, não se senta); criança cai com muita frequência, esbarra nas portas e nos objetos; busca aproximação excessiva da televisão e telas, objetos, caderno, celular e aparelhos eletrônicos portáteis; o paciente mantém algum tipo de posição de cabeça para conseguir melhor foco para ver detalhes ou caderno; criança se assusta frequentemente com sons; perda de apetite ou rejeição súbita de alimentação.

Os principais sinais que a criança que não enxerga pode apresentar são: movimentos aleatórios dos olhos ou movimentos repetitivos com tremor dos olhos (nistagmo); estrabismo (desvio ocular); olhar vago; mania de apertar os olhos com as mãos ou os dedos ou esfregar os olhos (sinal de Franceschetti); mania de olhar diretamente para a luz ou foco luminoso. Outros sinais menos frequentes podem ser: fotofobia; piscar com frequência; diminuição de fenda palpebral ao fixar objetos; movimentos repetitivos de cabeça e tronco (similarmente a movimentos apresentados por algumas crianças autistas); criança com hiperatividade, irritação, perda de atenção; ou muito tímida ou passiva.

Testes simples podem ser realizados no consultório pelo pediatra para a avaliação da acuidade visual qualitativa. A observação das atitudes da criança durante a consulta pode trazer várias dicas sobre sua função visual. As etapas de desenvolvimento visual apresentadas no Capítulo 1 também servem como base na observação do desempenho visual de cada paciente, conforme sua faixa etária.

São testes para o pediatra identificar no consultório se a criança enxerga:
- Fixa e segue luz: testar com lanterna ou celular sem som, manter de 30 a 50 cm da criança, movimentar no sentido horizontal e observar se a criança acompanha com o olhar. Pode ser realizado em sala escurecida.
- Reação ao sorriso: em bebês, pesquisar se apresenta sorriso social, e se a criança reconhece a face da mãe.
- Fixa e segue objetos: brinquedo colorido, sem produzir sons, colocado a aproximadamente 30 cm, movimentar no sentido horizontal e observar se a criança acompanha com o olhar ou tenta tocar o objeto com a mão. Tentar repetir o teste ocluindo um olho de cada vez. Realizado em sala iluminada (Figura 3.1).
- Aumentar a distância do objeto, variar o tamanho do objeto. Apresentar brinquedos coloridos e sem sons. Em crianças maiores, pedir para nomear os objetos. Verificar a atenção visual.
- Reação a estímulo sonoro: somente responde a estímulos sonoros, assusta-se facilmente com estímulos sonoros.
- Reação palpebral à manobra de aproximação de perigo visual: fazendo movimentos rápidos de aproximação com a mão do examinador em direção aos olhos da criança. A criança deve responder com fechamento das pálpebras como reação de proteção à ameaça visual. Reconhece situação de perigo visual.
- Reflexo pupilar: testar os reflexos pupilares da criança com lanterna. Pesquisar um olho de cada vez. A ausência de reflexo pupilar pode indicar perda grave da visão.
- Testes de acuidade visual: tabelas de acuidade visual específicas para cada faixa etária, tabelas com figuras geométricas ou desenhos que podem ser usados como testes de pareamento (nos quais a criança pode apontar a gravura em um cartão-modelo) ou testes em aplicativos para dispositivos eletrônicos com tabelas de acuidade visual. Obter aplicativos disponíveis para *smartphones* com tabelas de acuidade visual, como a *Eye Test – Visual Acuity* ou *Peek Acuity*. Buscar também o JVAS (*Jaeb Visual Acuity Screener*), um programa computadorizado de triagem de acuidade visual adaptado para crianças, com base em um algoritmo com limiares padronizados para diferentes faixas etárias a partir dos 3 anos.
- Outros testes: com a disponibilidade de dispositivos eletrônicos tipo *smartphones* ou *tablets* com câmera fotográfica, pode-se obter fotos para investigar e registrar o TRV. Utilizar desenhos e vídeos coloridos para verificar a atenção visual da criança e o seguimento (deve-se desligar o som para testar a função visual).
- Teste de cores: para testar a visão de cores em crianças, deve-se pedir para elas nomearem as cores básicas em brinquedos ou figuras. Nas crianças maiores, é possível utilizar o aplicativo *Color Test* nos dispositivos eletrônicos.

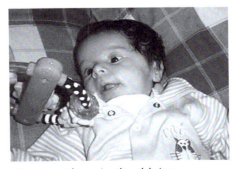

Figura 3.1 – *Teste de fixação e seguimento de objetos.*
Fonte: Acervo da autora.

Nos casos de alteração ocular unilateral, a detecção precoce de déficit visual não é tão evidente, pois a criança apresenta um desenvolvimento global normal e suas funções motoras, cognitivas e intelectuais são mantidas. O ideal seria testar cada olho separadamente e recomendar um exame oftalmológico completo de rotina anualmente.

Diante de um caso de suspeita de cegueira, existem vários diagnósticos diferenciais. As principais causas de cegueira em crianças podem ser hipóxia perinatal, deficiência visual cerebral, atrofia de nervo óptico, amaurose congênita de Leber, atraso na maturação visual, alterações na retina (distrofias retinianas, cicatrizes de infecções congênitas por toxoplasmose, síndrome de Zika congênita, descolamento de retina), retinopatia da prematuridade, catarata congênita, glaucoma congênito, alterações com opacidades ou deformações na córnea (leucomas e ceratocone) e tumores intraoculares.

Tratamento

Em casos de suspeita de baixa visão, a criança deve ser encaminhada ao oftalmologista para exame oftalmológico completo para detectar alterações oculares. Exames de acuidade visual adequados para cada faixa etária serão executados pelo oftalmologista para definir a acuidade visual quantitativa da criança. As condutas clínicas ou cirúrgicas serão realizadas conforme o diagnóstico oftalmológico. O tratamento precoce deve ser instituído, e, se necessário, a criança precisará iniciar treinamento de suas habilidades visuais por meio de programas de estimulação visual precoce ou reabilitação visual.

Conclusão

O papel do pediatra é muito importante para a detecção de alteração nas aquisições visuais da criança e para o encaminhamento precoce ao oftalmologista, sendo o principal agente a colaborar para a promoção da saúde ocular e a prevenção de cegueira infantil.

Pontos de destaque

Principais sinais de baixa visual grave:
- Nistagmo.
- Estrabismo.
- Teste do reflexo vermelho alterado.
- Perda de fixação e seguimento com o olhar.
- Fixação excessiva em luzes.
- Maneirismo de apertar os olhos com as mãos ou os dedos frequentemente.

Bibliografia consultada

Aplicativo JVAS (Jaeb Visual Acuity Screener). Programa computadorizado de triagem de acuidade visual [acessado em 03 mar 2021]. Disponível em: http://pedig.jaeb.org/JVAS.aspx.3.

Donahue SP, Baker CN; Committee on Practice and Ambulatory Medicine. American Academy of Pediatrics, Section on Ophthalmology. Procedures for the evaluation of the visual system by pediatricians. Pediatrics. 2016;137 (Epub 2015 Dec 7).

Nakanami CE, Belfort Junior R, Zin A. Oftalmopediatria. São Paulo: Roca; 2010. p. 653.

Tartarella MB, Britez-Colombi GF, Fortes Filho JB. Proposal of a nouvel classification of leukocorias. Clin Ophthalmol. 2012;6:912-6.

Tartarella MB, Nakano K, Castro CT, Martins APM. Visão subnormal em crianças. Arq Bras Oftalmol. 1991;54(5):221-4.

Yamada T, Hatt SR, Leske DA, Moke PS, Parrucci NL, Reese JJ, et al. A new computer-based pediatric vision-screening test. J AAPOS. 2015;19:157-62.

Capítulo 4

Quais são as principais doenças que ocorrem nos lactantes?

Rosa Maria Graziano

Objetivos do texto

- Introduzir as doenças oculares que comprometem os lactantes.
- Conhecer as doenças mais prevalentes e sua epidemiologia.
- Discutir as estratégias e orientações para que se consiga estabelecer diagnóstico e tratamento precoces das doenças, minorando seus efeitos adversos.

Introdução

A visão é o sentido mais importante para o desenvolvimento físico e cognitivo normal da criança. Gestos e condutas são aprendidos ao observar pessoas ao seu redor. Com a primeira interação da criança com os familiares, seguem-se outras habilidades, como seguir luz e objetos por volta de 6 semanas de vida, e alcançar e pegar objetos por volta do 3º mês. A visão de profundidade no 6º mês e, um pouco mais tarde, o campo visual ampliado, orientam a criança nos ambientes, auxiliam na marcha e evitam acidentes. A fala, a audição e a visão trabalham em parceria, e a observação dos movimentos labiais permite que a criança desenvolva a fala.

Para haver o desenvolvimento da visão, nada pode impedir a formação de imagens nítidas na retina e sua transferência para o córtex visual. O teste do reflexo vermelho (TRV) tem papel importante ao permitir, já nas primeiras horas de vida, observar a transparência dos meios ópticos, que, se comprometida, pode interferir na transmissão da imagem até os centros de processamento visual.

O TRV mostrando uma área branca na pupila, a qual se chama de leucocoria, representa um sinal de alerta, pois pode ser a primeira evidência de doenças, como retinopatia da prematuridade, catarata congênita, retinoblastoma, hemorragia vítrea, descolamento de retina e vasculatura fetal persistente. O TRV terá um capítulo específico neste livro.

Os cuidados com a prevenção à cegueira infantil devem começar com o pré-natal, considerando as doenças hereditárias e evitando-se o uso de drogas, exposição a doenças infeciosas, situações de hipóxia e traumas na gestação.[1] Excluídas algumas doenças congênitas e genéticas, praticamente todas as causas de cegueira na infância podem ser evitadas com identificação precoce e seu manejo imediato. O diagnóstico e a intervenção precoces podem mudar o curso da doença e o prognóstico de vida da criança, promovendo uma enorme economia social.

No Brasil, as causas da cegueira infantil podem variar conforme a região, pois, em grande parte, são determinadas pelo desenvolvimento socioeconômico e pela disponibilidade de serviços de saúde primários e assistência oftalmológica.

O Conselho Brasileiro de Oftalmologia, a Sociedade Brasileira de Oftalmologia Pediátrica e a Sociedade Brasileira de Pediatria recomendam programas de rastreamento visual em diferentes idades, tarefa para a qual se solicita a parceria dos pediatras:

- Fase pré-natal: durante a embriogênese deve-se estar atento a fatores hipóxicos, genéticos, teratogênicos e infecções congênitas (TORCHZ), capazes de comprometer a estrutura ocular no período gestacional, justificando-se a identificação e o tratamento precoce da gestante e do recém-nascido.[2]
- Fase neonatal: é preciso confirmar a investigação que foi orientada para a fase pré-natal.
- Sala de parto: é orientado o exame externo da face, da região periocular e dos olhos. Profilaxia da oftalmia neonatal com povidona a 2,5% ou colírio de tetraciclina a 1%, considerando sua menor toxicidade e eficiência em comparação ao uso do nitrato de prata a 1%.[3-5]
- Antes da alta da maternidade: o pediatra deve realizar uma observação cuidadosa do olho e das estruturas externas da face, incluindo assimetria e anormalidades palpebrais. Após a abertura das pálpebras, precisa realizar a inspeção do globo em busca de alterações observadas externamente. O TRV é um importante exame de rastreamento e, quando estiver ausente ou alterado, o pediatra deve encaminhar a criança para exame oftalmológico, ainda no 1º mês de vida para investigar a causa da alteração. Catarata, glaucoma e infecção congênita devem ter tratamento imediato. As hemorragias de retina, frequentes no período expulsivo do parto, geralmente resolvem-se nas primeiras semanas de vida, sem sequela.

Algumas condições requerem o exame do oftalmologista em berçário:
- Recém-nascidos prematuros com peso de nascimento < 1.500 g e/ou idade gestacional < 32 semanas.[6]
- Crianças com malformação ocular, infeção congênita ou suspeita de quadros sindrômicos.

Vale ressaltar que as crianças devem ser reavaliadas a cada 1 a 2 anos ou a qualquer momento quando apresentarem sinais e sintomas de doença oftalmológica ou emergências. Nessas consultas, é preciso investigar a história pregressa da condição atual, dando ênfase a acidentes, traumas e maus-tratos, alterações neurológicas, infecções sistêmicas e oculares. Especial atenção deve ser dada quando existir prejuízo da acuidade visual e história familiar de retinoblastoma, glaucoma, catarata, estrabismo, mucopolissacaridose e galactosemia.[1]

Os sinais e sintomas que devem chamar a atenção são lacrimejamento, secreção e hiperemia conjuntival, fotofobia, piscar em excesso, prurido ocular, estrabismo, dificuldade visual, pupila branca (leucocoria), dor ocular, olhos grandes, nistagmo (tremor ocular), torcicolo, entre outros.

Existe uma grande variedade de distúrbios oculares congênitos e adquiridos que afetam um neonato. Um número significativo dessas condições apresenta sinais detectáveis em um exame oftalmológico de triagem. Neste texto, serão consideradas as causas mais prevalentes, muitas das quais abordadas em capítulos específicos deste livro.[7,8]

Catarata congênita

A etiologia genética mais comum é a da catarata congênita (Figura 4.1), embora outras causas incluam distúrbios metabólicos e infecções congênitas. As anormalidades cromossômicas associadas à catarata congênita abrangem a síndrome de Down (trissomia 21) e a síndrome de Edwards (trissomia 18). A catarata pode estar associada à galactosemia, doença de Wilson, hipocalcemia, hipo/hiperglicemia e síndrome de Lowe. As infecções intrauterinas que envolvem catarata congênita nos sintomas presentes incluem rubéola, toxoplasmose, citomegalovírus (CMV), sífilis e vírus da varicela-zóster (VVZ).[9] A catarata congênita nem sempre requer tratamento cirúrgico, pois sua opacidade pode não ser significativa. No entanto, a maioria dos casos é bilateral, apresenta significativa baixa acuidade visual e exige cirurgia envolvendo remoção do vítreo anterior, núcleo e córtex do cristalino, preservando a cápsula do cristalino para implante de lente intraocular no futuro. O prognóstico para a visão é significativamente melhor se a catarata congênita for diagnosticada e tratada antes dos 2 meses de idade. Se o diagnóstico e o tratamento forem tardios, pode resultar em ambliopia grave e irreversível.[9,10]

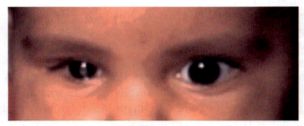

Figura 4.1 – *Catarata congênita – olho direito de menor tamanho e com a pupila branca.*
Fonte: Acervo da autora.

Glaucoma congênito

O glaucoma congênito primário (GCP; Figura 4.2) se caracteriza por uma malformação do ângulo de drenagem do olho, que prejudica a saída do humor aquoso.

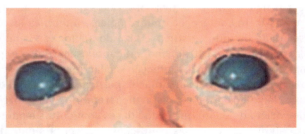

Figura 4.2 – *Glaucoma congênito – córnea opaca e os olhos grandes.*
Fonte: Acervo da autora.

O GCP se apresenta no nascimento ou durante a primeira infância (< 3 anos), mas a maior parte é diagnosticada antes do 1º ano de vida. Várias mutações genéticas com padrão recessivo (*CYP1B1*, *MYOC* e *FOXC1*) e consanguinidade estão relacionadas com GCP.[9,11]

A manifestação clínica clássica inclui epífora, fotofobia e blefaroespasmo. Aumento do globo ocular e córnea opaca são características que podem ser observadas externamente. O encaminhamento ao oftalmologista deve ser imediato para exame sob sedação, quando poderá confirmar alterações gonioscópicas, corneanas, biometria ocular e aumento da pressão intraocular.

O tratamento cirúrgico é realizado por goniotomia, trabeculotomia ou trabeculectomia. O tratamento com colírios é paliativo até a cirurgia poder ser realizada. Casos refratários podem necessitar de várias cirurgias e diferentes procedimentos.

Infecções congênitas

No Brasil, as principais infecções congênitas com comprometimento oftalmológico são toxoplasmose, rubéola, citomegalovírus e, mais recentemente, o Zika vírus.[9]

Toxoplasmose

A principal manifestação da toxoplasmose congênita é a coriorretinite e, menos frequentemente, a atrofia óptica e a microftalmia. A coriorretinite na fase aguda apresenta extensas áreas de exsudação com envolvimento do vítreo e, mais tardiamente, cicatrizes e trações vítreo-retinianas. O tratamento usando pirimetamina e sulfadiazina e, em alguns casos, associando os corticosteroides, continua sendo o método mais amplamente utilizado no seu tratamento.[9]

Rubéola

A incidência da síndrome da rubéola congênita diminuiu significativamente com a vacinação. Catarata congênita, microftalmia, glaucoma, retinopatia, atrofia da íris, ceratite e uveíte constituem as manifestações mais frequentes. A rubéola não tem um tratamento medicamentoso, sendo tratadas as sequelas; por isso, o melhor tratamento é a prevenção.

Citomegalovírus (CMV)

As manifestações da infecção congênita por CMV incluem coriorretinite, catarata, microftalmia, retinopatia pigmentar, estrabismo e atrofia óptica. O tratamento inclui o uso de ganciclovir ou valganciclovir, que devem ser usados com cuidado, pois são potencialmente tóxicos, ainda que proporcionem redução na perda auditiva e melhora no desenvolvimento global da criança.

Zika vírus

A infecção pelo Zika vírus, que compromete as gestantes, na maior parte dos casos apresenta-se de forma assintomática e, nos casos sintomáticos, confunde-se com os achados de dengue: febre baixa, cefaleia, dores musculares, dores articulares nas pequenas articulações de mãos e pés, conjuntivite não purulenta, dor ocular, prostração e *rash* maculopapular pruriginoso.

A síndrome do Zika vírus (Figura 4.3) inclui anormalidades oftalmológicas, neurológicas, otorrinolaringológicas, esqueléticas e se diferencia das outras infeções congênitas por apresentar microcefalia grave com crânio parcialmente colapsado, cicatriz macular e retinianas com área central atrófica e bordos pigmentados, alterações vasculares e retinopatia hemorrágica.

Com menos frequência, pode causar glaucoma congênito, hipoplasia do nervo óptico e anormalidades do disco óptico.

Não existe um tratamento para as alterações clínicas apresentadas, mas sua detecção precoce no período de neuroplasticidade e uma estimulação visual efetiva conseguem minimizar os comprometimentos global e visual da criança.

Ainda não existe uma vacina, e a preocupação com as grávidas deve ser intensa com uso de repelentes, proteção no ato sexual e um cuidado da sociedade com os criadouros do mosquito.[9]

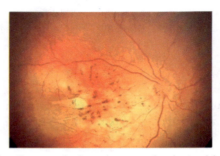

Figura 4.3 – Zika vírus – lesões ovaladas com perda de tecido e micro-hemorragias.
Fonte: Foto gentilmente cedida pelo Dr. Marcelo Costa.

Vírus da herpes simples (VHS)

A infecção congênita se manifesta principalmente como blefaroconjuntivite e ceratite. Trata-se de um importante diagnóstico diferencial das conjuntivites neonatais, pois podem preceder o comprometimento pulmonar, condição muito mais grave. O tratamento envolve altas doses de aciclovir e terapia de suporte vigorosa.

Vírus da imunodeficiência humana (HIV)

Com o tratamento da síndrome da imunodeficiência adquirida (SIDA), o risco de transmissão vertical da mãe para bebê foi reduzido.

As manifestações oftálmicas do HIV incluem infecções oportunistas da coroide e da retina. O acompanhamento da gestante de risco, a detecção e o tratamento precoces das mães durante a gravidez é o ideal.

Conjuntivite neonatal

Ocorre no 1º mês de vida e pode ser irritativa secundária ao uso de nitrato de prata ou secundária à infeção materna por clamídia, gonorreia ou VHS. Ainda, pode ser causada por estafilococos, estreptococos, pseudomonas, *Haemophilus influenzae* e adenovírus.

Clinicamente, apresenta olhos vermelhos, lacrimejantes e com secreção mucopurulenta. Nas infecções gonocócicas, há também edema palpebral e secreção excessiva.

O diagnóstico etiológico é feito com *swabs* conjuntivais e pesquisa para bactérias, vírus e clamídia. O tratamento depende da causa e da gravidade da infecção.

Retinopatia da prematuridade (ROP)

A ROP (Figura 4.4) resulta do desenvolvimento vascular da retina desordenado em recém-nascidos prematuros (RNPT) e continua sendo uma das principais causas evitáveis de deficiência visual. Sua incidência está inversamente relacionada com o peso ao nascer (PN) e à idade gestacional (IG). Outros fatores de risco incluem exposição precoce a altos níveis de oxigênio, ventilação mecânica, sepse, hemorragia intraventricular.

No Brasil, recomenda-se a triagem para todos os bebês nascidos com IG < 32 semanas e/ou com peso < 1.500 g. O rastreamento da ROP deve ser realizado entre 30 e 31 semanas para bebês nascidos com IG < 27 semanas. Para os RNPT com IG > 27 semanas, a triagem de ROP é recomendada entre 4 e 6 semanas de idade pós-natal. Exames subsequentes são realizados a cada 1 ou 2 semanas, conforme o exame inicial, interrompidos quando o bebê não correr mais risco de ter perda de acuidade visual.

A ROP é classificada em cinco estágios, variando de leve (estágio I) a grave (estágios IV e V). O tratamento convencional envolve fotocoagulação retiniana a *laser*, sob sedação ou anestesia geral. As injeções intravítreas de medicações antifator de crescimento endotelial são promissoras, mas seu efeito sistêmico ainda é uma incógnita.[6,12]

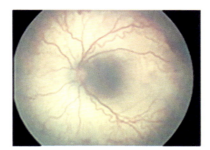

Figura 4.4 – *Retinopatia do prematuro – tortuosidade vascular e presença de hemorragias.*
Fonte: Foto gentilmente cedida pelo Dr. Marcelo Costa.

Conclusão

Boa história e exame abrangente do recém-nascido são componentes essenciais para a detecção e intervenção precoces. O conhecimento prévio e a conscientização de sinais e sintomas específicos desses distúrbios oculares são vitais para o diagnóstico em um estágio inicial.

Recomendam-se o exame oftalmológico externo e o TRV dentro de 24 a 72 horas após o nascimento para todos os recém-nascidos. O treinamento e a conscientização dos pediatras tornam-se fundamentais para o sucesso do diagnóstico precoce. Uma reavaliação com 2 e 6 meses de vida provavelmente aumentará ainda mais a taxa de detecção.

Pontos de destaque

- História clínica e exame do recém-nascido são componentes essenciais para a detecção e a intervenção precoces.
- O TRV deve ser realizado entre 24 e 72 horas após o nascimento para todos os recém-nascidos.
- O TRV alterado ou suspeito requer encaminhamento urgente ao serviço de oftalmologia.

Referências bibliográficas

1. Brasil. Ministério da Saúde. Secretaria de Atenção à Saúde. Departamento de Ações Programáticas Estratégicas. Diretrizes de Atenção à Saúde Ocular na Infância: detecção e intervenção precoce para prevenção de deficiências visuais/Ministério da Saúde, Secretaria de Atenção à Saúde, Departamento de Ações Programáticas Estratégicas. Brasília: Ministério da Saúde; 2013.
2. Wilson RD, Johnson JA, Summers A, Wyatt P, Allen V, Gagnon A et al. Principles of human teratology: drug, chemical, and infections exposure. J Obstet Gynacol Can. 2007; 29(11):911-26.
3. Isenberg SJ, Apt I, Wood M. A controlled trial of povidone-iodine as prophylaxis against ophthalmia neonatorum. N Engl J Med. 1995;332(9):562-6.
4. Schaller UC, Klauss V. Is Crede's prophylaxis for ophthalmia neonatorum still valid? Bull World Health Organ. 2001;79(3):262-3.
5. Brasil. Ministério da Saúde. Secretaria de Vigilância em Saúde. Departamento de DST, Aids e Hepatites Virais. Protocolo Clínico e Diretrizes Terapêuticas para Atenção Integral às Pessoas com Infecções Sexualmente Transmissíveis/Ministério da Saúde, Secretaria de Vigilância em Saúde, Departamento de DST, Aids e Hepatites Virais. Brasília: Ministério da Saúde; 2015.
6. Zin A, Florêncio T, Fortes Filho JB, Nakanami CR, Gianini N, Graziano RM et al. Proposta de diretrizes brasileiras do exame e tratamento de retinopatia da prematuridade (ROP). Arq Bras Oftalmol. 2007;70(5):875-83.
7. Gilbert CE, Anderton L, Dandona L, Foster A. Prevalence of visual impairment in children: a review of available data. Ophthalmic Epidemiol. 1999;6(1):73-82.
8. Haddad MAO, Lobato FJC, Sampaio MW, Kara-José N. Pediatric and adolescent population with visual impairment: Study of 385 cases. Clinics. 2006;61(3):239-46.
9. Graziano RM. Avanços na detecção precoce de problemas oftalmológicos no recém-nascido. In: Procianoy RS, Leone CR; Sociedade Brasileira de Pediatria (orgs.). Programa de Atualização em Neonatologia (PRORN): ciclo 17. Porto Alegre: Artmed; 2019.
10. Birch EE, Cheng C, Stager DR Jr, Weakley DR Jr, Stager DR. O período crítico para o tratamento cirúrgico da catarata bilateral congênita densa. JAAPOS. 2009;13:67-71.
11. Francois J. Congenital glaucoma and its inheritance. Ophthalmologica. 1980;181(2):61-73.
12. Graziano RM. Problemas oftalmológicos em recém-nascidos pré-termo: detecção e repercussão futura. In: Procianoy RS, Leone CR; Sociedade Brasileira de Pediatria (orgs.). Programa de Atualização em Neonatologia (PRORN): ciclo 13. Porto Alegre: Artmed; 2019.

Seção 2

Casos clínicos comentados sobre temas comuns no lactente

Capítulo 5

Terapia gênica e amaurose congênita de Leber: o que há de novo?

Maria Fernanda Abalem
Marina Ciongoli

Objetivos do texto

Neste capítulo, serão revisadas as manifestações clínicas da amaurose congênita de Leber (ACL), os principais genes envolvidos na patogênese da doença e tratamentos atuais e futuros, com ênfase na terapia gênica.

Introdução

A ACL é uma distrofia retiniana de herança autossômica recessiva que provoca redução grave da visão na infância. Trata-se da segunda distrofia retiniana hereditária mais comum, depois da retinose pigmentar. Sua prevalência varia de 1/33.000 a 1/81.000 dos nascidos vivos e corresponde a 5% de todas as distrofias retinianas e 20% dos casos de cegueira em crianças em idade escolar.[1]

O impacto visual é grave e a baixa de visão, em geral, está presente desde os primeiros meses de vida. Essa apresentação é comumente chamada de ACL de início precoce. Já em outros casos, a redução da visão pode se iniciar mais tarde, por volta dos 5 anos, sendo chamada de ACL de início tardio. Em ambas as apresentações, a doença é progressiva com piora significativa da visão com o decorrer do tempo. A acuidade visual raramente é melhor que 20/200 e varia de acordo com o fenótipo e o genótipo da doença.[1,2]

Entre as manifestações clínicas, além da baixa visual, podem estar presentes nictalopia, restrição do campo visual, fotofobia e redução da sensibilidade ao contraste.[3] Outros sinais clínicos que podem ser encontrados são nistagmo, hipermetropia, ceratocone, estrabismo, fotofobia e lentificação ou ausência de reflexos pupilares. O sinal oculodigital de Franceschetti, que consiste na compressão e na fricção dos olhos pelos pacientes, é comum.[1]

Os achados de fundo de olho são inespecíficos e podem aparecer tardiamente. A maioria dos casos, quando examinados em idade precoce, pode evidenciar um fundo de olho praticamente normal. Quando a doença avança, sinais mais característicos, como atenuação da vasculatura retiniana, atrofia difusa do epitélio pigmentado da retina e da retina neurossensorial e espículas ósseas, se apresentam. A atrofia se inicia da periferia da retina e avança em direção à mácula, a qual é acometida tardiamente.[1]

Atualmente, são descritas variantes patogênicas de cerca de 20 genes associadas ao fenótipo da ACL. Os genes mais comumente envolvido são *CEP290* (10% a 20%), *GUCY2D* (10% a 20%), *RDH12* (10%), *CRB1* (10%), *RPGR1P1* (5%) e *RPE65* (5% a 10%).[4,5] A identificação da doença e a caracterização do genótipo são de extrema importância, uma vez que, atualmente, existe tratamento, como a terapia gênica comercialmente disponível para ACL causada por mutações no gene *RPE65* e diversos estudos clínicos em andamento para ACL causada por mutações em outros genes. A seguir, será exposto um caso de ACL causado por mutações no gene *RPE65* que foi submetido à terapia gênica no Kellogg Eye Center, na Universidade de Michigan, Estados Unidos.

Caso clínico

Uma criança de 1 ano e meio é levada ao oftalmologista pelos pais após encaminhamento pelo pediatra. Notaram que, aos 6 meses, o bebê ainda não fixava objetos, apresentava discreto "tremor" nos olhos e fotofobia. A mãe refere pré-natal sem intercorrência. O bebê nasceu a termo, sem complicações. Na maternidade e posteriormente, o teste do olhinho apresentou reflexo vermelho normal. Apresenta desenvolvimento motor e percentil para peso e altura adequados para a idade. No entanto, a criança se apresenta dispersa e com pouca interação social esperada para a idade. A criança tem um irmão mais velho (5 anos), e os pais negam casos semelhantes na família.

Ao exame oftalmológico, a criança apresentou acuidade visual de 200/400 (maior letra na tabela impressa de acuidade visual) após correção com refração estática e objetiva (+2,50 dioptrias esféricas em ambos os olhos); motilidade ocular extrínseca sem alterações, exceto pela presença de nistagmo horizontal leve; e reflexos fotomotores (direto e consensual) reduzidos. A biomicroscopia do segmento anterior não apresentou alterações. Na fundoscopia (sob midríase), observa-se nervo óptico normocorado, mácula com brilho preservado, discreta atenuação dos vasos da retina e discreta atrofia do epitélio pigmentado da retina na região periférica (Figura 5.1). Não foram observadas lesões tumorais, lesões cicatriciais e sinais inflamatórios. O quadro era simétrico.

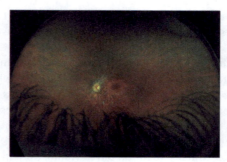

Figura 5.1 – *Retinografia panorâmica demonstrando atrofia retiniana difusa com relativa preservação da mácula.*

Fonte: Imagem cedida pela Dra. Maria Fernanda Abalem.

Hipóteses diagnósticas

Quando se está diante de uma criança que apresenta baixa visual desde os primeiros meses de vida, sem outras alterações sistêmicas, deve-se considerar doenças de origem oftalmológica e de origem neurológica. Entre as doenças oftalmológicas, é preciso investigar erro refracional alto, estrabismo, catarata congênita, retinoblastoma, neuropatias, retinopatias infecciosas, albinismo e distrofias retinianas.

Nesse caso, na consulta inicial, já é possível descartar diversas hipóteses diagnósticas. O exame não revelou erro refracional alto nem estrabismo. O erro refracional encontrado (+2,50 dioptrias esféricas) é compensando pela acomodação e não justifica a baixa de visão. Com a realização da biomicroscopia do segmento anterior, pode-se descartar a presença de catarata congênita, uma vez que o cristalino estava transparente, bem como de albinismo, já que não se observam atrofia e transiluminação da íris. É importante ressaltar que nem sempre o fototipo de pele é suficiente para excluir o albinismo. É comum não perceber uma pele mais clara em famílias de origem caucasiana, além da variedade de tipos de albinismo.[6] Com a realização da fundoscopia sob midríase, descarta-se a presença de retinoblastoma, retinopatias infecciosas e de neuropatias anteriores, uma vez que a papila óptica estava normocorada. Além disso, o pré-natal se deu sem intercorrências e suspeitas de infecções. No entanto, não se pode ainda excluir neuropatias posteriores, as quais nem sempre apresentam alterações na papila óptica. Quando há suspeita de neuropatias posteriores, deve-se prosseguir com avaliação de neuropediatras e exames de imagem, em especial a ressonância nuclear magnética. Nesse caso, como foram observadas alterações na retina (atrofia do epitélio pigmentar periférica e atenuação vascular), a principal hipótese diagnóstica é a distrofia retiniana, em particular a ACL. É importante ressaltar que essas alterações retinianas, na maioria dos casos, são muito sutis e podem ser subdiagnosticadas, inclusive por oftalmologistas. Quando não são observadas alterações evidentes na retina, deve-se manter as doenças de origem neurológica como diagnóstico diferencial.

Para estabelecer o diagnóstico de ACL, é útil a realização de exames oftalmológicos complementares.

Exames complementares, como o eletrorretinograma de campo total (ERGct), o campo visual manual, a tomografia de coerência óptica (OCT) e a retinografia autofluorescente (FAF) são úteis para corroborar o diagnóstico e auxiliar no diagnóstico diferencial.[7] A OCT e a FAF também são de grande valia para quantificar a perda estrutural e acompanhar a progressão da doença. No entanto, a realização desses exames nem sempre é possível em crianças, em virtude da necessidade de concentração e fixação do olhar. O campo visual, por depender de resposta subjetiva, não é confiável em crianças menores de 10 anos.[8] O ERGct tipicamente está extinto tanto nas condições fotópicas quanto escotópicas, evidenciando perda difusa de cones e bastonetes. O ERGct, por ter grande variabilidade intra e interexame, não é utilizado para acompanhamento da doença e deve ser realizado idealmente após os 6 meses de idade, quando já existe desenvolvimento macular. Em geral, entre 6 meses e 2 anos, o exame pode ser realizado sem sedação. Após essa idade, o exame normalmente é realizado sob sedação, uma vez que a criança é menos colaborativa.[7] A OCT evidencia essencialmente a desorganização arquitetural retiniana, com predominância da atrofia das camadas retinianas externa correspondente aos fotorreceptores. O edema macular pode estar presente, mas é incomum. A FAF é útil para evidenciar alterações da retina, que podem não ser observadas pela fundoscopia e retinografia convencionais. As principais alterações desse exame são áreas periféricas de hipoautofluorescência correspondente às áreas de atrofia e áreas centrais de hiperautofluorescência que correspondem às zonas de avanço da doença.[2] Nesse caso, pela dificuldade de execução dos exames, realiza-se apenas o ERGct. Esse exame mostrou resposta extinta tanto de cones quanto de bastonetes, nas fases fotópicas e escotópicas, respectivamente (Figura 5.2).

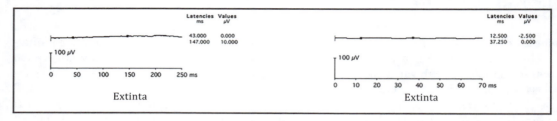

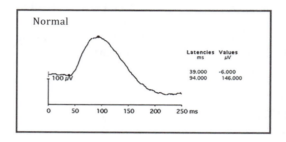

Figura 5.2 – *Eletrorretinograma de campo total (ERGct) demonstrando resposta extinta de cones e bastonetes.*

Fonte: Imagem cedida pela Dra. Maria Fernanda Abalem.

Nesse caso, uma vez que a resposta dos fotorreceptores é extinta, é possível classificar a doença como de origem retiniana, e não de origem neurológica. Ressalta-se que há casos sindrômicos, em que podem ocorrer alterações retinianas e neurológicas. Os pacientes com ACL ainda podem apresentar atraso no desenvolvimento neuropsicomotor e retardo mental, dependendo do genótipo, o que dificulta o diagnóstico diferencial com doenças de origem neurológica. Nessas situações, são comuns outros sinais e sintomas neurológicos concomitantes. Em casos de doenças de origem neurológica pura, o ERGct, a OCT e a FAF não costumam apresentar alterações.

Uma vez estabelecido o fenótipo de ACL, pode-se prosseguir para a investigação do genótipo. Atualmente, o teste genético é recomendado em pacientes com ACL para confirmar o diagnóstico clínico, saber se o paciente é elegível para terapia gênica, estimar prognóstico e proporcionar aconselhamento genético mais preciso.[9] Como as distrofias retinianas são, em sua maioria, doenças monogênicas, optou-se pela realização de sequenciamento de nova geração com avaliação de genes específicos (painel). Atualmente, diversos laboratórios oferecem uma variedade de painéis, como painel de distrofias retinianas completo, painel de distrofias maculares apenas, painel de ACL apenas, entre outros. Optou-se pela realização do painel de distrofias retinianas completo, que analisa cerca de 400 genes. O exame revelou variantes patogênicas no gene *RPE65*. O exame de segregação foi realizado e confirmou-se a presença das variantes em ambos os alelos (*in trans*). A Figura 5.3 é uma sugestão de algoritmo para auxiliar o diagnóstico da ACL.

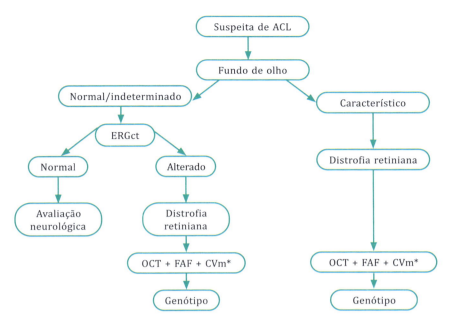

Figura 5.3 – *Algoritmo sugerido para auxiliar no diagnóstico de amaurose congênita de Leber.*

Fonte: Imagem cedida pela Dra. Maria Fernanda Abalem.

ACL: amaurose congênita de Leber; ERGct: eletrorretinograma de campo total; OCT: tomografia de coerência óptica; FAF: retinografia autofluorescente; CV: campo visual manual. * Em crianças maiores de 10 anos.

Tratamento

Atualmente, existe terapia gênica aprovada pela Food and Drug Administration (FDA) para pacientes com LCA portadores da variante patogênica bialélica do gene *RPE65*, conhecido comercialmente como Luxturna® nos Estados Unidos. No Brasil, essa terapia foi aprovada pela Agência Nacional de Vigilância Sanitária (Anvisa) em 2020. A reposição do gene consiste basicamente na transferência de uma cópia funcional de um gene anormal para a célula do hospedeiro, utilizando o seu maquinário celular, por meio de um vetor viral. Na maioria dos casos, utilizam-se vetores virais com a capacidade de penetrar nas células-alvo e expressar seus genes dentro delas. Entre os vetores virais, os mais utilizados são vírus adenoassociados (AAV).[4,10]

Essa estratégia é utilizada para distrofias retinianas envolvendo mutações que resultam em perda de função ou para fornecer uma proteína que não é tipicamente encontrada ou produzida pela célula-alvo. Os exemplos em que essas situações ocorrem são as doenças de herança autossômica recessiva ou doenças de herança ligada ao cromossomo X.[4]

As distrofias retinianas em ensaio clínico com essa abordagem são: ACL associada ao gene *RPE65*; acromatopsia associada aos genes *CNGB3* e *CNGA3*; coroideremia associada ao gene *CHM*; retinose pigmentar associada ao gene *RPGR*; síndrome de Usher associada ao gene *USH2A*; e doença de Stargardt associada ao gene *ABCA4*.[4,10,11] A maioria desses estudos encontra-se em fase II e seus resultados parciais têm sido otimistas.

O voretigene neparvovec (Luxturna®) é uma terapia gênica que consiste na injeção sub-retiniana de vetor adenoviral, o qual foi geneticamente modificado para expressar o gene humano *RPE65*. Para realizar o tratamento, os pacientes devem ter comprovação de mutações no gene *RPE65*, apresentar células retinianas viáveis e ter mais de 12 meses de idade. As evidências de eficácia do Luxturna® foram baseadas na fase 3 do ensaio clínico controlado, cruzado, randomizado e aberto, o qual demonstrou a melhora visual após 1 ano em 31 pacientes de 4 a 44 anos de idade e sem efeitos colaterais graves.[12] O intervalo entre as injeções de ambos os olhos variou de 6 a 18 dias. Os indivíduos do grupo-controle receberam voretigene neparvovec após 1 ano de observação. Para avaliar a eficácia, foi desenvolvido o *multi-luminance mobility test* (MLMT), um labirinto com variados níveis de iluminação. O teste mediu a mudança após 1 ano do tratamento na visão funcional, ou seja, a capacidade de o paciente realizar o percurso com precisão e em um ritmo razoável em sete níveis de iluminação ambiente. Os resultados do estudo mostraram melhora no desempenho no MLMT depois do tratamento, mantida durante o período de 2 anos de seguimento.[12] Os riscos mais sérios associados à administração sub-retiniana do voretigene neparvovec com uso concomitante de corticosteroide oral foram endoftalmite, aumento da pressão intraocular, roturas retinianas e surgimento ou progressão de catarata, os quais podem ser minimizados com manejo clínico e cirúrgico adequados.[12]

No caso clínico descrito, a criança foi submetida à cirurgia para terapia gênica em ambos os olhos, sem intercorrências. O intervalo entre uma cirurgia e outra foi de 10 dias. Uma vez que o material injetado tem potencial imunogênico, a criança foi medicada com prednisolona em dose imunossupressora no pré e pós-operatórios. No pós-operatório de 6 meses, a criança apresentou melhora discreta da acuidade visual central (20/200), mas melhora significativa da mobilidade em ambientes mais escuros, de acordo com observações da família (o MLMT é usado apenas para fins de estudo). Não foi observada alteração anatômica. A criança mantém acompanhamento oftalmológico para uso de recursos de baixa visão e medidas para melhor adaptação em casa e na escola.

Ensaios clínicos estão em andamento para outras variantes patogênicas causadoras da ACL. Atualmente, um estudo fase 2-3 avalia a eficácia e a segurança do QR-110, desenvolvido para tratamento de pacientes com ACL causada pela variante patogênica p.Cys998X no gene *CEP290*.[13] Essa medicação é um oligonucleotídeo *antisense* administrado por meio de injeções intravítreas e corrige a mutação patogênica ao nível do RNA mensageiro. Outra abordagem do *CEP290* reside na edição genética por meio das CRISPRS, as quais atuam na mutação intrônica no *CEP290*.[13,14] Outros ensaios clínicos em fase 1-2 estão em andamento para as variantes patogênicas dos genes *RPE65* e *GUCY2D*.

A terapia gênica para ACL representa um grande avanço na medicina e promete boa recuperação visual, além da estabilização da progressão da doença. No entanto, ainda há diversas questões a serem respondidas, como custo-benefício (são terapias de altíssimo custo), disponibilidade no Sistema Único de Saúde (SUS) no Brasil, medidas de eficácia que melhor avaliam o ganho funcional, bem como resultados visuais de longo prazo.[15,16]

Conclusão

Há um avanço significativo no diagnóstico e no tratamento para ACL, desde a identificação de novos genes envolvidos na patogênese da doença até terapias que podem alterar o curso da doença. Opções terapêuticas, como a terapia gênica, edição genética e oligonucleotídeos *antisense* representam um imenso avanço nesse campo. Diante desses avanços, além do diagnóstico clínico, é importante o diagnóstico genético molecular, pois com o base nele, é possível considerar opções de tratamento, bem como melhor avaliar prognóstico e aconselhamento genético.

Pontos de destaque

- Existe tratamento com terapia gênica para ACL causada por mutações no gene *RPE65* com recuperação visual moderada. Essa terapia foi aprovada pela Anvisa em 2020.
- Há diversos outros estudos clínicos em andamento com uso de terapia gênica e outras abordagens para outras formas de ACL, retinose pigmentar, doença de Stargardt e acromatopsia.
- É fundamental considerar o diagnóstico de ACL em crianças com baixa acuidade visual. A ACL é facilmente subdiagnosticada. Diversas crianças são erroneamente diagnosticadas como portadoras de autismo ou transtorno de déficit de atenção e hiperatividade.
- Sempre se lembrar de excluir causas de origem neurológica na abordagem da criança com distrofias retinianas.
- Não se esquecer de manter o acompanhamento oftalmológico para reabilitação visual e medidas adaptativas para casa e escola.

Questões

1. **Qual a principal causa genética de amaurose congênita de Leber?**

   A. Mutações no gene *RPE65*.

   B. Mutações no gene *CEP290*.

   C. Deleção cromossomial.

   D. Mutação mitocondrial.

2. **Além da redução da visão central, qual sintoma pode ser observado em crianças com amaurose congênita de Leber?**

   A. Nictalopia.

   B. Fotofobia.

   C. Restrição do campo visual.

   D. Todas as anteriores.

3. **Qual exame oftalmológico é mais útil para diferenciar doença retiniana de doença neurológica?**

   A. Tomografia de coerência óptica.

   B. Eletrorretinograma de campo total.

   C. Eletrorretinograma multifocal.

   D. Retinografia.

4. Qual é o exame mais indicado para confirmar o genótipo da amaurose congênita de Leber não sindrômica?

A. Cariótipo.

B. Painel específico.

C. Sequenciamento do exoma.

D. *Arrays*.

5. Para qual distrofia retiniana há terapia gênica disponível comercialmente atualmente?

A. Amaurose congênita de Leber causada por mutações no gene *CEP290*.

B. Doença de Stargardt.

C. Acromatopsia.

D. Amaurose congênita de Leber causada por mutações no gene *RPE65*.

Respostas:

1. Alternativa: B. Apesar de haver terapia gênica para ACL causada por mutações no gene *RPE65*, a principal causa se dá por mutações no gene *CEP290* (10% a 20% dos casos de ACL). A ACL por mutações no gene *CEP290* pode ser isolada ou associada a alterações renais (síndrome de Joubert).

2. Alternativa: D. A visão central é significativamente prejudicada na ACL. No entanto, por ser uma doença que afeta bastonetes e cones de forma difusa, são frequentes nictalopia, redução do campo visual e fotofobia. Esses sintomas também são usados como medidas de eficácia para o desenvolvimento de novas terapias.

3. Alternativa: B. A tomografia de coerência óptica e a retinografia são úteis para demonstrar alterações estruturais retinianas, mas nem sempre são de fácil execução em crianças ou evidenciam alterações em estágios precoces da doença. O eletrorretinograma multifocal evidencia alterações retinianas restritas à região macular e pode também estar alterado em doenças neuro-oftalmológicas, como a neuropatia óptica de Leber.[17] O eletrorretinograma de campo total, por sua vez, avalia a resposta difusa de fotorreceptores e raramente está alterado em doenças neurológicas.

4. Alternativa: B. Como a ACL é uma doença monogênica com mutações pontuais, dificilmente serão observadas alterações em exames como o cariótipo e *arrays*. O sequenciamento do exoma, apesar de extenso, é menos específico e é recomendado para doenças sindrômicas.

5. Alternativa: D. A terapia gênica para ACL causada por mutações no gene *RPE65* foi aprovada pela FDA em 2017 e foi aprovada pela Anvisa em 2020. Ainda assim, há diversas outras terapias em andamento para outros genes, que devem ser aprovadas dentro dos próximos 5 anos, se for demonstrada eficácia.

Referências bibliográficas

1. Tsang SH, Sharma T. Leber congenital amaurosis. Adv Exp Med Biol. 2018;1085:131-7.
2. Kumaran N, Moore AT, Weleber RG, Michaelides M. Leber congenital amaurosis/early-onset severe retinal dystrophy: Clinical features, molecular genetics and therapeutic interventions. Br J Ophthalmol. 2017;101(9):1147-54.
3. Alahmadi BO, Omari AA, Abalem MF, Andrews C, Schlegel D, Branham KH et al. Contrast sensitivity deficits in patients with mutation-proven inherited retinal degenerations. BMC Ophthalmol. 2018;18(1):313.
4. Bakall B, Hariprasad SM, Klein KA. Emerging Gene Therapy Treatments for Inherited Retinal Diseases. Ophthalmic Surgery, Lasers & Imaging Retina. 2018;49(7):472-8.
5. Thompson JA, De Roach JN, McLaren TL, Lamey TM. A mini-review: Leber congenital amaurosis: Identification of disease-causing variants and personalised therapies. Adv Exp Med Biol. 2018;1074:265-71.
6. Abalem MF, Rao PK, Rao RC. Nystagmus and platinum hair. Jama. 2018;319(4):399-400.
7. Tsui E, Schempf TA, Besirli CG, Mehta N, Modi YS, Lee GD et al. Imaging and testing in pediatric retina: A current review of the literature. Int Ophthalmol Clin. 2019;59(1):15-37.
8. Dedania VS, Liu JY, Schlegel D, Andrews CA, Branham K, Khan NW et al. Reliability of kinetic visual field testing in children with mutation-proven retinal dystrophies: Implications for therapeutic clinical trials. Ophthalmic genetics. 2018;39(1):22-8.
9. Kondkar AA, Abu-Amero KK. Leber congenital amaurosis: Current genetic basis, scope for genetic testing and personalized medicine. Exp Eye Res. 2019;189:107834.
10. Cideciyan AV, Jacobson SG. Leber congenital amaurosis (LCA): Potential for improvement of vision. Investigative Ophthalmology & Visual Science. 2019;60(5):1680-95.
11. Takahashi VKL, Takiuti JT, Jauregui R, Tsang SH. Gene therapy in inherited retinal degenerative diseases, a review. Ophthalmic Genetics. 2018;39(5):560-8.
12. Bainbridge JW, Mehat MS, Sundaram V, Robbie SJ, Barker SE, Ripamonti C et al. Long-term effect of gene therapy on Leber's congenital amaurosis. N Engl J Med. 2015; 372(20):1887-97.
13. Sheck L, Davies WIL, Moradi P, Robson AG, Kumaran N, Liasis AC et al. Leber congenital amaurosis associated with mutations in CEP290, clinical phenotype, and natural history in preparation for trials of novel therapies. Ophthalmology. 2018;125(6):894-903.
14. Ruan GX, Barry E, Yu D, Lukason M, Cheng SH, Scaria A. CRISPR/Cas9-mediated genome editing as a therapeutic approach for Leber congenital amaurosis 10. Mol Ther. 2017;25(2):331-41.
15. Jacobson SG, Cideciyan AV, Sumaroka A, Roman AJ, Charng J, Lu M et al. Defining outcomes for clinical trials of Leber congenital amaurosis caused by GUCY2D mutations. Am J Ophthalmol. 2017;177:44-57.
16. Xue K, Jolly JK, Barnard AR, Rudenko A, Salvetti AP, Patricio MI et al. Beneficial effects on vision in patients undergoing retinal gene therapy for choroideremia. Nature medicine. 2018;24(10):1507-12.
17. Abalem MF, Johnson MW, Jayasundera T. Progressive bilateral cecocentral scotomata. JAMA Ophthalmol. 2019;137(1):107-8.

Capítulo 6

Teste do reflexo vermelho ausente ou assimétrico: o que pode ser e como conduzir?

Ana Paula Silverio Rodrigues

Objetivos do texto

O objetivo deste capítulo consiste em descrever a importância do teste do reflexo vermelho (TRV), quando e como ele deve ser realizado, assim como as principais doenças que alteram seu resultado. O pediatra tem papel fundamental na prevenção de doenças oculares e cegueira em crianças. Assim, o TRV é um exame de triagem e não deve, de maneira alguma, substituir a avaliação de um oftalmologista quando houver dúvida.

Introdução

A capacidade visual do sistema nervoso central (SNC) dos seres humanos se desenvolve progressivamente a partir do nascimento. A maturação da via visual se completa por volta dos 5 a 6 anos de idade e, para que isso ocorra adequadamente, é necessário que não existam obstáculos que impeçam a passagem da imagem do olho até o cérebro.[1,2]

O TRV, ou "exame do olhinho", é um componente essencial do exame físico de neonatos e crianças, pois tem a capacidade de detectar precocemente anomalias que podem afetar a visão e seu desenvolvimento, além de diagnosticar doenças capazes de comprometer a vida de uma criança, como é o caso do tumor intraocular maligno, denominado retinoblastoma. Doenças sistêmicas com manifestações oculares e altos erros refrativos também podem ser detectados com esse exame.[3]

Diversos países recomendam diferentes estratégias de triagem, mas, em sua maioria, indicam o exame em, pelo menos, dois períodos: no recém-nascido e nas primeiras 6 a 8 semanas de vida.[4]

Além de ser realizado na maternidade, o TRV é preconizado pela Academia Americana de Pediatria (AAP), nas consultas pediátricas de rotina com 1, 2, 4, 6 e 9 meses, 1, 2, 3, 4, 5, 6, 8, 10 e 12 anos.[5]

Em 2013, foram publicadas pelo Ministério da Saúde, as "Diretrizes de Atenção à Saúde Ocular na Infância: Detecção e Intervenção Precoce para Prevenção de Deficiências Visuais", as quais recomendam a realização do TRV para triagem de problemas oculares na infância, devendo o primeiro exame ser realizado ao nascimento, com repetições de pelo menos 2 a 3 vezes ao ano nos três primeiros anos de vida.[6]

A Sociedade Brasileira de Pediatria (SBP) também recomenda que o TRV seja realizado na maternidade, antes da alta do recém-nascido. Porém, se isso não ocorrer, apesar da obrigatoriedade do exame, o TRV deverá ser realizado o mais breve possível, ainda no 1º mês de vida. Exames subsequentes durante as visitas regulares devem fazer parte de uma boa prática médica, com especial atenção para casos de bebês e crianças com anomalias oculares. Uma avaliação oftalmológica completa, além do TRV, deve ser indicada para bebês e crianças com história familiar de doenças oculares, infecções e síndromes.

Um exame normal do TRV não exclui patologias oculares, nem a necessidade de um exame oftalmológico completo. O diagnóstico precoce compreende um fator primordial para se preservar a visão e o desenvolvimento visual.

A técnica é simples e pode ser realizada por oftalmologistas, pediatras e paramédicos treinados. O TRV usa a transmissão da luz do oftalmoscópio pelas partes normalmente transparentes do olho examinado, incluindo filme lacrimal, córnea, humor aquoso, cristalino e humor vítreo. A luz refletida do fundo do olho/retina (resultante da combinação da área vascular e pigmentos coroidais) é transmitida de volta pelo meio óptico e oftalmoscópio, atingindo o olho do examinador. Qualquer fator que impeça ou bloqueie essa via visual resultará em alteração do reflexo vermelho, que pode decorrer de muco ou corpo estranho no filme lacrimal; opacidades corneanas; opacidades no humor aquoso, alterações irianas afetando pupila; catarata; opacidades vítreas; alterações retinianas, incluindo tumores ou colobomas e coriorretinianos. Anisometropias, altas ametropias e estrabismo também podem promover alterações ou assimetrias do reflexo vermelho. Podem, também, sofrer variações do reflexo vermelho crianças cujos pais são de diferentes etnias com níveis diversos de pigmentação da retina.[6-8] Dependendo da maior ou da menor pigmentação, o reflexo pode ser mais ou menos vermelho, amarelado, amarelo-alaranjada e até mesmo acinzentado.

O exame é realizado com um oftalmoscópio direto, com a lente do aparelho ajustado no "0", que deve ficar a mais ou menos 0,5 m dos olhos da criança, em um ambiente escuro (Figura 6.1).

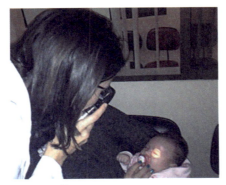

Figura 6.1 – *Teste do reflexo vermelho.*
Fonte: Acervo da autora.

A luz deve ser projetada em ambos os olhos da criança e, para ser considerado normal, o reflexo retiniano precisa ser simétrico nos dois olhos. Pontos escuros no reflexo vermelho, reflexo diminuído ou ausente, presença de reflexo branco ou assimetria dos reflexos são indicadores para encaminhar a criança a um oftalmologista[3] (Figura 6.2).

Quando o reflexo vermelho é ausente e se pode visualizar um reflexo branco, dá-se o nome de leucocoria (pupila branca), conforme a Figura 6.3.

O TRV apresenta sensibilidade e especificidade (quando a pupila não está dilatada) de 85% e 38,50%, respectivamente, para detectar doenças oculares congênitas.[7] As principais anomalias que podem ser detectadas com o TRV são a catarata congênita, o glaucoma congênito, as opacidades corneanas, tumores intraoculares, inflamações intraoculares de retina e vítreo, retinopatia da prematuridade (ROP) no estágio 5, descolamento de retina, hemorragias vítreas, estrabismo, anisometropias, altas ametropias, luxações de cristalino e malformações como colobomas do polo posterior.[3]

Neste capítulo, será enfatizada a importância do TRV em duas situações: retinoblastoma e catarata – o primeiro por ser uma doença que pode comprometer a vida da criança e a catarata infantil pelo comprometimento visual que pode gerar, causando cegueira, mas que, se diagnosticada precocemente, pode ser prevenida.

O reflexo esbranquiçado ou leucocoria (pupila branca), representa um dos achados mais importantes do TRV. Pode indicar uma condição grave, o retinoblastoma, muitas vezes identificado acidentalmente pelos familiares por meio de fotografias com uso de *flash*.[9] O retinoblastoma, um dos tumores malignos mais importantes na infância, é um tumor neuroblástico originado em células imaturas da retina.[10] Esse tema será mais aprofundado no capítulo de tumores e o tema catarata pediátrica será discutido a seguir.

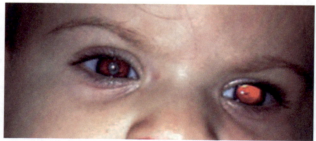

Figura 6.2 – *Teste do reflexo vermelho alterado à direita.*
Fonte: Acervo da autora.

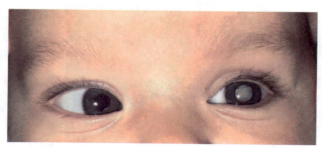

Figura 6.3 – *Leucocoria à esquerda.*
Fonte: Acervo da autora.

Em São Paulo, a Lei Estadual n. 12.551, de 5 de março de 2007, tornou obrigatório o exame em todo o estado, com uma nova Portaria contemplando a triagem neonatal ocular também no estado de São Paulo. Esse exame deve ser realizado na maternidade, em qualquer momento antes da alta hospitalar, e deverá ser classificado como presente, ausente ou duvidoso. Esse resultado constará no prontuário do paciente, e uma cópia deverá ser entregue para a mãe e/ou responsável pela criança na alta hospitalar. As crianças com resultado alterado ou duvidoso deverão ser encaminhadas a um Serviço de Referência para reteste, preferencialmente na mesma semana da alta hospitalar e, se for confirmada alteração, deverão ser encaminhadas para serviços oftalmológicos especializados e hospitais universitários de referência. Assim, o TRV é garantido pelo Sistema Único de Saúde (SUS), bem como o encaminhamento e o tratamento em unidade especializada. Igualmente, a Agência Nacional de Saúde Suplementar garante a cobertura obrigatória do TRV no rol dos procedimentos oferecidos pelas operadoras de plano de saúde (Figura 6.4).

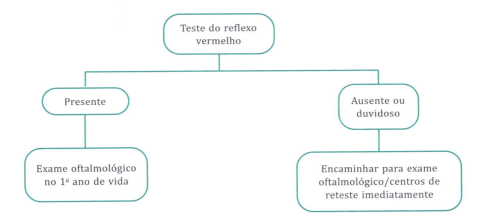

Figura 6.4 – *Conduta diante de resultado do teste do reflexo vermelho.*
Fonte: Elaborada pela autora.

Catarata congênita e do desenvolvimento

A catarata congênita é responsável por 5% a 20% dos casos de cegueira no mundo,[1] além de uma das principais causas de cegueira passível de prevenção, promovendo quadros de profunda perda visual, já que essas crianças são poupadas de estímulo durante o período de desenvolvimento sensorial e pode causar defeitos irreversíveis.[2]

Ela é chamada de congênita quando a criança nasce com ela ou a desenvolve nos três primeiros anos de vida.[11]

Já a catarata do desenvolvimento é a denominação dada para os casos que aparecem após o 1º ano de vida, e juvenil ou pediátrica para aquelas que se manifestam em qualquer idade, porém a criança não nasceu com a condição.[12,13]

As crianças que nascem com catarata devem ser tratadas o mais precocemente possível, para que consigam atingir níveis normais de visão ou muito próximos a esse patamar. Isso ocorre em razão do "período crítico" do desenvolvimento visual, que se dá nos três primeiros meses de vida.[14-16]

Identificar as causas nem sempre é possível, porém infecções, distúrbios metabólicos, malformações, causas genéticas, síndromes, medicações, induzidas por radiação, trauma, entre outros fatores podem estar associados ao aparecimento de catarata (Quadro 6.1).[17]

Quadro 6.1 – Principais causas de catarata em crianças	
Anomalias oculares	• Microftalmia • Disgenesia do mesoderma • Coloboma • Aniridia • Persistência da vasculatura ocular • Lenticone
Doenças cromossômicas	• Trissomia do 21 • Trissomia do 13 • Trissomia do 18
Doenças dermatológicas	• Dermatite atópica • Síndrome de Rothmund • Síndrome de Werner
Doenças metabólicas	• Galactosemia • Diabetes melito • Hipoglicemia • Síndrome de Refsum • Síndrome de Lowe • Síndrome de Alport • Hipoparatireoidismo/pseudo-hipoparatireoidismo
Drogas	• Corticosteroides
Fatores gestacionais	• Prematuridade • Ingestão de fármacos (sulfonamidas e corticosteroides) • Irradiação (1º trimestre)
Hereditárias	• Autossômica dominante • Autossômica recessiva • Ligada ao X
Infecciosas	• Rubéola • Herpes simples • Citomegalovírus • Herpes-zóster
Síndromes sistêmicas	• Síndrome de Cockayne • Doença de Fabry • Síndrome de Hallermann-Streiff • Distrofia miotônica • Síndrome de Smith-Lemli-Opitz • Síndrome de Stickler • Doença de Wilson
Trauma	• Choque elétrico • Penetrante/contuso • Radiação ionizante/infravermelho

Fonte: Verçosa e Tartarella, 2008.[11]

Para um bom prognóstico visual, é fundamental que as crianças tenham diagnóstico e tratamento precoces,[18] cenário no qual a prevenção do desenvolvimento da catarata seria o último avanço, trazendo, por exemplo, medidas de imunização, aconselhamento genético e terapia gênica.[19] O TRV é um exame simples e acessível, capaz de diagnosticar precocemente opacidades do cristalino (catarata).

Duas possibilidades de tratamento estão disponíveis para crianças com catarata: clínico ou cirúrgico. O tratamento clínico pode ser o de escolha nos casos em que a catarata é parcial e não obstrui totalmente o eixo visual, compreendendo a correção das ametropias, o uso de oclusão e midriáticos. Porém, na maioria dos casos, o tratamento é cirúrgico. Densas opacidades centrais maiores de 3 mm de diâmetro normalmente requerem cirurgia.[20-22]

Em bebês que nascem com catarata congênita, o tratamento cirúrgico deve acontecer na 6ª semana de vida, no caso de catarata unilateral, e em torno de 6 e 8 semanas de vida nas cataratas bilaterais. É importantíssimo respeitar essa idade para que uma boa acuidade seja atingida.[14-16]

A afacia (ausência de cristalino) pode ser corrigida com o implante de lente intraocular, óculos ou lentes de contato, e os fatores que influenciarão na decisão são idade da criança, etiologia da catarata, condições oculares e fatores ambientais.

Após a cirurgia, essas crianças devem ser tratadas por uma equipe multidisciplinar com oftalmologistas, pediatras, fisioterapeutas visuais e os pais/responsáveis, visando a uma adequada habilitação e reabilitação visual.

Casos clínicos
Caso 1

Bebê do sexo feminino, 4 meses de idade. Antecedentes pessoais: gemelar, prematura, nasceu de 32 semanas e 6 dias, peso 2.062 g e apresentou teste do olhinho normal (sic). Com 21 dias de vida, desenvolveu cansaço para mamar, secreção nasal e pneumonia, porém não necessitou de internação para tratamento. Antecedentes oftalmológicos: fez avaliação oftalmológica com 30 dias de vida para avaliar a retina em decorrência da prematuridade, e a genitora refere que o exame estava normal. Apresentou também edema palpebral em olho direito e inchaço, sendo tratado como obstrução da via lacrimal e conjuntivite. Há 14 dias, os pais notaram alteração do brilho do olho direito.

Ao exame oftalmológico a criança apresentava ausência de fixação à luz em olho direito e o olho esquerdo fixava e seguia a luz. Discreta assimetria do tamanho dos olhos (olho direito maior que olho esquerdo). Opacidade corneana em olho direito, câmara anterior em atalamia (ausência da distância entre a córnea e a íris) e sinéquia iridocorneana com 360° em olho direito. Não foi possível avaliar o reflexo pupilar nesse olho. O olho esquerdo não apresentava alterações. A avaliação da retina em olho direito não foi possível pela opacidade de meios e, em olho esquerdo, encontrava-se dentro da normalidade. Para avaliar o polo posterior, foi solicitado exame de ultrassonografia ocular (US), que mostrou que os olhos apresentavam o mesmo tamanho, vítreo sem alterações e presença da persistência da vasculatura fetal de forma completa (anterior e posterior) com sinais de patência da artéria hialóidea. Área macular sem alterações, retina colada. Irregularidade do relevo do disco óptico, sugestivo de malformação colobomatosa do nervo óptico.

Hipóteses prováveis

- Retinopatia da prematuridade.
- Glaucoma congênito.

- Anomalias do desenvolvimento ocular.
- Tumor intraocular.
- Catarata congênita secundária à persistência da vasculatura fetal.
- Coloboma de nervo óptico.

Diagnóstico

Nos bebês prematuros, é necessário fazer avaliação oftalmológica para diagnosticar e tratar, quando necessário, a retinopatia da prematuridade. É uma doença do prematuro que pode causar cegueira. Essa bebê nasceu prematura e encontrava-se bem no limite para indicação do exame de mapeamento de retina (idade gestacional menor que 32 semanas ao nascimento e/ou peso menor que 1.500 g). Quando a ROP não é tratada precocemente, pode resultar no descolamento de retina, e a alteração no reflexo vermelho será visível nos casos avançados. Nesse caso, não foi possível avaliar a retina, pois a córnea estava opaca e a pupila não dilatava, motivo pelo qual foi solicitado exame de imagem para auxiliar no diagnóstico.

O glaucoma congênito pode resultar em um edema de córnea, causando opacidade de meios. Outras alterações associadas são aumento do tamanho do globo ocular (buftalmo), fotofobia (dificuldade de a criança olhar para a luz) e lacrimejamento. Nesse caso, a paciente apresentava somente a opacidade de córnea.

Um espectro grande de malformações do segmento anterior do olho pode causar alterações corneanas e glaucoma secundário. Portanto, sempre é preciso pensar nessa hipótese quando se estiver diante de opacidades de córnea.

A hipótese de tumor intraocular sempre deve ser levada em consideração, descartada por exame direto da retina, o mapeamento de retina, ou, quando não for possível, por opacidade de meios, pela US ocular. As alterações tumorais à US são bem características no caso do retinoblastoma.

Por fim, a hipótese de catarata secundária à persistência da vasculatura fetal foi confirmada pela US, que mostrou a presença da artéria hialóidea pérvia. Essa vasculatura fetal intraocular acontece normalmente na vida intrauterina e deve regredir por volta do 8º mês de gestação. Se isso não ocorrer adequadamente, pode promover um espectro amplo de comprometimento ocular, desde quadros leves até casos graves com desenvolvimento de catarata secundária e descolamento de retina, que podem resultar em cegueira.

Tratamento

O tratamento da criança foi cirúrgico, com o reestabelecimento da estrutura ocular e a retirada do cristalino. A afacia (ausência do cristalino) foi corrigida com lentes de contato, iniciando-se a habilitação visual com uso de tampão prontamente.

Caso 2

Bebê, do sexo masculino, com 45 dias de vida. Nasceu a termo, gestação e parto cesariano sem intercorrências. Foi encaminhado ao oftalmologista para avaliação após alta em razão de teste do olhinho alterado. Diagnóstico clínico de deficiência de G6PD. A família nega história familiar de doenças oculares. No exame oftalmológico, apresentou pobre fixação a luz em olho direito e fixava e seguia a luz em olho esquerdo. Ao exame biomicroscópico, notaram-se catarata total em olho direito e secreção em olho esquerdo. Reflexo vermelho assimétrico (ausente em olho direito e presente em olho esquerdo). Não foi possível avaliar retina do olho direito pela opacidade de meios e, em olho esquerdo, o exame de mapeamento de retina estava normal. Solicitado exame de US ocular para avaliar segmento posterior de olho direito.

Hipóteses diagnósticas

- Catarata congênita unilateral.
- Persistência da vasculatura fetal.
- Retinoblastoma.
- Conjuntivite neonatal.
- Obstrução da via lacrimal.
- Catarata por deficiência de G6PD.

Diagnóstico

De acordo com o achado no exame clínico, o diagnóstico é de catarata, ainda é considerada congênita por estar presente antes dos primeiros 3 meses de vida. É importante, nos casos de catarata, descartar causas secundárias de leucocoria, como retinoblastoma (tumor maligno intraocular, que pode levar a morte) e persistência da vasculatura fetal (PVF) – principal causa de catarata unilateral em bebês. A PVF pode se manifestar de maneira leve, com poucas alterações, ou resultar em quadros graves de malformação do globo ocular. A US, nesses casos nos quais não é possível avaliar o segmento posterior, auxilia bastante para descartar essas duas condições citadas, que foram excluídas nesse paciente. A etiologia, nesse caso, ainda não foi confirmada, mas as causas infecciosas e metabólicas foram excluídas. Apesar de o bebê ter deficiência de G6PD, o relato de que se dispõe a respeito dessa deficiência e catarata na literatura estava associado a catarata bilateral após crise de hemólise. Nesse caso, o bebê nasceu com a catarata.

Tratamento

O tratamento indicado é o cirúrgico, em razão de uma opacidade total e de urgência, uma vez que o bebê já estava com 45 dias de vida, lembrando-se que o ideal é que, em casos de catarata unilateral, a cirurgia seja realizada até a 6ª semana de vida. Porém, ele apresenta secreção ocular. Nesses casos, indica-se primeiro o tratamento da conjuntivite/obstrução da via lacrimal com massagem do saco lacrimal e antibiótico tópico. Qualquer tipo de infeção ocular ou próxima aos olhos aumenta o risco de uma das complicações mais temidas na oftalmologia: a endoftalmite (infecção intraocular). Depois de 1 semana de tratamento clínico, houve resolução do quadro e o bebê foi submetido à cirurgia.

Caso 3

Criança, do sexo feminino, 2 anos. Mãe refere ter notado manchinha em ambos os olhos há 1 mês. Nasceu prematura de 30 semanas, parto cesariana (mãe apresentou síndrome HELLP) e pesou 1.275 g ao nascimento. Ficou internada durante 2 meses e recebeu suplementação de oxigênio durante a internação.

Fez acompanhamento oftalmológico durante esse período e não desenvolveu retinopatia da prematuridade.

Ao exame oftalmológico, a criança não informava a visão, mas fixava e seguia com ambos os olhos, porém preferia o olho direito. Sem presença de desvios oculares. A acuidade visual medida com cartões de Teller mostrou-se diminuída em ambos os olhos; porém, pior à esquerda. À biomicroscopia, notou-se presença de catarata parcial em ambos os olhos, pior à esquerda. O exame de mapeamento de retina não foi possível. O exame de US ocular foi solicitado para avaliar o segmento posterior.

Hipóteses diagnósticas

- Catarata do desenvolvimento.
- Retinopatia da prematuridade (ROP).
- Retinoblastoma.

Diagnóstico

Não é possível descartar as hipóteses de ROP e retinoblastoma sob visualização direta no exame clínico em virtude da opacidade. Como já mencionado, a US oferece informações importantes com relação à presença de tumor intraocular, que, nesse caso, foi descartado. A ROP somente apresentará alteração visível à US ou causará uma leucocoria se estiver em grau avançado, com a presença de descolamento de retina. Portanto, nesse caso, somado ao exame físico, a hipótese de catarata do desenvolvimento é a definitiva.

Tratamento

A criança foi submetida a tratamento cirúrgico em olho esquerdo primeiro e, depois de 1 mês, em olho direito. Foi realizada cirurgia com implante de lente intraocular para correção da afacia. Atualmente, está em acompanhamento para reabilitação visual.

Conclusão

O teste do reflexo vermelho é fundamental para diagnosticar precocemente algumas patologias oculares.

Pontos de destaque

- É obrigatório realizar o TRV na maternidade na maioria dos estados brasileiros.
- É uma boa prática médica realizar o TRV durante a puericultura e nas consultas de rotina. Perante qualquer assimetria de reflexo, deve-se encaminhar o paciente o mais rápido possível ao oftalmologista para um exame completo.
- Um exame normal não descarta doença oftalmológica.
- Os pais/responsáveis devem ser orientados de que o "teste do olhinho" ou TRV é uma triagem e não substitui um exame oftalmológico completo.
- As principais causas de leucocoria são catarata pediátrica e retinoblastoma.
- Cirurgia precoce nas cataratas congênitas muda o prognóstico visual das crianças (6ª semana de vida em bebês portadores de cataratas unilaterais e da 6ª a 8ª semana nas bilaterais).

Questões

1. **Com relação à catarata na criança, assinale a alternativa correta:**

    A. A idade do diagnóstico não influencia o prognóstico visual.

    B. O TRV é um exame de triagem de catarata.

    C. O teste do reflexo vermelho deve ser realizado obrigatoriamente pelo oftalmologista ainda na maternidade.

    D. Deve-se evitar a abordagem cirúrgica antes de 3 meses de vida.

2. **Com relação à técnica do TRV, é incorreto afirmar que:**

    A. É uma técnica que requer treinamento, apesar de simples.

    B. O equipamento para realizar o TRV é o oftalmoscópio direto.

    C. A distância ideal para realizar o exame é de 0,5 m.

    D. Um ambiente claro facilita a visualização do TRV.

3. **Entre as alternativas, qual não pode ser associada ao resultado do TRV?**

    A. Baixas ametropias.

    B. Catarata congênita.

    C. Glaucoma congênito.

    D. Retinoblastoma.

4. **Com relação ao resultado do TRV, assinale a alternativa correta:**

    A. Toda vez que o reflexo vermelho apresentar outras colorações que não a avermelhada, como amarelada, alaranjada ou até mesmo acinzentada, significa que a criança tem alguma alteração ocular.

    B. O TRV não substitui um exame oftalmológico.

    C. Se o TRV estiver alterado, deve-se repetir o exame na próxima consulta de rotina.

    D. Quando o resultado do TRV realizado na maternidade for alterado, deve-se encaminhar o bebê para avaliação com oftalmologista nos seis primeiros meses de vida.

5. **Com relação à catarata congênita, qual das alternativas está incorreta?**

    A. Crianças com cataratas unilaterais, na maior parte das vezes, são idiopáticas ou associadas à persistência da vasculatura fetal.

B. Nas crianças com cataratas bilaterais, deve-se investigar doenças infecciosas, causas metabólicas, doenças genéticas e hereditárias, diferentemente das crianças com cataratas unilaterais.

C. O tempo ideal de cirurgia depende da idade nos casos de catarata unilateral ou bilateral.

D. Passando-se do período crítico, a criança com catarata congênita já pode ser operada.

6. Qual das alternativas não é uma causa de TRV alterado?

A. Muco/secreção na córnea.

B. Edema de córnea.

C. Tumor de conjuntiva.

D. Inflamação vítrea.

7. Assinale a alternativa incorreta:

A. O TRV deve ser realizado na maternidade e, se alguma alteração for encontrada, o bebê precisará ser encaminhado para avaliação oftalmológica dentro do 1º mês de vida.

B. O TRV é obrigatório nas maternidades do estado de São Paulo.

C. O TRV é obrigatório nas consultas de puericultura.

D. Bebês com TRV alterado, no estado de São Paulo, contam com centros especializados de referência para reteste, devendo ser agendados separadamente dos casos de pacientes adultos com catarata no SUS.

8. Com relação à leucocoria, é possível afirmar que:

A. Trata-se de outra maneira de se referir a reflexo vermelho alterado ou duvidoso.

B. As principais causas são catarata pediátrica e descolamento de retina.

C. Refere-se ao achado no exame físico de pupila branca.

D. O retinoblastoma pode causar pupila branca, embora isso seja raro.

Respostas:

1. Alternativa: B. A idade de diagnóstico e tratamento da catarata em crianças interferem diretamente no prognóstico visual. Sabe-se que o desenvolvimento visual se inicia na vida intrauterina e se completa por volta dos 5 a 6 anos. Os primeiros 3 meses são considerados o "período crítico" do desenvolvimento visual. Se um bebê nascer com catarata e for operado após esse período, ele poderá nunca ter uma visão normal ou próxima dela. O TRV pode ser realizado por profissionais da saúde treinados, e não necessariamente oftalmologistas.

2. Alternativa: D. O ideal é que o exame seja realizado em ambiente com baixa luminosidade ou até mesmo escuro para que a pupila fique dilatada e facilite a comparação do reflexo entre os dois olhos.

3. Alternativa: A. Altas ametropias podem promover assimetrias de reflexo vermelho, mas as baixas, não.

4. Alternativa: B. O TRV é uma triagem e não substitui o exame oftalmológico como muitos pais erroneamente pensam. Nem sempre o reflexo vermelho é vermelho. Variações de coloração são possíveis de acordo com a pigmentação da retina da criança. O importante é avaliar a simetria da coloração. Caso o TRV esteja alterado quando realizado na maternidade ou mesmo em consulta de rotina, um exame oftalmológico deve ser solicitado o mais rapidamente possível. As doenças oculares em criança devem ser tratadas precocemente para que o desenvolvimento visual ocorra de maneira adequada.

5. Alternativa: D. O período crítico do desenvolvimento visual, que corresponde aos primeiros 3 meses de vida, é o mais importante para o desenvolvimento visual. Os bebês com catarata congênita (que nascem ou a desenvolvem nos 3 primeiros meses de vida) devem ser operados antes dos 3 meses de vida. No caso de catarata unilateral, a cirurgia deve ocorrer na 6ª semana de vida, e, nas bilaterais, entre 6 e 8 semanas de vida.

6. Alternativa: C. O TRV usa a transmissão da luz do oftalmoscópio pelas partes normalmente transparentes do olho examinado, incluindo filme lacrimal, córnea, humor aquoso, cristalino e humor vítreo. A luz refletida do fundo do olho/retina (resultante da combinação da área vascular e dos pigmentos coroidais) é transmitida de volta através do meio óptico e oftalmoscópio, atingindo o olho do examinador. Qualquer fator que impeça ou bloqueie essa via visual resultará em alteração do reflexo vermelho. A conjuntiva é externa e recobre a esclera.

7. Alternativa: C. Não é obrigatória a realização do TRV durante os exames de rotina das crianças, porém a Sociedade Brasileira de Pediatria e a Sociedade Brasileira de Oftalmologia Pediátrica recomendam que esse exame seja realizado durante as visitas regulares.

8. Alternativa: C. As principais causas de leucocoria (pupila branca) são a catarata pediátrica e o retinoblastoma.

Referências bibliográficas

1. Graziano RM, Leone CR. Frequent ophthalmologic problems and visual development of extremely preterm newborn infants. J Pediatr (Rio J) [Internet]. 2005 Mar;81(1 Suppl.):S95-100. Portuguese [acesso em 29 dez 2016]. Disponível em: http://www.scielo.br/pdf/jped/v81n1s1/v81n1s1a12.pdf.

2. Dantas AP, Brandt CT, Leal DN. Ocular manifestations in patients who had malnutrition in the first six months of life. Arq Bras Oftalmol [Internet]. 2005 Nov-Dec;68(6):753-6. Portuguese [acesso em 29 dez 2016]. Disponível em: http://www.scielo.br/pdf/abo/v68n6/a09v68n6.pdf.

3. American Academy of Pediatrics, Section on Ophthalmology, American Association for Pediatric Ophthalmology and Strabismus, American Academy of Ophthalmology, American Association of Certified Orthoptists. Red reflex examination in neonates, infants, and children. Pediatrics [Internet]. 2008 Dec;122(6):1401-4 [acesso em 29 dez 2016]. Disponível em: http://pediatrics.aappublications.org/content/pediatrics/122/6/1401.full.pdf.

4. Legacy Screening Portal. The UK NSC recommendation on congenital cataract screening in newborns [Internet]. London: National Screening Committee (UK); 2006 Jul [acesso em 27 dez 2016]. Disponível em: https://legacyscreening.phe.org.uk/congenitalcataracts.

5. American Academy of Pediatrics, American Association of Certified Orthoptists, American Association for Pediatric Ophthalmology and Strabismus, American Academy of Ophthalmology. Eye examination in infants, children, and young adults by pediatricians. Pediatrics [Internet].

2003 Apr;111(4 Pt 1):902-7 [acesso em 27 dez 2016]. Disponível em: http://pediatrics.aappublications.org/content/pediatrics/111/4/902.full.pdf.

6. Brasil. Ministério da Saúde. Diretrizes de atenção à saúde ocular na infância: detecção e intervenção precoce para prevenção de deficiências visuais [Internet]. Brasília: Ministério da Saúde; 2016. 46 p [acesso em 30 ago 2017]. Disponível em: http://bvsms.saude.gov.br/bvs/publicacoes/diretrizes_saude_ocular_infancia_prevencao_deficiencias_visuais.pdf.

7. Mussavi M, Asadollahi K, Janbaz F, Mansoori E, Abbasi N. The Evaluation of Red Reflex Sensitivity and Specificity Test among Neonates in Different Conditions. Iran J Pediatr [Internet]. 2014 Dec;24(6):697-702 [acesso em 29 dez 2016]. Disponível em: https://www.ncbi.nlm.nih.gov/pmc/articles/PMC4442830/pdf/IJP-24-697.pdf.

8. de Aguiar AS, Cardoso MV, Lucio IM. Red reflex: prevention way to blindness in childhood. Rev Bras Enferm [Internet]. 2007 Sep-Oct;60(5):541-5. Portuguese [acesso em 29 dez 2016]. Disponível em: http://www.scielo.br/pdf/reben/v60n5/v60n5a11.pdf.

9. Shafiq A. Seeing red in young children: the importance of the red reflex. Br J Gen Pract. 2015 Apr;65(633):209-10.

10. Aerts I, Lumbroso-Le Rouic L, Gauthier-Villars M, Brisse H, Doz F, Desjardins L. Retinoblastoma. Orphanet J Rare Dis. 2006 Aug 25;1:31.

11. Verçosa IC, Tartarella MB. Catarata na criança. Fortaleza: Celigrafica; 2008.

12. Churchill A, Graw J. Clinical and experimental advances in congenital and paediatric cataracts. Philos Trans R Soc Lond B Biol Sci [Internet]. 2011 Apr 27;366(1568):1234-49 [acesso em 29 dez 2016]. Disponível em: https://www.ncbi.nlm.nih.gov/pmc/articles/PMC3061104/pdf/rstb20100227.pdf.

13. Medsinge A, Nischal KK. Pediatric cataract: challenges and future directions. Clin Ophthalmol [Internet]. 2015;9:77-90 [acesso em 29 dez 2016]. Disponível em: https://www.ncbi.nlm.nih.gov/pmc/articles/PMC4293928/pdf/opth-9-077.pdf.

14. Birch EE, Stager DR. The critical period for surgical treatment of dense congenital unilateral cataract. Invest Ophthalmol Vis Sci. 1996 Jul;37(8):1532-8.

15. Birch EE, Cheng C, Stager DR Jr, Weakley DR Jr, Stager DR Sr. The critical period for surgical treatment of dense congenital bilateral cataracts. J AAPOS [Internet]. 2009 Feb;13(1):67-71 [acesso em 29 dez 2016]. Disponível em: https://www.ncbi.nlm.nih.gov/pmc/articles/PMC3310432/pdf/nihms-100779.pdf.

16. Fu VL, Bilonick RA, Felius J, Hertle RW, Birch EE. Visual acuity development of children with infantile nystagmus syndrome. Invest Ophthalmol Vis Sci [Internet]. 2011 Mar;52(3):1404-11 [acesso em 29 dez 2016]. Disponível em: https://www.ncbi.nlm.nih.gov/pmc/articles/PMC3101699/pdf/z7g1404.pdf.

17. Jain IS, Pillay P, Gangwar DN, Dhir SP, Kaul VK. Congenital cataract: etiology and morphology. J Pediatr Ophthalmol Strabismus. 1983 Nov-Dec;20(6):238-42.

18. Gilbert C, Foster A. Childhood blindness in the context of VISION 2020 –The right to sight. Bull World Health Organ [Internet]. 2001;79(3):227-32 [acesso em 29 dez 2016]. Disponível em: https://www.ncbi.nlm.nih.gov/pmc/articles/PMC2566382/pdf/11285667.pdf.

19. SanGiovanni JP, Chew EY, Reed GF, Remaley NA, Bateman JB, Sugimoto TA et al. Infantile cataract in the collaborative perinatal project: prevalence and risk factors. Arch Ophthalmol. 2002 Nov;120(11):1559-65.

20. Trumler AA. Evaluation of pediatric cataracts and systemic disorders. Curr Opin Ophthalmol. 2011 Sep;22(5):365-79.

21. Arkin M, Azar D, Fraioli A. Infantile cataracts. Int Ophthalmol Clin. 1992 Winter; 32(1):107-20.

22. Chua BE, Mitchell P, Cumming RG. Effects of cataract type and location on visual function: the Blue Mountains Eye Study. Eye (Lond). 2004 Aug;18(8):765-72.

Capítulo 7

O bebê lacrimeja desde os primeiros meses de vida: o que pode ser e como orientar a família?

Luisa Moreira Hopker

Objetivo do texto

O objetivo deste capítulo é diferenciar as principais causas de lacrimejamento nos primeiros meses de vida, nomeadamente obstrução congênita do ducto nasolacrimal, glaucoma congênito e conjuntivites neonatais. Ainda, identificar os principais diagnósticos diferenciais, quais os sinais mais frequentes, como tratar no consultório pediátrico e quando é preciso encaminhar para o oftalmologista.

Introdução

A epífora e o excesso de secreção ocular são muito comuns nos primeiros meses de vida e causam muita preocupação nos pais e responsáveis. Trata-se de uma condição frequente no consultório pediátrico, tornando-se necessário diferenciar as causas que podem ser tratadas pelo pediatra daquelas que necessitam de uma avaliação e conduta dadas pelo oftalmologista.

A obstrução congênita do ducto nasolacrimal é uma patologia que acomete cerca de 5% a 20% dos recém-nascidos,[1] e é a causa mais comum de epífora e secreção ocular persistente nos primeiros meses de vida. A obstrução ocorre na válvula de Hasner, que se localiza na porção distal do ducto nasolacrimal, onde este desemboca no meato nasal inferior.[1,2] Esse processo surge por falha na abertura da membrana durante a vida intrauterina ou logo após o parto.[3] Provavelmente por essa razão, os bebês prematuros apresentam maior prevalência dessa obstrução que os bebês a termo. A obstrução mais comum é a unilateral, mas pode ser bilateral, caso no qual é geralmente assimétrica em termos de gravidade dos sintomas.[3]

Outras causas de epífora nos primeiros meses de vida que precisam ser descartadas são o glaucoma congênito, as conjuntivites e ceratites ou abrasões corneanas.[4]

O quadro clínico é clássico, com secreção mucopurulenta, epífora, ausência de hiperemia de conjuntiva, vermelhidão e escoriação da pele ao redor do olho. Ao exame ectoscópico, é possível observar aumento do menisco lacrimal e cílios colados pelo aumento de secreção.

Caso clínico

Menino com 2 meses de idade, nascido de parto cesariana, com 39 semanas, tendo sido realizada profilaxia de oftalmia neonatal com instilação de iodopovidona a 2,5%. Pré-natal sem intercorrências. Pais queixam de secreção ocular em ambos os olhos, pior em olho direito.

Foi usado colírio antibiótico de tobramicina por 7 dias com melhora parcial da secreção, mas com persistência do lacrimejamento (Figura 7.1). O paciente foi avaliado e apresentava aumento do menisco lacrimal em ambos os olhos, teste de desaparecimento do colírio de fluoresceína (teste de Milder) alterado, com retenção do colírio em ambos os olhos, mais significativo à direita. Foi orientado a realizar a massagem de Crigler e limpeza diária da secreção com soro fisiológico. Reavaliado aos 6 meses com resolução do quadro em olho esquerdo e persistência da epífora e secreção mucopurulenta em olho direito. Ao exame, o teste de Milder apresentava-se normal em olho esquerdo e alterado em olho direito. Observava-se também refluxo de lágrima à compressão do saco lacrimal do olho direito (Figura 7.2). Foi realizada a sondagem do olho direito (Figura 7.3). Após a sondagem, observou-se resolução completa do quadro (Figura 7.4).

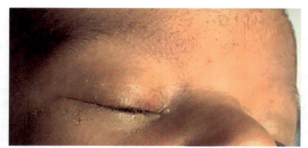

Figura 7.1 – *Secreção mucopurulenta em olho direito aos 2 meses.*
Fonte: Acervo da autora.

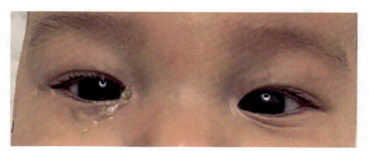

Figura 7.2 – *Secreção purulenta associada a aumento do menisco lacrimal em olho direito e olho esquerdo resolvido aos 6 meses.*
Fonte: Acervo da autora.

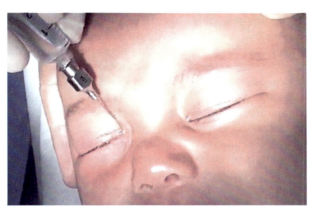

Figura 7.3 – *Sondagem do olho direito.*
Fonte: Acervo da autora.

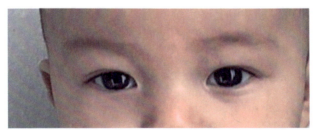

Figura 7.4 – *Pós-operatório de sondagem do olho direito com quadro resolvido.*
Fonte: Acervo da autora.

Discussão didática do tema utilizando o caso clínico

O paciente do caso clínico mostrado apresentou obstrução do ducto nasolacrimal em ambos os olhos, mais acentuada à direita. Essa é uma patologia muito comum nos primeiros meses de vida, como já descrito.

Os sinais mais comuns consistem em epífora com início nas primeiras semanas de vida, secreção mucopurulenta, ausência de fotofobia e ausência de aumento do diâmetro corneano, bem como alterações corneanas (p. ex., ceratites e abrasões).[5-8]

Ao exame, a criança apresenta aumento do menisco lacrimal, associado à secreção mucopurulenta em um ou em ambos os olhos. O teste de desaparecimento do colírio de fluoresceína (teste de Milder) está alterado, com retenção deste. Há também refluxo de lágrima e secreção à compressão do saco lacrimal.[1-3]

Os diagnósticos diferenciais desse caso são glaucoma congênito, conjuntivites e corpo estranho/abrasões corneanas.[5]

O glaucoma congênito cursa com aumento do diâmetro corneano, edema de córnea e aumento da escavação do nervo óptico pelo aumento da pressão intraocular.[5] O diâmetro corneano é considerado aumentado se maior que 11 mm nos recém-nascidos ou maior que 12 mm nos menores que 1 ano de idade. Os três sintomas clássicos são epífora, fotofobia e blefaroespasmo.[9] A maioria dos casos é bilateral (65% a 80%), estando presente ao nascimento em 25%.[9] Essa forma de glaucoma é considerada urgência oftalmológica, e a criança com essa suspeita deve ser encaminhada ao oftalmologista o mais brevemente possível.[8,9] O prognóstico, caso não haja intervenção precoce, é ruim, com opacificação de córnea e evolução para cegueira irreversível.[6]

As conjuntivites neonatais devem ser também descartadas, como as causadas por clamídia, gonococo e as bacterianas simples – as últimas estão frequentemente associadas à obstrução do ducto nasolacrimal. O quadro clínico e a epidemiologia ajudam na determinação do agente etiológico das conjuntivites neonatais. As conjuntivites bacterianas simples ocorrem mais de 5 dias após o parto e causam uma hiperemia conjuntival leve e pequena quantidade de secreção purulenta. Podem ser tratadas com colírios de antibióticos aminoglicosídeos (p. ex., tobramicina) ou fluoroquinolonas (p. ex., ciprofloxacina).[10] A conjuntivite química está associada ao uso de nitrato de prata e geralmente ocorre nas primeiras 24 horas de vida.[9] A conjuntivite por clamídia surge após 24 horas de vida, sendo adquirida no canal do parto e caracterizada por uma discreta hiperemia conjuntival e secreção mucosa em pequena quantidade.[10] Já a gonocócica ocorre de 2 a 5 dias após o parto com grande quantidade de secreção purulenta, associada a quemose e edema palpebral.[10,11]

As erosões ou abrasões corneanas representam defeitos do epitélio da córnea que podem ocorrer por trauma mecânico (p. ex., corpo estranho, arranhões com unha, triquíase) ou ressecamento corneano decorrente de exposição da córnea. Podem causar hiperemia da conjuntiva, sensibilidade à luz e lacrimejamento, e o diagnóstico é realizado por exame da córnea à lâmpada de fenda com auxílio do colírio de fluoresceína, que cora os defeitos epiteliais.[11]

Vários estudos mostraram que a obstrução do ducto nasolacrimal apresenta uma taxa elevada de resolução espontânea nos primeiros meses de vida: em torno de 85% nos primeiros 3 meses, 70% de 3 a 6 meses e 45% de 6 a 9 meses.[1] A massagem do saco lacrimal constitui um tratamento clínico que aumenta a chance de resolução do quadro por meio de uma manobra que consiste em realizar pressão com o dedo na região medial próxima à parede nasal no sentido de cima para baixo com o objetivo de romper a membrana por pressão hidrostática.[1,5,6] A taxa de sucesso da massagem é de 96% nos primeiros 6 meses de vida, com redução nos meses subsequentes (Figura 7.5).[1]

O uso de antibiótico está indicado somente quando existe evidência clínica de infeção bacteriana associada à obstrução, com sinais como hiperemia da conjuntiva e aumento da quantidade de secreção.[1,6] Ciclos repetidos de antibióticos devem ser evitados pelo risco de desenvolvimento de bactérias resistentes.

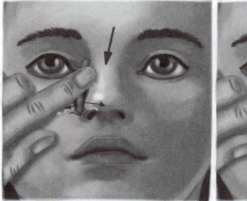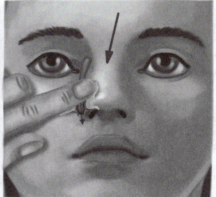

Figura 7.5 – *Massagem de Crigler.*
Fonte: Adaptada de Kushner, 1982.[7]

A sondagem e a irrigação podem ser indicadas a partir dos 6 meses de idade, com resolução em 90% a 97% dos casos. Apresenta redução das taxas de sucesso com o aumento da idade da criança, mas a decisão do melhor momento para o procedimento deve levar em conta a gravidade dos sintomas e a necessidade de anestesia geral para o procedimento.[1,2,6,12] Com frequência, a sondagem é realizada sob anestesia geral pela passagem de uma sonda desde o ponto lacrimal, passando pelo canalículo até o ducto nasolacrimal no meato nasal inferior. Na porção distal do ducto, local onde é mais comum a obstrução, pode-se sentir a resistência da membrana ser ultrapassada com seu rompimento. Após a sondagem, a irrigação da via lacrimal confirma a patência do ducto.[6,12] Nos casos que não respondem à sondagem, é possível realizar a intubação com silicone. Crianças maiores (entre 24 e 36 meses) em geral são encaminhadas para a sondagem acompanhada de intubação com grandes taxas de sucesso.[1,12]

Diagnóstico

Na Figura 7.6, é exibido um algoritmo diagnóstico das condições descritas neste capítulo.

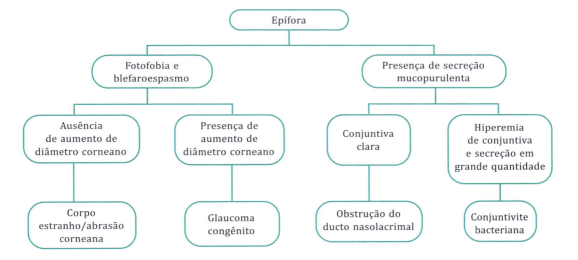

Figura 7.6 – *Algoritmo de diagnóstico.*
Fonte: Elaborada pela autora.

Conclusão e tratamento recomendado

A obstrução do ducto nasolacrimal é o diagnóstico diferencial mais comum em bebês com epífora e secreção mucopurulenta em pequena quantidade. Nos primeiros 6 meses de vida, a taxa de resolução espontânea é alta, a qual aumenta com a massagem de Crigler.[1] Pode ser realizada a limpeza da secreção com soro fisiológico. E, caso ocorra infecção bacteriana superposta com aumento da quantidade de secreção e hiperemia de conjuntiva, pode ser prescrito colírio antibiótico, como tobramicina e fluoroquinolonas. Após os 6 meses de vida, caso não haja resolução do quadro, pode ser considerada a realização de sondagem e irrigação da via lacrimal. No insucesso da sondagem, é indicada a intubação com silicone.[1,12]

Pontos de destaque

- A obstrução do ducto nasolacrimal é a causa mais frequente de epífora nos primeiros meses de vida.
- Os principais diagnósticos diferencias são glaucoma congênito, conjuntivites bacterianas e abrasões/corpo estranho corneano.
- O tratamento por massagem de Crigler resolve a maioria dos casos.
- A sondagem e a irrigação podem ser realizadas a partir dos 6 meses de vida com grande chance de sucesso.

Questões

1. **Diante de uma criança com secreção mucopurulenta unilateral associada a epífora, conjuntiva clara e início nas primeiras semanas de vida, assinale a conduta incorreta.**

    A. Iniciar colírio antibiótico.

    B. Avaliar a presença de fotofobia e aumento do diâmetro corneano.

    C. Iniciar limpeza com soro fisiológico e massagem de Crigler.

    D. Orientar os pais quanto à provável presença de obstrução do ducto nasolacrimal

2. **Assinale a resposta correta:**

    A. A massagem de Crigler deve ser iniciada precocemente.

    B. O paciente com obstrução do ducto nasolacrimal apresenta maior chance de ter glaucoma congênito.

    C. O colírio antibiótico ajuda a resolver a obstrução do ducto nasolacrimal.

    D. A sondagem nunca é indicada nos primeiros 12 meses de vida.

3. **Assinale a alternativa correta quanto à massagem de Crigler:**

    A. Deve ser realizada somente após uso de antibiótico.

    B. Não deve ser realizada após os 6 meses de vida.

    C. Deve ser realizada no sentido de cima para baixo do canto interno do olho, com pressão sobre a região do canto medial.

    D. Deve ser realizada no sentido lateral para medial da pálpebra inferior com movimentos circulares.

4. **Sobre os diagnósticos diferenciais de epífora nos bebês, assinale a alternativa correta:**

A. A obstrução do ducto nasolacrimal é uma patologia pouco comum, restrita à prática de consultório oftalmológico.

B. O glaucoma congênito é um diagnóstico diferencial importante a ser excluído pelo caráter de urgência do seu tratamento.

C. As abrasões corneanas apresentam sintoma de aumento do diâmetro corneano.

D. As conjuntivites neonatais cursam com aumento da pressão intraocular e epífora.

5. **Assinale o local mais comum de obstrução congênita da via lacrimal em crianças.**

A. Válvula de Rosenmuller.

B. Canalículo comum.

C. Saco lacrimal.

D. Válvula de Hasner.

Respostas:

1. Alternativa: A. No caso apresentado, é importante o pediatra avaliar, no seu consultório, por exame ectoscópico, sinais de alarme quanto à possível presença de glaucoma congênito, que cursa com aumento do diâmetro corneano, fotofobia e blefaroespasmo. Esses sinais devem ser ativamente avaliados. Na sua ausência, deve-se perguntar sobre o momento de início dos sintomas e se existe hiperemia de conjuntiva para fazer o diagnóstico diferencial com conjuntivites neonatais. Em seguida, excluindo-se essas patologias, a obstrução do ducto nasolacrimal compreende o diagnóstico mais provável, devendo-se iniciar massagem de Crigler e limpeza da secreção com soro fisiológico. Colírio antibiótico somente deve ser prescrito na presença de sinais clínicos de conjuntivite bacteriana.

2. Alternativa: A. A massagem de Crigler é um procedimento conservador e altamente eficaz, que deve ser orientado pelo profissional que avalia a criança com diagnóstico de obstrução do ducto nasolacrimal. O colírio antibiótico só deve ser prescrito se houver sinais de conjuntivite bacteriana associados à obstrução. A sondagem pode ser realizada após os 6 meses de vida, se existirem sinais importantes de obstrução e ausência de melhora com a massagem de Crigler. A incidência de glaucoma congênito não apresenta relação com a obstrução do ducto nasolacrimal.

3. Alternativa: C. A massagem de Crigler é o tratamento indicado nos primeiros meses de vida para a obstrução do ducto nasolacrimal. O colírio antibiótico somente deve ser prescrito se houver sinais de conjuntivite bacteriana associada à obstrução. Esse procedimento consiste em realizar pressão com o dedo na região média do olho no sentido de cima para baixo.

4. Alternativa: B. A obstrução congênita do ducto nasolacrimal é uma patologia muito frequente, acometendo cerca de 5% a 20% dos recém-nascidos.[1] Trata-se da causa mais comum de epífora e secreção

ocular persistente nos primeiros meses de vida. O glaucoma congênito cursa com aumento do diâmetro corneano, edema de córnea e aumento da escavação do nervo óptico em decorrência do aumento da pressão intraocular. O diâmetro corneano é considerado aumentado se maior que 11 mm nos recém-nascidos ou maior que 12 mm nos menores que 1 ano de idade. Os três sintomas clássicos são epífora, fotofobia e blefaroespasmo. É considerado uma urgência oftalmológica; portanto, a criança com essa suspeita deve ser encaminhada ao oftalmologista o mais rapidamente possível. As abrasões corneanas são defeitos do epitélio da córnea que podem ocorrer por trauma mecânico (p. ex., corpo estranho, arranhões com unha, triquíase) ou ressecamento corneano decorrente de exposição da córnea. Podem causar hiperemia da conjuntiva, sensibilidade à luz e lacrimejamento. As conjuntivites cursam com hiperemia leve da conjuntiva e secreção purulenta, podendo estar associadas a quemose e edema palpebral.

5. Alternativa: D. A obstrução congênita da via lacrimal mais frequente ocorre na válvula de Hasner, que se localiza na porção distal do ducto nasolacrimal, onde este desemboca no meato nasal inferior.

Referências bibliográficas

1. Vagge A, Ferro Desideri L, Nucci P, Serafino M, Giannaccare G, Lembo A et al. Congenital nasolacrimal duct obstruction (CNLDO): a review. Diseases. 2018 Oct 22;6(4):96.
2. Price KM, Richard MJ. Ophthalmic pearls. American academy of ophthalmology. The tearing patient: Diagnosis and management. The eyenet magazine. 2009 June.
3. MacEwen C. The lacrimal system. In: Taylor D, Hoyt CS (eds.). Pediatric ophthalmology and strabismus. 3. ed. Edinburgh: Elsevier Saunders; 2005. p. 286-93.
4. Laws D. The sticky eye in infancy. In: Taylor D, Hoyt CS (eds.). Pediatric ophthalmology and strabismus. 3. ed. Edinburgh: Elsevier Saunders; 2005. p. 1017-18.
5. Rolim de Moura C. Definição, classificação e diagnóstico diferencial dos glaucomas na infância. In: Rolim de Moura C, Fonseca Netto C, Esporcatte BLB. Glaucoma na infância. Rio de Janeiro: Cultura Médica; 2019. p. 20-21.
6. Rossetto JD. Diagnóstico diferencial de lacrimejamento. In: Ejzenbaum F, Solé D, Silva LR, Hopker LM. Oftalmologia clínica para o pediatra. Barueri: Manole; 2019. p. 110-25.
7. Kushner BJ. Congenital nasolacrimal system obstruction. Arch Ophthalmol. 1982;100:597.
8. Young JD, MacEwen CJ. Managing congenital lacrimal obstruction in general practice. BMJ. 1997.
9. Fonseca Netto C, Esporcatte BLB, Rolim de Moura C. Glaucoma congênito primário. In: Rolim de Moura C, Fonseca Netto C, Esporcatte BLB. Glaucoma na infância. Rio de Janeiro: Cultura Médica; 2019. p. 123-36.
10. Nishiwaki-Dantas MC, Dantas PEC. Conjuntivite neonatal. In: Nakanami CR, Belfort Jr R, Zin AA. Oftalmopediatria. São Paulo: Roca; 2010. p. 223-9.
11. Ejzenbaum F, Chong Neto HJ, Nakanami CR, Vasconcelos GC, Rossetto JD, Hopker LM, Graziano RM. Diagnóstico diferencial do olho vermelho. In: Ejzenbaum F, Solé D, Silva LR, Hopker LM. Oftalmologia clinica para o pediatra. Barueri: Manole; 2019. p. 126-59.
12. Silva JAF, Lucia LMD. Obstrução congênita da via lacrimal excretora. In: Nakanami CR, Belfort Jr R, Zin AA. Oftalmopediatria. São Paulo: Roca; 2010. p. 347-51.

Capítulo 8

Conjuntivite neonatal: como orientar a família?

Ana Beatriz S. Ungaro Crestana

Objetivos do texto

Neste capítulo, serão abordadas as infecções conjuntivais perinatais, a importância de sua valorização, o diagnóstico correto para que sejam excluídas causas potenciais de lesão permanente dos olhos e da visão, além de infecções capazes de comprometer sistemicamente o recém-nascido. Ainda, será visto como são transmitidas, diagnosticadas e tratadas, assim como as orientações que devem ser dadas aos familiares sobre o tratamento da mãe e do pai do bebê, quando necessário.

Introdução

Dá-se o nome de "conjuntivites neonatais" ou *oftalmia neonatorum* às afecções oculares que ocorrem na superfície dos olhos dos recém-nascidos durante o 1º mês após o nascimento, com a presença de lacrimejamento, secreção aquosa e/ou mucopurulenta, hiperemia conjuntival, além de edema e vermelhidão das pálpebras em graus variados, normalmente bilateral.

Os principais quadros a serem considerados diagnósticos diferenciais das conjuntivites neonatais, pela ocorrência de alguns sinais comuns (principalmente lacrimejamento e secreção) são glaucoma congênito, obstrução do ducto lacrimal, dacriocistite e, muito raramente, uveítes e endoftalmites.

Após a realização do teste do reflexo vermelho e do exame externo dos olhos, normalmente se pode excluir as demais causas de lacrimejamento e/ou da presença de secreção ocular pelos motivos elucidados a seguir:

- O glaucoma congênito pode ser uni ou bilateral. A pressão intraocular aumentada resulta em perda de transparência da córnea por edema, conferindo, em casos avançados, um aspecto azulado a essa condição. O reflexo vermelho está alterado por essa falta de transparência. Os olhos tornam-se intolerantes à luz, apresentando lacrimejamento excessivo e dificuldade em permanecer aberto na claridade. Há pouca ou nenhuma secreção. Pode-se perceber o aumento do globo ocular e da córnea com o avançar da doença, mais notavelmente nos casos unilaterais.

- Alguns bebês nascem com o ducto lacrimal obstruído, geralmente em sua porção distal (justanasal), promovendo acúmulo e estase da lágrima no ducto e no saco lacrimal. O excesso de secreção, formado pelos componentes mucoso e lipídico da lágrima, acumula-se nos cantos e nas bordas das pálpebras e cílios, deixando o olho com aspecto "sujo" e as pálpebras muitas vezes coladas ao acordar. O olho pode, ainda, ter aspecto molhado, como se a criança tivesse acabado de chorar, constantemente. Ao exame, não há hiperemia conjuntival e o olho é calmo, sem dor ou fotofobia. Se houver refluxo para o olho de secreção esbranquiçada à pressão do saco lacrimal, a hipótese de obstrução congênita estará confirmada.
- A dacriocistite decorre da infecção de um canal lacrimal previamente obstruído e repleto de secreção. Nesse caso, há hiperemia intensa e tumoração localizada no canto nasal do olho acometido, sobre a topografia do canal lacrimal. Pode haver lacrimejamento e acúmulo de secreção pela obstrução canalicular, mas, muitas vezes, a pálpebra está edemaciada e hiperemiada por contiguidade. O globo ocular ainda é calmo e não há hiperemia conjuntival. O bebê mostra-se irritado e pode ter dor ou quadro febril associado.
- A endoftalmite é um quadro raríssimo e muito grave de infecção intraocular, que provoca opacificação do vítreo, lesões da retina e úvea. O reflexo vermelho mostra-se alterado por opacidade dos meios intraoculares. Há hiperemia e edema palpebral moderado a intenso, com hiperemia conjuntival e secreção, com ou sem acometimento corneano. A origem é endógena, a partir de infecções congênitas.

Etiologia

A etiologia da conjuntivite neonatal pode ser irritativa ou infecciosa. As infecciosas são transmitidas por agentes bacterianos ou virais durante a passagem do bebê pelo canal de parto de mãe contaminada com doença sexualmente transmissível, contaminação mão-olho por cuidadores ou nos casos de parto cesariana, quando as membranas estão rotas previamente. A incidência de conjuntivite neonatal varia de 1,6% a 12% em diferentes países.[1] Desde 1881, após a introdução do colírio profilático de nitrato de prata a 2% por Credé, a conjuntivite gonocócica deixou de ser uma das maiores causas de cegueira na infância (chegava a ser responsável por 60% a 70% dos casos na Europa). Com a universalização da prática, a incidência desse tipo de conjuntivite caiu de 10% para 0,3% entre os recém-nascidos.[2,3] Desde então, o nitrato de prata em menor concentração (1%) foi utilizado como rotina em berçários em praticamente todo o mundo até cerca da década de 1960, quando alguns países encerraram a política de profilaxia em massa e outros aprovaram outros antibióticos para esse fim. No Brasil, ainda representa a primeira opção de tratamento profilático dos recém-nascidos. Ainda, é muito eficaz no combate à conjuntivite gonocócica, embora pouco efetivo em relação à clamídia e às outras causas de conjuntivites neonatais.[2,4,5]

A conjuntivite química ou irritativa é a causa mais comum de hiperemia e lacrimejamento no recém-nascido, secundária à instilação do colírio profilático nas primeiras horas de vida. Estima-se que a maioria dos bebês que recebem nitrato de prata a 1% desenvolve algum grau de irritação logo após a instilação, com duração de 1 a 2 dias e melhora espontânea. A eritromicina a 0,5% (colírio ou pomada) e a iodopovidona a 2,5% (colírio) compreendem opções alternativas ao nitrato de prata, sendo também totalmente eficazes no combate à conjuntivite gonocócica e muito pouco eficazes no combate à conjuntivite por clamídia, com vantagem de menor incidência de conjuntivite química.[6-8] A iodopovidona a 2,5% é usada raramente nas maternidades brasileiras com essa finalidade. De menor custo e maior durabilidade em relação à solução de nitrato de prata a 1%, essa solução deveria, na opinião da autora, ser considerada de primeira escolha para uso profilático das conjuntivites neonatais nas maternidades brasileiras.

A causa mais comum de infecção conjuntival é a oftalmia por clamídia, causada pela *Chlamydia trachomatis*, responsável por até 40% das conjuntivites no 1º mês de vida. O colírio profilático não é eficaz contra a conjuntivite gonocócica. Entre 30% e 50% dos neonatos nascidos de mães acometidas adquirem a infecção, e de 30% a 50% desses bebês desenvolverão conjuntivite e 10% a 20% pneumonia. A prevalência de infecção por clamídia entre as mães é de 5% a 20%.[2,9]

A oftalmia por clamídia tem início normalmente após o 5º dia de vida e o quadro é bastante variável. Pode haver desde secreção mucopurulenta discreta com irritação conjuntival leve até uma forma grave, com edema e hiperemia palpebrais, secreção abundante e formação de pseudomembranas que podem resultar em aderências permanentes entre as mucosas da superfície ocular, além de cicatrizes corneanas e conjuntivais. Os recém-nascidos não apresentam os folículos típicos da inclusão por clamídia, visíveis nas crianças maiores e nos adultos infectados.[2]

A *Neisseria gonorrhoeae*, causadora da temida conjuntivite gonocócica, é responsável por menos de 1% dos casos de conjuntivite neonatal. Incide em 30% a 50% dos bebês nascidos de mães infectadas, quando não há profilaxia.[1] A gravidade desses casos, porém, justifica a aplicação dos colírios profiláticos em todos os recém-nascidos, a qual visa especificamente à proteção contra a infecção por gonococos, já que não é eficaz contra os demais agentes etiológicos desse quadro.

A conjuntivite gonocócica apresenta-se com secreção purulenta, edema das pálpebras bastante intenso, hiperemia e equimose da conjuntiva. O início do quadro pode ocorrer até mesmo antes do nascimento se houver rotura prematura das membranas na mãe portadora da infecção, ou no 2º ao 5º dia após a contaminação no canal de parto. Necessita de tratamento acertado e precoce para evitar ulcerações e perfuração do globo, com consequências gravíssimas para a visão da criança, já que o gonococo tem capacidade de causar rapidamente destruição e penetração dos tecidos oculares. O gonococo pode provocar doença sistêmica no bebê, como sepse, meningite, estomatite, artrites, entre outras.

O restante dos quadros (40% a 50%) é causado por agentes diversos, como *Haemophilus influenzae*, *Streptococcus pneumoniae*, *Streptococcus epidermidis*, *Staphylococcus aureus*, *Pseudomona*s ou outros. A infecção por bactérias comuns pode ter origem nosocomial, com contaminação durante a estadia do bebê no berçário. A secreção nesse caso pode ter aspecto purulento, seroso ou serossanguinolento (este último especialmente na infeção por *Haemophilus*). O início é por volta do 5º ao 10º dia de vida, podendo apresentar edema palpebral variável. Diante de comprovação laboratorial da conjuntivite por *Haemophilus*, o bebê deve ser avaliado por risco de desenvolvimento de sepse, meningite ou outras infecções relacionadas com esse agente, podendo necessitar de antibioticoterapia sistêmica.[9,10]

O herpes-vírus simples tipo 2 é o causador da ceratoconjuntivite herpética transmitida pela mãe durante a passagem pelo canal de parto, constituindo o principal agente viral entre as conjuntivites neonatais. O herpes-vírus tipo 1 pode levar ao quadro de conjuntivite neonatal quando transmitido por indivíduo portador de lesão ativa ("vesícula de febre" ou "ferida do frio") ao recém-nascido. A incidência desse tipo de conjuntivite é muito baixa, menos de 1% dos casos, entre os quais 80% são pelo herpes-vírus tipo 1.[2] A clínica apresenta quadro geralmente unilateral, com pequena quantidade de secreção serosa. A presença de úlcera dentrítica na córnea aponta para o diagnóstico de conjuntivite por herpes (o diagnóstico é feito por oftalmologista). Pode haver vesículas herpéticas típicas na pele ao redor do olho acometido. O adenovírus é o segundo agente viral, porém ainda mais raro nessa faixa etária.

Diagnóstico diferencial

Para o diagnóstico diferencial das conjuntivites neonatais, consideram-se o aspecto clínico, o período de aparecimento e a história de infecção materna. Em grande parte dos casos, a investigação laboratorial do raspado conjuntival para colorações Gram e Giemsa, imunofluorescência direta para clamídia e culturas são essenciais para a confirmação diagnóstica. O método de reação em cadeia da polimerase (PCR) e outros de replicação têm sido usados para obter respostas rápidas e específicas nas infecções virais.

Tratamento

Toda conjuntivite neonatal que não melhore espontaneamente em até 48 horas ou que se inicie após o 2º dia de vida deve ser avaliada por oftalmologista. São de extrema urgência aquelas que apresentam edema palpebral intenso, secreção purulenta em grande quantidade (suspeita-se de conjuntivite gonocócica) ou quadro unilateral com ou sem úlcera de córnea (suspeita-se de infecção por herpes-vírus tipo 2), mas todas as crianças portadoras de conjuntivite no 1º mês de vida devem ser avaliadas por oftalmologista ou pediatra o mais brevemente possível.

Deverá ser colhido material conjuntival para investigação laboratorial com culturas em diferentes meios (ágar-sangue, ágar-chocolate, ágar-Thayer Martin), colorações Gram e Giemsa, pesquisa direta dos corpúsculos de inclusão e pesquisa de antígenos e anticorpos por métodos imunoenzimáticos para detecção de clamídia. O material examinado deve incluir células epiteliais obtidas por raspado da conjuntiva tarsal inferior, e não apenas secreção e exsudato. As células conjuntivais são importantes pois a *C. trachomatis* é um organismo intracelular obrigatório. Corpúsculos de inclusão citoplasmáticos típicos podem ser visualizados após a coloração pelo método de Giemsa. A coloração de Gram poderá identificar diplococos Gram, promovendo o diagnóstico de conjuntivite gonocócica. A cultura é o padrão-ouro para detecção do agente causador. O PCR em tempo real e, ocasionalmente, a cultura para herpes-vírus devem ser feitas em casos com essa suspeita. O tratamento precisa ser iniciado logo em seguida da coleta do material, antes dos resultados, guiada por exame clínico e suspeita diagnóstica.

Se houver qualquer suspeita de conjuntivite gonocócica ou se não for possível obter dados para a sua exclusão, o tratamento inicial é imediato com dose única de cefotaxima 100 mg/kg, via endovenosa (EV) ou intramuscular (IM), ou ceftriaxona 50 mg/kg (a última pode provocar o chamado "barro biliar" em bebês suscetíveis, piorando quadros de hiperbilirrubinemia), visando ao tratamento do gonococo, mesmo que o bebê tenha recebido profilaxia. O uso de colírio profilático reduz de 50% para 2% a chance de desenvolvimento de conjuntivite gonocócica no bebê de mães positivas para infecção gonocócica. Se confirmado o diagnóstico de conjuntivite gonocócica, o recém-nascido deverá ser hospitalizado para investigação de doença sistêmica, inclusive com cultura de sangue e líquido cefalorraquidiano.[2,6] O tratamento para a doença sistêmica é o mesmo, porém estendido por 10 a 14 dias, se houver meningite pelo mesmo agente. Outras doenças sexualmente transmissíveis (DST) deverão ser pesquisadas pela alta taxa de concomitância, incluindo clamídia, herpes e HIV.[10] O uso tópico de eritromicina, polimixina + bacitracina ou tobramicina terá efeito no tratamento da conjuntivite por outras bactérias, podendo ser usado concomitantemente ao tratamento sistêmico empírico até que se obtenha o resultado da investigação laboratorial, porém não tem efeito e não é necessário no caso da conjuntivite. Para redução das sequelas de aderência entre as mucosas oculares na conjuntivite gonocócica, deve-se lavar e lubrificar os olhos com soro fisiológico constantemente. Mãe e parceiro sexual devem ser investigados e tratados. Bebês assintomáticos, filhos de mães positivas para infecção gonocócica, também devem receber tratamento em dose única.[2,11]

Uma vez diagnosticada a infecção por clamídia, o bebê deve ser tratado com eritromicina oral (12,5 mg/kg a cada 6 horas por 2 semanas) ou azitromicina oral 20 mg, 1 vez ao dia por 3 dias. O tratamento deve ser repetido após 10 a 14 dias, pois estima-se que a eficácia de cada ciclo seja próxima de 80%.[6] O tratamento com eritromicina apresentou mais efeitos adversos gastrintestinais, como vômitos, cólicas e diarreia, não observados durante o tratamento com azitromicina.[2,12] Bebês tratados com eritromicina oral têm risco de estenose hipertrófica do piloro (EPH) e devem ser monitorados. O tratamento sistêmico é importante para evitar o desenvolvimento de pneumonia por clamídia e evitar as sequelas decorrentes de conjuntivite prolongada e sua recidiva. Na ausência de complicações, a resolução espontânea pode ocorrer em até 1 ano em bebês não tratados, mas as recidivas podem resultar em cicatrizes em longo prazo. Bebês não sintomáticos, filhos de mães com infecção por clamídia comprovada, não necessitam de tratamento profilático com antibiótico sistêmico, mas devem ser monitorados para infecções.[1,3] Mãe e parceiro sexual devem ser tratados.

No caso de conjuntivite por herpes-vírus, o tratamento indicado é sistêmico com aciclovir 20 mg/kg a cada 8 horas por 14 dias, além de pomada aciclovir a cada 3 horas por 10 dias. O quadro ocular deve ser reavaliado a cada 3 dias para acompanhamento da regressão da úlcera corneana e pode necessitar de associação com antibiótico, se houver coinfecção. O herpes--vírus pode se disseminar para o sistema nervoso central (SNC) e provocar quadros graves de encefalite se não tratado sistemicamente. No caso de infecção do SNC, o tratamento sistêmico será prorrogado para 21 dias. Mãe e parceiro sexual também devem ser tratados.

As conjuntivites causadas por outras bactérias devem ser tratadas com antibióticos tópicos de acordo com o agente. Para Gram-positivo, eritromicina (manipulado) ou bacitracina, e, para Gram-negativo, ciprofloxacina ou gentamicina ou tobramicina. A associação de polimixina e bacitracina também pode ser usada se disponível.

O uso de corticosteroide deve ser evitado pelo risco de exacerbação dos quadros infecciosos, principalmente por clamídia e herpes simples.

Muito importante nesse contexto das conjuntivites neonatais é a orientação dos pais sobre a necessidade de tratamento de ambos nos casos de conjuntivites por gonococos, clamídia ou herpes-vírus, mesmo que assintomáticos, já que são DST. Toda criança afetada e toda mãe portadora de uma DST devem também ser investigadas para demais DST e HIV, em razão de a ocorrência concomitante dessa doença ser bastante comum.[10,11]

O Quadro 8.1 descreve os principais agentes, os aspectos diferenciais, orientações para diagnóstico e alguns tratamentos iniciais da conjuntivite neonatal.

Caso clínico

- Identificação: I.A.R.R., 21 dias, do sexo feminino, branca, natural de São Paulo/SP.
- Antecedentes pessoais (AP): recém-nascida (RN) a termo, 3.094 g, parto normal sem intercorrências com 39 semanas e 2/7, teve alta hospitalar no 2º dia de vida junto com a mãe.
- História familiar (HF): mãe e pai negam problemas de saúde e uso de medicação. Mãe fez acompanhamento pré-natal (4 consultas) sem intercorrências. Mãe tratou quadro de "corrimento vaginal" 2 vezes em 1 mês cerca de 6 meses antes da gestação. Pai e mãe médicos. Foi realizada profilaxia com nitrato de prata a 1% no 1º dia de vida na maternidade.
- Queixa e duração (QD): pais referem presença de secreção amarelo-esbranquiçada em quantidade moderada (alguns dias em maior quantidade, outros dias menos) em ambos os olhos desde os primeiros dias após a saída da maternidade, acompanhada há cerca de 10 dias por olho mais vermelho e irritado [sic].

Etiologia	Toxicidade por nitrato de prata 1%	Neisseria gonorrhoeae	Clamídia	Outras bactérias (Streptococci, Staphylococci, Haemophilus)	Herpes simples tipo 1 e 2
Período de ocorrência	1º dia	2º ao 5º dia	4º ao 10º dia	4º ao 10º dia	6º ao 15º dia
Clínica	Lacrimejamento, hiperemia muito discreta	Secreção purulenta abundante, edema palpebral intenso, hiperemia palpebral. Pode haver ulceração corneana	Secreção serosa ou purulenta, edema palpebral variável	Secreção purulenta, serosa ou serossanguinolenta*, edema palpebral variável	Geralmente unilateral, secreção serosa Pode haver úlcera dendrítica
Exames laboratoriais (raspado conjuntival)	Negativos	Diplococos Gram-negativos/cultura	Giemsa: corpúsculos de inclusão/ imunofluorescência direta/cultura	Gram-positivo com característica específica ou cocobacilo Gram-negativo/cultura	Reação em cadeia da polimerase em tempo real, Gram cora células gigantes, Papanicolaou cora corpúsculos de inclusão/cultura
Tratamento	Não é necessário	Cefotaxima ou ceftriaxona EV ou IM	Eritromicina ou azitromicina VO	Para Gram-negativo: tobramicina, gentamicina ou ciprofloxacina Para Gram-positivo: eritromicina, bacitracina**	Aciclovir EV e tópico

Quadro 8.1 – Causas de conjuntivite neonatal

*Secreção sanguinolenta, hemorragias subconjuntivais ocorrem principalmente na infecção por Haemophilus.

**Infecção por Haemophilus pode necessitar de tratamento sistêmico.

EV: via endovenosa; IM: intramuscular; VO: via oral.

Fonte: Adaptada de Wright, 2008.[9]

- História pregressa da moléstia atual (HMA): RN apresenta desde os primeiros dias de vida (não conseguem especificar o dia) secreção esbranquiçada constante em ambos os olhos em quantidade moderada e variável. Em alguns dias, o lençol do berço amanhecia "muito sujo com secreção seca" próximo da cabeça do bebê. Há cerca de 10 dias, os olhos apresentam um hiperemia leve na conjuntiva e, também, na borda palpebral, mantendo-se sem melhora até a data de hoje. Pais negam irritabilidade ou choro intenso ou dificuldades na amamentação do bebê. Ninguém teve quadro semelhante entre os familiares/cuidadores.
- Exame oftalmológico externo: olhos com hiperemia moderada próximo dos cílios, sem edema palpebral, com secreção moderada de aspecto mucoso branco-amarelada em ambos os cantos nasais. Leve hiperemia da conjuntiva bulbar, conjuntiva tarsal com aspecto gelatinoso e hiperemiado, além de secreção esbranquiçada em pouca quantidade no fundo de saco do olho esquerdo. Reflexo vermelho normal em ambos os olhos. Biomicroscopia sem alterações na córnea e na câmara anterior de ambos os olhos (AO). O exame após aplicação de colírio de fluoresceína não revelou áreas ulceradas na córnea. Mapeamento de retina sem alterações em AO.

Discussão

O bebê do caso clínico descrito foi trazido para avaliação e apresenta quadro franco de conjuntivite bilateral, que, pelo início precoce (antes do 1º mês de vida), é chamada de conjuntivite neonatal.

O quadro arrastado e de início após o 2º ou 3º dia de vida levam à exclusão da conjuntivite química, que teria início mais precoce e já teria apresentado resolução espontânea.

Entre as demais etiologias prováveis, pela história e pelo aspecto clínico, não se pode excluir totalmente nenhuma das hipóteses descritas. O quadro arrastado e moderado, sem edema palpebral importante, que após 20 dias não prejudicou o tecido ocular, faz pensar prioritariamente em conjuntivites menos agudas, como a clamídia e outras bactérias, como estreptococos, entre outras, e menos em conjuntivite por gonococo, que tende a apresentar um quadro mais agudo e de maior gravidade, com maior quantidade de secreção e maior edema palpebral na maior parte dos casos. O histórico de uso de colírio profilático na maternidade também permite levantar a hipótese de conjuntivite gonocócica para o segundo plano.

A biomicroscopia sem alterações corneanas, a ausência de úlceras típicas e o acometimento bilateral também promove uma baixa suspeita em relação à conjuntivite herpética.

Seguindo essa linha de pensamento, a família foi orientada a procurar o laboratório ainda no mesmo dia para coleta de material conjuntival e investigação com colorações, culturas e pesquisa de clamídia por visualização do citológico direto e testes de imunofluorêscencia. Depois da coleta de material, foi orientado o uso de colírio de tobramicina a cada 4 horas em ambos os olhos após limpeza com soro fisiológico.

À pesquisa direta do raspado conjuntival corado com Giemsa, o médico patologista identificou uma grande quantidade de corpúsculos de inclusão nas células coletadas e nos contactou para divulgar o resultado apenas 6 horas após a avaliação inicial do bebê no consultório. A tobramicina tópica foi mantida como profilaxia a infecções secundárias que pudessem se sobrepor ao quadro, mas concordamos que a suspensão seria optativa. O RN foi encaminhado ao pediatra para avaliação sistêmica e início imediato de tratamento. Optou-se pelo uso de azitromicina via oral em dois ciclos de 3 dias cada um, com intervalo de 10 dias. Mãe e pai foram tratados concomitantemente, sem investigação laboratorial. Foram colhidos exames da família para pesquisa de gonorreia, sífilis, herpes e HIV com resultados negativos. Foi diagnosticada infecção fúngica em secreção vaginal da mãe (candidíase), que referiu tratamento adequado.

Conclusão

Como conclusão, pode-se dizer que a conjuntivite neonatal e seus quadros diferenciais são muito comuns entre os recém-nascidos, porém aquelas causadoras de quadros graves oculares e sistêmicos são raras. Os quadros oculares com lacrimejamento, secreção e, em especial, aqueles que apresentam fotofobia e olho vermelho, que se iniciem ou se prolonguem para além do 2º dia de vida, devem ser avaliados com urgência pelo médico oftalmologista, para que façam o correto diagnóstico diferencial, investigação laboratorial, quando necessária, e tratamento adequado. Os quadros de conjuntivite gonocócica podem evoluir rapidamente com penetração nos tecidos oculares, ulceração, perfuração ocular e cegueira, e, apesar de bastante raros pela universalidade do tratamento profilático com nitrato de prata, não se pode aguardar que se agravem por demora no diagnóstico. Toda vez que um RN for diagnosticado com conjuntivite transmitida por DST, os pais deverão ser orientados e tratados.

Pontos de destaque

- A conjuntivite química causada pelo uso de colírio profilático ao nascimento é a causa mais comum de irritação conjuntival e lacrimejamento até o 2º dia de vida.
- Toda suspeita de conjuntivite neonatal deve ser investigada por pediatra ou oftalmologista para confirmação diagnóstica e coleta de material para investigação laboratorial.
- A clamídia é o agente mais comum das conjuntivites neonatais e, para o seu correto diagnóstico, deve ser colhido raspado conjuntival contendo células epiteliais, já que se trata de um hospedeiro intracelular obrigatório.
- A conjuntivite gonocócica é rara, porém muito agressiva. O gonococo pode invadir o tecido são e provocar ulceração e até mesmo perfuração do globo, com risco de cegueira irreversível.
- O recém-nascido diagnosticado com conjuntivite neonatal merece investigação sistêmica e o tratamento deve abranger a mãe e seu parceiro sexual.
- O tratamento sistêmico é necessário nos quadros de conjuntivite gonocócica, estafilocócica, clamidial e herpética, além de alguns casos de conjuntivite por *Haemophilus* e outras bactérias não abordadas neste capítulo, como *Pseudomonas*.

Questões

Tendo em vista as perguntas comumente ouvidas de pais de recém-nascidos sobre as conjuntivites neonatais, assinale a alternativa correta quanto a cada questionamento.

1. **Meu filho nasceu ontem e está lacrimejando muito. Será que é conjuntivite?**

   A. Não há chance de ser conjuntivite, pois o bebê não tem ainda 2 dias de vida.

   B. Não deve ser conjuntivite, pois não há relato de secreção nem olho vermelho.

   C. Pode ser conjuntivite e o mais provável é que seja gonocócica, pelo início precoce.

D. Pode ser conjuntivite e o mais provável é que seja química, pelo quadro descrito.

E. Pode ser conjuntivite e o mais provável é que seja clamidial, por ser pouco sintomática.

2. **O pediatra diagnosticou conjuntivite neonatal no meu filho, há perigo para os olhos e para a visão dele?**

A. Sim, mesmo tratada a conjuntivite neonatal sempre deixa alguma sequela ocular com baixa de visão variável.

B. Sim, principalmente se for conjuntivite química, pois, mesmo tratada, a opacificação corneana ocorre em quase 100% dos casos.

C. Sim, mas as sequelas de comprometimento visual são muito raras, ocorrendo ocasionalmente naquelas conjuntivites não tratadas adequadamente.

D. Sim, principalmente nas conjuntivites por clamídia, que podem resultar em perfuração ocular em poucas horas.

E. Não, as conjuntivites neonatais são quadros leves e não há risco de sequelas oculares.

3. **Meu filho tem 25 dias e acorda todos os dias com os olhos grudados de secreção. Limpamos bem e ainda precisamos limpar mais diversas vezes durante o dia, pois está sempre molhado e sujo. Depois de limpo, fica normal. É conjuntivite? Devo tratar com antibiótico?**

A. Sim, trata-se de um quadro clássico de conjuntivite neonatal. Deve ser tratado com antibiótico para evitar complicações.

B. Sim, deve ser conjuntivite pela pouca idade e presença de secreção abundante. O tratamento com antibiótico é recomendado pelo fato de o bebê ter menos de 30 dias de vida.

C. Sim, deve ser conjuntivite, mas, como o bebê evoluiu bem e já está quase saindo da faixa etária de risco para os olhos e para a visão, pode-se aguardar a resolução espontânea do quadro.

D. Não deve ser conjuntivite, já que o bebê apresenta grande quantidade de secreção e olho constantemente sujo, porém calmo, e, sem nenhum outro sinal até a idade atual, é provável que haja obstrução do canal lacrimal. Não deve ser tratado com antibiótico, mas precisa ser avaliado pelo oftalmologista para confirmar a hipótese.

4. **Meu filho está com conjuntivite neonatal. Ele vai transmiti-la para outras pessoas da família?**

A. Sim, deve-se tomar todas as precauções para que não haja contato próximo de rosto ou mãos com os olhos, a secreção ou as lágrimas do bebê para evitar a transmissão para outras pessoas.

B. Sim, deve-se tomar precauções como uso de luvas para manipulação dos olhos e isolamento parcial do bebê, porém há apenas risco para as demais crianças do berçário, menores de 1 mês de idade. Adultos não estão sujeitos.

C. Sim, deve-se tomar todas as precauções durante a manipulação e limpeza dos olhos do bebê, pois, se a conjuntivite for herpética, há grande risco de transmissão para as pessoas ao redor.

D. Não, as conjuntivites neonatais têm apenas transmissão vertical e não há risco de transmissão entre indivíduos.

5. **Na maternidade, meu filho não teve nada. Desde que chegou em casa, seus olhos ficam discretamente vermelhos, lacrimeja e tem um pouquinho de secreção. Devo procurar o médico?**

A. Não. É normal que durante o 1º mês de vida haja algum grau de irritação nos olhos do bebê pelo uso de colírio profilático na maternidade.

B. Não. Se a quantidade de secreção é pequena e os olhos não acordam grudados, não é conjuntivite. O mais provável é que seja obstrução do canal lacrimal, podendo-se aguardar a resolução espontânea em casa.

C. Sim. O quadro é bastante sugestivo de conjuntivite química e deve ser avaliado por oftalmologista e tratado adequadamente com antibiótico.

D. Sim. O quadro é bastante sugestivo de conjuntivite neonatal. Deve ser avaliado pelo oftalmologista e ter raspado conjuntival e secreções colhidos para exame laboratorial com foco na pesquisa de clamídia.

Respostas:

1. Alternativa: D. Pode ser conjuntivite. Se o recém-nascido tem menos de 48 horas e não há secreção, a principal hipótese é conjuntivite química. O bebê deve ser observado para avaliar se há resolução espontânea. Se o quadro se mantiver após o 2º dia ou apresentar novos sinais, como olho vermelho, secreção ou edema das pálpebras, deverá ser avaliado para diagnóstico diferencial com obstrução do canal lacrimal ou outras conjuntivites neonatais.

2. Alternativa: C. Sim, pode haver risco de aderências, cicatrizes, baixa acuidade visual ou mesmo cegueira, especialmente nas conjuntivites causadas por algumas bactérias ou vírus mais agressivos, como gonococos, herpes e clamídia, se não tratados adequadamente ou em tempo. As sequelas nesses casos terão gravidade variável.

3. Alternativa: D. Se o bebê já tem mais de 15 ou 20 dias de vida, as glândulas lacrimais já estão ativas e a produção de lágrimas é constante. Se há formação de secreção constante, deixando pálpebras e cílios com aspecto "sujo" durante o dia e, principalmente, ao acordar, e o globo permanece claro e calmo, é provável que haja obstrução congênita do canal lacrimal. Esse quadro pode ser uni ou bilateral. O oftalmologista pode confirmar o diagnóstico por meio de alguns testes clínicos ou, se necessário, exames radiológicos.

4. Alternativa: A. A infecção ocular do recém-nascido pode se alastrar para o outro olho ou para outras pessoas pelo contato com o olho, as secreções ou as lágrimas do bebê acometido. A lavagem frequente das mãos e o uso de luvas para manipulação, limpeza e aplicação de colírios nos olhos é necessária.

5. Alternativa: D. Sim. Se o quadro de lacrimejamento é acompanhado de alguma hiperemia ocular e/ou secreção e teve início após o 2º dia de vida, há possibilidade de se tratar de conjuntivite neonatal. A clínica menos intensa e mais arrastada pode sugerir infecção por clamídia. É importante procurar o pediatra ou o oftalmologista para avaliação e coleta de material para exame laboratorial. Se for confirmada a presença de clamídia, o bebê deverá passar por avaliação sistêmica e os pais encaminhados para tratamento.

Referências bibliográficas

1. Zloto O, Gharaibeh A, Mezer E, Stankovic B, Isenberg S, Wygnanski-Jaffe T. Ophthalmia neonatorum treatment and prophylaxis: IPOSC global study. Graefes Arch Clin Exp Ophthalmol. 2016 Mar;254(3):577-82.
2. Gomella TL, Cunningham MD, Eyal FG. Neonatologia: Tratamentos, procedimentos, problemas no plantão, doenças e drogas. 7. ed. São Paulo: Thieme Revinter; 2017.
3. Hammerschlag MR, Cummings C, Roblin PM, Williams TH, Delke I. Efficacy of neonatal ocular prophylaxis for the prevention of chlamydial and gonococcal conjunctivitis. N Engl J Med. 1989;320(12):769-72.
4. Woods CR. Gonococcal infection in neonates and young children. Semin Pediatr Infect Dis. 2005;16(4):258-70.
5. Wilson ME, Saunders RA, Trivedi RH. Pediatric ophthalmology. Current Thought and A Practical Guide. Heidelberg: Springer; 2009.
6. Worowski KA, Berman SM; Centers for Disease Control and Prevention. Sexually transmitted diseases treatment guidelines. MMWR Recomm Rep. 2006;55:1-94.
7. Grzybowski A, Kanclerz P, Myers WG. The use of povidone – Iodine in ophthalmology. Curr Opin Ophthalmol. 2018 Jan;29(1):19-32.
8. Zuppa AA, Dándrea V, Catenazzi P, Scorrano A, Romagnoli C. Ophthalmia neonatorum: What kind of prophylaxis? The Journal of Maternal-Fetal and Neonatal Medicine, June 2011;24(6):769-73.
9. Wright KW. Pediatric ophthalmology for primary care. 3. ed. American Academy of Pediatrics; 2008.
10. US Preventive Services Task Force. Ocular Prophylaxis for Gonococcal Ophthalmia Neonatorum: US Preventive Services Task Force Reaffirmation Recommendation Statement. JAMA. 2019;321(4):394-8.
11. Tesini BL. Conjuntivite neonatal (oftalmia neonatal). Manual MSD [Internet] [acesso em 08 mar 2021]. Disponível em: https://www.msdmanuals.com/pt/profissional/pediatria/infec%C3%A7%C3%B5es-em-rec%C3%A9m-nascidos/conjuntivite-neonatal.
12. Darling EK, McDonald H. A meta-analysis of the efficacy of ocular prophylactic agents used for the prevention of gonococcal and chlamydial ophthalmia neonatorum. J Midwifery Womens Health. 2010;55:391-27.

Capítulo 9

Cuidados com o bebê na gestação, parto e período neonatal

Sandra Francischini

Objetivo do texto

Neste capítulo, serão descritas as principais patologias oculares que requerem atenção na fase gestacional e perinatal. Serão apresentados também casos e discussões sobre estratégias de acompanhamento oftalmológico.

Introdução

A formação do olho inicia-se nas primeiras semanas de gestação e somente estará completa próxima ao parto. Várias patologias genéticas e infeciosas podem afetar essa formação e interferir na função e no desenvolvimento da visão. Muitas situações são passíveis de prevenção, devendo ter o acompanhamento oftalmológico desde as primeiras semanas de vida.

Algumas situações requerem cuidados preventivos desde a gestação. Infecções como sífilis e toxoplasmose podem ser prevenidas e tratadas na gestação. Mães com sorologia negativa para toxoplasmose (suscetíveis) devem ser orientadas quanto a cuidados na manipulação e na ingesta de alimentos e água, bem como cuidados com animais domésticos e jardinagem (Quadro 9.1). A sorologia deve ser coletada em várias fases do pré-natal e, se necessário, ter o tratamento adequado.

Cuidados para evitar picada de insetos podem prevenir várias doenças, entre elas a síndrome do Zika vírus, que pode acometer retina, coroide e nervo óptico. Outros vírus, como citomegalovírus (CMV), herpes e HIV, podem acometer gravemente a retina. A rubéola congênita pode manifestar-se com microftalmia, catarata e lesões em retina (Quadro 9.2).

Seção 2 – Casos clínicos comentados sobre temas comuns no lactente 75

Quadro 9.1 – Recomendações para gestantes para a prevenção da infecção pelo *Toxoplasma gondii*

- Ingerir carne bem cozida (67°C por 10 minutos)
- Não experimentar carne crua
- Congelar produtos cárneos (−18°C por 7 dias)
- Ingerir embutidos frescais bem cozidos
- Lavar, com água e sabão, os utensílios (faca, tábua) utilizados no preparo de carnes
- Lavar bem as frutas e verduras, esfregando em água corrente
- Proteger os alimentos de moscas e baratas
- Ingerir apenas água tratada ou fervida
- Ferver e pasteurizar leite de cabra antes do consumo
- Lavar as mãos depois de mexer na terra ou areia

Se tiver gato

- Não o alimente com carne crua
- Peça para outra pessoa retirar as fezes do animal diariamente

Fonte: Adaptado de Dunn et al., 1999; Kravetz e Federman, 2005.[1,2]

Quadro 9.2 – Principais achados oftalmológicos nas infecções congênitas

Toxoplasmose	Retinocoroidite, uveíte, catarata
Rubéola	Catarata, microftalmia, retinite (sal e pimenta)
Citomegalovírus	Microftalmia, catarata, uveíte, coriorretinite, necrose retiniana, vasculite, hemorragias
Herpes	Conjuntivite, ceratite, catarata, retinocoroidite, necrose de retina
Sífilis	Ceratite, retinopatia em sal e pimenta, uveíte anterior, glaucoma
Zika	Coloboma de retina e coroide, lesões pigmentares em retina, alterações vasculares em retina e palidez de nervo óptico

Fonte: Elaborado pela autora.

Os tocotraumatismos podem acometer os olhos em situações como locação de fórceps sobre órbita, lacerações de pálpebras em cesariana de urgência e hemorragias por distocia. O parto assistido adequadamente por equipe multidisciplinar pode prevenir essas ocorrências.

O oftalmologista também deve acompanhar desde a fase neonatal situações como prematuridade, sepse neonatal, discrasias sanguíneas, anoxia, malformação de sistema nervoso central, síndromes, entre outras patologias com risco de alteração ocular (abordadas no Capítulo 4).

Apresentação e discussão de casos
Caso 1

- Recém-nascido (RN) de 39 semanas de idade gestacional (IG), peso de nascimento (PN) 2.800 g, Apgar 8 e 9 (1º e 5º minuto).
- Pré-natal iniciado no 3º mês de gestação. Sorologia para toxoplasmose com IgM+. Introduzida espiramicina 500 mg, 2 comprimidos, 8/8 h.
- Realizado teste de avidez na 21ª semana: 79,5. Mantida espiramicina até o final da gestação.
- Exame clínico sem alterações. Mapeamento de retina sem alterações.
- Quais os riscos oftalmológicos para esse caso? Como conduzir?

Discussão

A espiramicina não tem efeito sobre o toxoplasma, apenas dificultando sua passagem pela placenta. A permeabilidade placentária aumenta no decorrer da gestação (Tabela 9.1). O período mais crítico é entre 10ª e 26ª semanas, pois a placenta é grande para se infectar e o feto imaturo, suscetível para sequelas graves.[1,3]

Tabela 9.1 – Transmissão transplacentária de *Toxoplasma gondii*

Idade gestacional na qual ocorreu a soroconversão (semanas)	Transmissão transplacentária (%)	Risco de a criança desenvolver sinais clínicos antes dos 3 anos (%)
12	6	75
16	15	55
20	18	40
24	30	33
28	45	21
32	60	18
36	70	15
40	80	12

Fonte: Pinard et al., 2003.[4]

Em regiões nas quais há possibilidade de realização de diagnóstico de infecção fetal, por meio da reação da cadeia em polimerase (PCR) em tempo real no líquido amniótico, obtido por amniocentese realizada preferencialmente entre 17 e 21 semanas, pode-se optar pelo seguinte esquema terapêutico: iniciar com espiramicina, até 18ª semana de gestação, e mudar para esquema tríplice – sulfadiazina, pirimetamina e ácido folínico (SPAF), até obtenção do resultado da PCR em tempo real. Na toxoplasmose adquirida após a 30ª semana da gestação, o risco de infecção fetal é alto o suficiente para dispensar procedimentos de diagnóstico fetal e indicar o início imediato do tratamento em esquema tríplice (SPAF).[5]

Nesse caso, apesar de alta avidez, o exame só foi coletado no 2º trimestre, sem descartar a possibilidade de aquisição no início da gestação.

A coriorretinite por toxoplasmose nem sempre está presente ao nascimento, 90% das infecções são assintomáticas.[2] Entre os recém-nascidos infectados e assintomáticos, 85% desenvolveram retinocoroidite durante infância ou adolescência e 40% apresentaram sequelas neurológicas.[6]

A lesão retiniana da toxoplasmose, na fase cicatricial, é muito típica (Figura 9.1), mas, na fase inicial, pode ter várias apresentações (Figura 9.2). Toda hemorragia ou palidez perivascular em pacientes de risco, deve ser acompanhada.

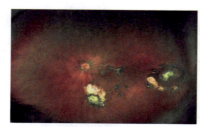

Figura 9.1 – *Coriorretinite por toxoplasmose (lesão maior e lesões satélites menores).*
Fonte: American Society of Retina Specialists. Retina Image Bank®.

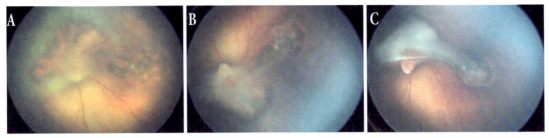

Figura 9.2 – *Evolução da coriorretinite por toxoplasmose: com turvação vítrea, hemorragia e mobilização de pigmentos (A); reabsorção do sangue e condensação do vítreo (B); e com cicatriz pigmentada e retração da condensação vítrea (C).*

Fonte: Acervo da autora.

O diagnóstico sorológico no recém-nascido é dificultado pela presença de anticorpos de classe IgG maternos transferidos por via transplacentária durante a gestação. Os títulos de testes sorológicos para detecção de IgG no RN são semelhantes aos títulos maternos no momento do parto. Títulos na criança quatro (ou mais) vezes maiores que os títulos maternos podem sugerir infecção congênita (preferencialmente em testes realizados pelo mesmo ensaio e em paralelo com o da mãe). Os anticorpos IgG de transferência materna são gradativamente degradados pela criança ao longo do 1º ano de vida.[5]

Crianças com suspeita de toxoplasmose deverão manter acompanhamento oftalmológico até o desaparecimento do IgG confirmado em duas amostras (Figura 9.3).

Essa é uma doença com risco de reativação, portanto o acompanhamento oftalmológico será durante toda a vida, principalmente até a criança conseguir informar qualquer mudança na visão.

O tratamento de escolha é o esquema tríplice por 1 ano, embora esse prazo possa ser estendido se houver novas lesões retinianas no período.

Toda gestante "suscetível" para toxoplasmose, que não fez acompanhamento sorológico sistemático na gestação até o último mês, deverá ter a sorologia coletada no momento do parto.

Esse bebê deverá ser acompanhado de perto por oftalmologista nos primeiros meses de vida até o IgG desaparecer. No caso de confirmação da toxoplasmose congênita, o acompanhamento oftalmológico será sistemático durante toda a infância.

Caso 2

- Criança com 1 mês de vida, nascida de termo sem intercorrências com pré-natal adequado. Reflexo do olho vermelho (ROV) realizado no berçário, normal.
- Família paterna com alguns casos de cegueira desde a infância, mas seus integrantes não sabem referir a causa.
- Exame externo dos olhos dentro da normalidade, reage à luz.
- Quando encaminhar ao oftalmologista?

Discussão

Existem várias causas para a baixa visão na infância: patologias de nervo óptico, retina, cristalino, glaucoma etc. Algumas são tratáveis, outras não, mas mesmo nesses casos, a estimulação visual precoce pode melhorar o desenvolvimento global dessa criança. Sempre encaminhar casos com essa história ao oftalmologista.

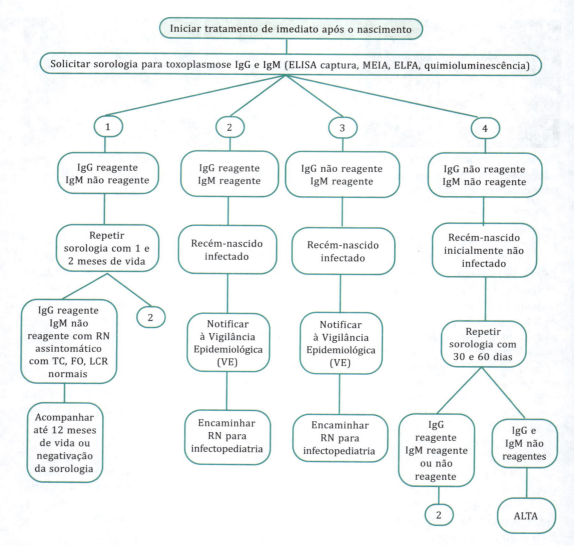

Figura 9.3 – *Conduta para recém-nascido com suspeita de toxoplasmose congênita.*
Fonte: Adaptada de Brasil, 2011; Remington et al., 2011.[7,8]

Mesmo sem história de baixa visão familiar, muitas patologias podem acometer os olhos e a visão, devendo ser acompanhadas desde a infância.

O epitélio corneano origina-se, do ponto de vista embriológico, do ectoderma, portanto patologias sistêmicas da pele e das mucosas podem acometer a córnea. Como as demais porções da córnea são de origem mesodérmica, doenças do metabolismo do colágeno também podem afetá-la, bem como outras doenças metabólicas (com acúmulo de substâncias).

O cristalino pode ser acometido em doenças cromossômicas, metabólicas, nutricionais e infecciosas. A retina pode estar acometida em doenças genéticas e em doenças sistêmicas que acometam a parede dos vasos e a circulação. O nervo óptico pode estar anormal em doenças genéticas, infecciosas e nas malformações de sistema nervoso central.

Algumas condições clínicas devem ser seguidas pelo oftalmologista ainda na unidade neonatal (prematuridade, infecções congênitas, discrasias sanguíneas, sepse, tocotraumatismo, síndromes genéticas), e outras podem iniciar o acompanhamento ambulatorialmente no 1º ano de vida.

O "teste do olhinho" é excelente para triagem de leucocorias: opacidades de córnea, glaucoma, catarata e turvação vítrea (Figura 9.4). Contudo, um resultado normal não descarta outras patologias de retina, vítreo e nervo óptico, pois o eixo visual pode estar livre e permitir avaliar o reflexo retiniano mesmo em condições patológicas (Figura 9.5).

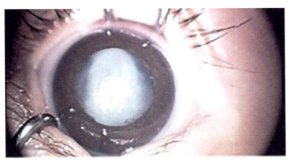
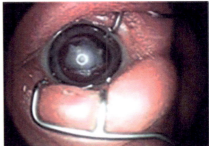

Figura 9.4 – *Leucocorias.*
Fonte: Acervo da autora.

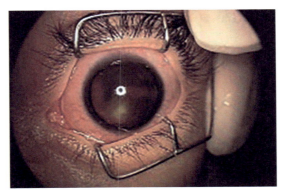

Figura 9.5 – *Opacidade vítrea periférica.*
Fonte: Acervo da autora.

Caso 3

- RN com IG de 34 semanas, PN 1.500 g, nascido de parto domiciliar sem assistência. Mãe não fez pré-natal. Sorologias colhidas na admissão hospitalar: toxoplasmose–, sífilis+, CMV–, rubéola+ (mãe vacinada).
- Mapeamento de retina realizado com 4 semanas de vida para triagem de retinopatia da prematuridade (ROP) apresentando hemorragias retinianas extensas (superior em olho direito e nasal em olho esquerdo). Vascularização retiniana incompleta, mas próxima à zona III. Plaquetopenia leve que não justificou transfusão.

Discussão

Causas prováveis para hemorragias em retina de recém-nascidos:
- Tocotraumatismo.
- Discrasias sanguíneas.
- Malformações vasculares (entre elas, a ROP).
- Infecções congênitas.

Pelas Diretrizes Brasileiras de ROP,[9] devem ser submetidos a exame oftalmológico entre a 4ª e a 6ª semana de vida todos os RN com IG < 32 semanas e/ou PN < 1.500 g; portanto, estaria correta a indicação de exame para essa triagem, mas, como esse bebê nasceu sem assistência médica, e não se sabem as condições de nascimento, não se descarta um tocotraumatismo. O pré-natal não foi feito, portanto não são conhecidos os riscos infecciosos dessa mãe. Por esses dois motivos, o exame oftalmológico deveria ser solicitado desde a 1ª semana.

Esse bebê está com 38 semanas de idade gestacional corrigida (IGC) e não tem ROP, portanto a prematuridade não justifica essa hemorragia. Os vasos próximos à zona III estão proporcionais a esse tempo de vida.

Apesar de o parto não ter sido assistido, foi um feto pequeno, não justificando maiores dificuldades na passagem (distocia). Hemorragias retinianas são frequentes em fetos grandes e a reabsorção, nesses casos, é rápida. Após 4 semanas, já teriam reabsorvido.

A sífilis congênita não provoca sangramentos em retina. A lesão retiniana na sífilis é tardia (retinite com aspecto sal e pimenta) e, como todos os bebês suspeitos são tratados com algum tipo de penicilina, não é comum a ocorrência.

Plaquetopenias podem resultar em sangramentos, inclusive em retina, mas quando são significativas. Nesse caso, não parece justificar.

O citomegalovírus (CMV), mesmo negativo, não está excluído. O método ELISA tem baixas sensibilidade e especificidade. A PCR é o padrão-ouro para esse diagnóstico, devendo ser coletada em cinco amostras. Tomografia computadorizada (TC) de crânio e exame do líquido cefalorraquidiano (LCR) ajudarão no diagnóstico.

Portanto, os diagnósticos ainda não descartados para esse caso são CMV congênito ou um trauma mais importante (p. ex., queda).

Como as hemorragias são periféricas, mesmo se houver alguma alteração pigmentar na retina após reabsorção, não haverá baixa visão por esse motivo, pois a mácula está livre. No caso de CMV congênito, essas lesões podem se estender e acometer áreas nobres da visão. Se confirmado em PCR, o tratamento sistêmico com ganciclovir deverá ser iniciado prontamente.

Caso 4

- Mãe decide, no pré-natal, pelo parto humanizado, sem episiotomia, sem aspiração de vias respiratórias e sem a instilação do colírio de nitrato de prata.
- Como o pediatra pode abordar o quesito do colírio?

Discussão

A oftalmia neonatal é uma condição grave que pode promover cegueira. O Center for Disease Control (CDC),[10] desde 1980, reconhece também como efetiva a profilaxia com pomada de tetraciclina 1% ou eritromicina 0,5%. Apesar de menor eficiência na profilaxia contra *Chlamydia trachomatis*, não causam conjuntivite química como o nitrato de prata. Nas Diretrizes de Atenção à Saúde Ocular na Infância (2016), recomenda-se o uso da povidona a 2,5% considerando sua menor toxicidade em relação ao uso do nitrato de prata a 1%.[11]

Se o objetivo é proporcionar o maior conforto e a segurança para o recém-nascido, não há sentido em não o proteger contra doenças graves, cujo tratamento, se necessário, será bem mais invasivo, com potenciais sequelas oculares e sistêmicas.

Conclusão

A prevenção de doenças oculares inicia-se no pré-natal com os cuidados para prevenir certas infecções e administrar tratamento adequado, quando necessário. Condições adversas de nascimento, capazes de provocar alterações oculares, podem ser evitadas com adequada assistência ao parto.

Prematuridade, risco para infecções congênitas, sepse, síndromes genéticas, discrasias sanguíneas, tocotraumatismos, alterações anatômicas em pálpebras e olhos, e leucocoria são condições que requerem avaliação oftalmológica ainda no berçário. Outras condições clínicas para risco potencial de alterações oftalmológicas devem ser encaminhadas ao especialista nos primeiros meses de vida.

Pontos de destaque

O pré-natal, quando não realizado de maneira adequada, aumenta os riscos para prematuridade e infecções congênitas (condições de risco para alterações oftalmológicas). A sorologia para toxoplasmose deve ser coletada no início da gestação e, no caso de suscetibilidade, todas as orientações de prevenção devem ser reforçadas para a mãe. A sorologia deve ser monitorada durante toda a gestação. Na soroconversão, o tratamento deve ser iniciado prontamente com as medicações recomendadas para cada fase. O acompanhamento oftalmológico precisa ser iniciado nas primeiras semanas de vida.

O CMV congênito é uma doença com risco potencial de lesão grave em retina. O método ELISA não é suficiente para descartar casos suspeitos. A PCR coletada em cinco amostras é o melhor exame, devendo ser realizado. Se houver confirmação, o acompanhamento oftalmológico deve ser mantido nos primeiros anos de vida.

Questões

1. **Assinale a alternativa correta com relação à toxoplasmose congênita:**

   A. O risco para acometimento ocular está descartado se a mãe tem sorologia para toxoplasmose IgM– IgG+ coletada no último trimestre, feto nascido de termo PIG com sorologia IgG+ e mapeamento de retina realizado no berçário normal.

   B. Se o bebê tem sorologia para toxoplasmose IgM+, precisará fazer o acompanhamento com infectologista e oftalmologista durante toda a infância, pois o risco para acometimento ocular é alto.

C. Se a sorologia para toxoplasmose do bebê é apenas IgG em baixos títulos, está descartado o risco para acometimento ocular.

D. Teste de avidez para toxoplasmose alto no final do 2º trimestre da gestação descarta risco para acometimento oftalmológico do bebê.

2. O exame oftalmológico deve ser solicitado, ainda no berçário, para todo recém-nascido, exceto:

A. Prematuro com IG < 32 semanas e/ou PN < 1.500 g, na 4ª semana de vida.

B. PIG, filho de mãe "toxoplasmose suscetível" que não fez coleta seriada de sorologias na gestação.

C. Com antecedente familiar de estrabismo.

D. Com hematoma palpebral por locação de fórceps.

3. Quanto à profilaxia realizada na sala de parto pelo método de Credé, pode-se afirmar, exceto:

A. O nitrato de prata pode, ocasionalmente, provocar uma conjuntivite química com resolução espontânea, sem necessidade de tratamento específico.

B. É importante para prevenção de patologias oculares e sistêmicas graves provocadas por *Chlamydia trachomatis*, *Neisseria gonorrhoeae*, herpes, entre outras.

C. Pode ser substituída por iodopovidona ou por pomadas oftalmológicas de eritromicina ou tetraciclina.

D. Pode ser dispensada a pedido da mãe.

4. Assinale a alternativa incorreta:

A. Doenças metabólicas podem acometer córnea, cristalino e retina.

B. Doenças reumatológicas são capazes de acometer os olhos pela lesão inflamatória e pelo tratamento sistêmico com corticosteroide.

C. As lesões retinianas por infecção congênita (Torches) frequentemente já estão presentes ao nascimento.

D. Crianças cujos pais têm histórico de baixa visão na infância devem ser acompanhadas pelo oftalmologista.

5. Quanto ao teste do olhinho (ROV) realizado na maternidade, é possível afirmar, exceto:

A. É importante para detecção precoce de várias patologias que resultam na baixa visão na infância.

Seção 2 – Casos clínicos comentados sobre temas comuns no lactente 83

B. Está alterado em condições que provocam opacidades de meios, como glaucoma, catarata, hemorragia vítrea, lesões extensas em retina e vítreo.

C. Quando normal, descarta patologias retinianas e dispensa necessidade de avaliação pelo oftalmologista.

D. Se há dificuldades técnicas na realização, pode-se instilar um midriático para facilitar a execução.

Respostas:

1. Alternativa: B. A infecção está confirmada, pois o IgM não passa a barreira placentária.

2. Alternativa: C. O acompanhamento deve ser ambulatorial.

3. Alternativa: D. Não é dispensável.

4. Alternativa: C. A maioria das alterações aparece tardiamente.

5. Alternativa: C. Patologias de retina podem apresentar reflexo normal.

Referências bibliográficas

1. Dunn D, Wallon M, Peyron F, Petersen E, Peckham C, Gilbert R. Mother-to-child transmission of toxoplasmosis: Risk estimates for clinical counseling. Lancet. 1999;353(9167):1829-33.
2. Kravetz JD, Federman DG. Toxoplasmosis in pregnancy. The American Journal of Medicine. 2005;118:212-8.
3. Martín FC. Toxoplasmosis congénita. Una enfermedad con demasiados interrogantes. Annales de Pediatrie. 2004;61(2):115-7.
4. Pinard JA, Leslie NS, Irvine PJ. Maternal serologic screening for toxoplasmosis. Journal of Midwifery & Women's Health. 2003;48(5):308-15.5.
5. Brasil. Ministério da Saúde. Protocolo de notificação e investigação: Toxoplasmose gestacional e congênita. Brasília: MS; 2018 [acesso em 8 mar 2021]. Disponível em: http:// bvsms.saude.gov.br/bvs/publicacoes/protocolo_notificacao_investigacao_toxoplasmose_ gestacional_congenita.pdf.
6. WIlson CB, Remington JS, Stagno S, Reynolds DW. Development of adverse sequelae in children born with subclinical congenital Toxoplasma infection. Pediatrics. 1980;66:767-74.
7. Brasil. Ministério da Saúde. Atenção à Saúde do Recém-Nascido. Guia para os profissionais de Saúde. Cuidados Gerais. v. 1. Brasília: MS; 2011.
8. Remington JS, Klein JO, Wilson CB, Baker CJ. Toxoplasmosis. Infectious diseases of the fetus and newborn infant. 7. ed. Philadelphia: Elsevier Saunders; 2011.
9. Conselho Brasileiro de Oftalmologia, Sociedade Brasileira de Pediatria. Projeto Diretrizes – Retinopatia da Prematuridade 2011 [acesso em 8 mar 2021]. Disponível em: https:// diretrizes.amb.org.br/_BibliotecaAntiga/retinopatia_da_prematuridade.pdf.
10. U.S. Preventive Services. Task Forces. Ocular prophylaxis for gonococcal ophthalmia neonatorum: Preventive medication. 2018 [acesso em 8 mar 2021]. Disponível em: https:// www.uspreventiveservicestaskforce.org/Page/Document/draft-recommendation-statement/ ocular-prophylaxis-for-gonococcal-ophthalmia-neonatorum-preventive-medication1.
11. Brasil. Ministério da Saúde. Diretrizes de Atenção à Saúde Ocular na Infância. 2. ed. Brasília: MS; 2016 [acesso em 8 mar 2021]. Disponível em: bvsms.saude.gov.br/bvs/publicacoes/ diretrizes_saude_ocular_infancia_prevencao_deficiencias_visuais.pdf.

Capítulo 10

O que é retinopatia do prematuro? As crianças prematuras precisam de cuidados especiais?

Rosa Maria Graziano

Objetivos do texto

Este capítulo visa a apresentar as principais causas de comprometimento visual das crianças nascidas prematuramente, além de sua detecção precoce, repercussões futuras e cuidados especiais que devem receber.

Após a leitura do texto, espera-se que o leitor seja capaz de:

- Conhecer e se familiarizar com os protocolos de exame preventivo, identificar os recém-nascidos prematuros (RNPT) com risco para desenvolver retinopatia da prematuridade (ROP) na fase aguda da doença e poder implementar protocolos de seguimento em suas unidades neonatais.
- Reconhecer se a criança nascida prematuramente está apresentando desenvolvimento visual normal para a idade.
- Reconhecer possíveis complicações oculares presentes no decorrer de seu crescimento e o efetivo tratamento, quando necessário.
- Reconhecer as crianças com baixa acuidade visual grave e saber orientá-las.

Introdução

Os cuidados neonatais implementados nas últimas décadas aumentaram a sobrevida de crianças muito prematuras e, consequentemente, as complicações oftalmológicas e neurológicas decorrentes da própria imaturidade, por complicações e tratamentos a que foram submetidas no período pós-natal para sua sobrevivência.

A mais importante complicação oftalmológica dos RNPT no período neonatal é a ROP, uma doença neurovascular potencialmente evitável de etiologia multifatorial que compromete a vascularização normal da retina imatura dos RNPT. Estudos recentes com ressonância magnética, tomografia e angiotomografia de coerência óptica sugerem que a ROP pode não ser apenas uma doença vascular, mas neurovascular, fazendo parte de um espectro que inclui o desenvolvimento patológico tanto na interfase neurovascular retiniana quanto cerebral.[1]

Trabalhos de longa evolução de crianças prematuras mostram outras causas de comprometimento ocular, como estrabismo, erros refrativos, ambliopia, comprometimento retiniano cicatricial da ROP, atrofia do nervo óptico, comprometimento visual cortical, defeito de campo visual e, mais raramente, catarata, glaucoma, descolamento de retina, prejuízo na acomodação e visão de contraste, microcórnea e microftalmo.[2-5] Mais recentemente, foi descrito comprometimento no desenvolvimento da mácula dos RNPT < 30 semanas de gestação [semanas de idade gestacional (IG)].[6]

As crianças com cegueira ou baixa acuidade visual apresentam desenvolvimento global prejudicado, pois a visão é um dos mais importantes sentidos no seu desenvolvimento físico e cognitivo. Por meio da visão, percepções externas são recebidas, processadas e interferirão nos valores adquiridos do mundo exterior. As imagens captadas pelos olhos são transmitidas aos centros corticais, onde serão decodificadas e interpretadas. Para isso, todas as estruturas da via óptica, descritas no Capítulo 1, devem estar preservadas.

Caso clínico

- José, 5 anos, comparece para exame oftalmológico por orientação do pediatra, acompanhado dos pais.
- Os pais negam qualquer intercorrência clínica recente, mas referem que a criança está com dificuldade para acompanhar as atividades escolares, pois precisa se aproximar da lousa e de outros objetos com muita frequência. Afirmam que a criança nasceu prematura com 27 semanas de IG e o peso ao nascer (P) de 630 g. O APGAR foi de 3 e 5, respectivamente, no 5º e 10º minuto de vida, sendo necessária a ventilação mecânica (VM) em sala de parto.
- Na ficha da maternidade, pôde-se avaliar que ficou internado por 75 dias, sendo 40 dias em unidade de terapia intensiva (UTI), na qual necessitou de ventilação mecânica (VM) por 20 dias, pressão positiva contínua nas vias respiratórias (CPAP) por 10 dias e oxigênio em isolete por 10 dias. Foram necessárias 4 transfusões de papas de hemácias e fototerapia por 5 dias. Não há informação sobre possíveis complicações ou intercorrências clínicas durante a internação.
- Seu mapeamento de retina com 31 semanas de IG apresentava papilas de limites nítidos e boa coloração. Vascularização da retina incompleta sem ROP. Reavaliado com 33 semanas de IG, já apresentava ROP em estágio 2, zona 2 em 4 horas consecutivas e não apresentava ingurgitamento venoso. Reavaliado 7 dias depois, encontrava-se na forma limiar da ROP, momento em que foi indicada a panfotocoagulação da retina avascular bilateral.
- O procedimento cirúrgico foi realizado 48 horas depois. No 7º dia de pós-operatório (PO), apresentava regressão do ingurgitamento venoso e, com 15 dias de PO, já mostrava involução da ROP pós-cirúrgica.
- Faz uso de celular por 3 a 4 horas diárias. Tem hábito de trazer o celular bem próximo dos olhos. Nega cefaleia ou dispersão.
- Antecedentes pessoais: prematuridade e ROP descritas, boa saúde e bom relacionamento com colegas de classe. Não é uma criança que goste de esportes.

- Antecedentes familiares: pai e mãe saudáveis sem patologias oculares na família.
- A escola sugeriu avaliação auditiva, que foi normal, e exame oftalmológico.

Relatório do exame oftalmológico

- Acuidade visual (AV) sem correção óptica (sc): 0,25 em ambos os olhos (AO) com a tabela do E.
- Reflexos fotomotores: presentes e simétricos.
- Motilidade ocular: fixação monocular firme em AO. Ortofórico (sem desvios) para longe e perto. Rotações binoculares sem limitações.
- Boa sensibilidade ao contraste.
- Exame externo e biomicroscopia do segmento anterior: faces e posicionamento das pálpebras sem assimetrias. Córnea, cristalino e conjuntiva sem anormalidades em AO. Ausência de processo inflamatório ou cicatrizes de trauma ocular.
- Refração com cicloplegia: AO: –2,50 DE –1,75 DC × 180 – AV corrigida com as lentes (cc) foi de 0,9.
- Ceratometria: AO 43,00 × 44,75
- Mapeamento de retina: AO papilas de limites nítidos e com boa coloração. Retina aplicada sem tração de retina ou das arcadas vasculares. Ausência de cicatrizes em polo posterior. Presença de marcas de *laser* pigmentadas em periferia da retina. Mácula de aspecto normal. Vasos de calibre e distribuição normais sem tração (Figura 10.1).

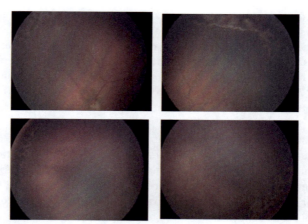

Figura 10.1 – *Aspecto da retina normal com cicatrizes de* laser *na periferia da retina.*
Fonte: Imagem cedida pelo Dr. Marcelo Costa.

Discussão didática do tema utilizando o caso clínico

Da história clínica e do exame oftalmológico

1. Criança prematura com 27 semanas de IG e P 630 g. Outros fatores de risco (FR) para ROP: 20 dias em VM e 10 dias em CPAP, 4 transfusões de papa de hemácia e fototerapia por 5 dias.

2. Apresentou ROP em fase limiar. Foi tratado com fotocoagulação da retina avascular bilateral, obtendo excelente resolução da doença.
3. Aos 5 anos de vida, apresenta-se com baixa acuidade visual (BAV) para longe.

Comentando-se os itens 1 e 2 (RNPT 27 semanas e P 630 g, com ROP cirúrgica)

A ROP é uma vitreorretinopatia de etiologia multifatorial que compromete a vascularização da retina imatura dos RNPT. Trata-se de uma das principais causas de cegueira da infância passíveis de prevenção, sendo muito influenciada pelo nível de cuidado neonatal existente nas maternidades.

No processo de vascularização normal, a retina intraútero está submetida à hipóxia, chamada fisiológica, e estão envolvidos na vascularização da retina vários fatores, sendo os mais conhecidos o fator de crescimento do endotélio vascular (VEGF) e o fator de crescimento *insulin-like-1* (IGF-1).

A hiperóxia e a imaturidade retiniana são os principais fatores de risco para o desenvolvimento da doença, mas as Diretrizes Brasileiras para a ROP (DB-ROP) incluem outros: síndrome do desconforto respiratório, sepse, transfusões sanguíneas, gestação múltipla e hemorragia intraventricular cerebral.

A DB-ROP dividiu a doença em cinco estágios, conforme sua gravidade, e em três zonas quanto à localização. O Quadro 10.1 resume a classificação e o tratamento sugerido para a doença.

Quadro 10.1 – Classificação da ROP e o tratamento para cada estágio		
Estágio	**Alteração retiniana**	**Tratamento – seguimento**
Estágio 1	Linha branca e plana que separa a retina vascular da avascular	Reavaliação semanal
Estágio 2	Crista elevada	Reavaliação semanal
Estágio 3	Proliferação fibrovascular a partir da crista	Reavaliação a cada 2 dias
Estágio 4	A proliferação pode provocar um descolamento de retina subtotal (4a, a fóvea está poupada; 4b, a fóvea está acometida)	Criocoagulação + introflexão escleral e/ou vitrectomia *pars* plana
Estágio 5	Descolamento total de retina (funil aberto ou fechado)	Vitrectomia via *pars* plana
Doença limiar	Retinopatia estágio 3, em zonas 1 ou 2, com pelo menos 5 horas de extensão contínuas ou 8 horas intercaladas, na presença de doença "plus" (dilatação de arteríolas e vênulas)	Fotocoagulação da retina avascular
Doença pré-limiar tipo 1	Zona 1 – qualquer estágio com "plus" Zona 1 – estágio 3 sem "plus" Zona 2 – estágio 2 ou 3 com "plus"	Fotocoagulação da retina avascular
Doença pré-limiar tipo 2	Zona 1 – estágio 1 ou 2 sem "plus" Zona 2 – estágio 3 sem "plus"	Reavaliação a cada 2 dias
ROP-AP Figura 10.1	Localizada em polo posterior (zonas 1 e 2), progride rapidamente. A tortuosidade e o ingurgitamento vascular precedem a linha de demarcação	Anti-VEGF ou fotocoagulação

ROP-AP: retinopatia agressiva posterior.

Fonte: Graziano, 2016.[7]

A Classificação Internacional de Retinopatia da Prematuridade (ICROP) está passando por uma nova revisão. O presidente do Comitê ICROP3, Michael F. Chiang, apresentou um resumo do trabalho de reclassificação atualmente em andamento:[8]

- Inclusão de uma nova zona intermediária entre as zonas I e II, que será conhecida como "zona posterior II".
- Inclusão do "notch".
- Reconhecimento de que "doença plus" e "pré-plus" refletem um espectro contínuo de uma mesma anormalidade vascular.
- Definição de regressão da ROP: espontânea ou após tratamento a *laser* ou anti-VEGF.
- Reativação de ROP após tratamento.
- Inclusão do entendimento de que a ROP-AP pode se apresentar em bebês maiores.
- A fase 4 não teve modificações, e a fase 5 foi modificada para: 5A – descolamento de retina (DR) total com visibilidade do nervo óptico; 5B – DR total sem visibilidade do nervo óptico por tecido fibrovascular; 5C – DR total sem visibilidade do nervo óptico por: deslocamento anterior do cristalino, câmara anterior rasa, adesão central irido-cápsula--endotelial, opacidade corneana central.

Tratamentos e triagem recomendados para os RNPT no período perinatal

- A DB-ROP recomenda que todo RNPT com IG ≤ 32 semanas e P ≤ 1.500 g deve ser examinado entre a 4ª e 6ª semana pós-parto.[9] Para maternidades com índice de sobrevida < 80%, aconselha-se examinar os RNPT com IG < 35 semanas.[10]
- Crianças muito imaturas, com IG < 27 semanas devem ter seu primeiro exame com 31 semanas, pois antes disso, o vítreo fetal, a túnica vascular *lentis* e a transparência corneana prejudicam o exame.
- Em complemento às recomendações da DB-ROP, recomenda-se o uso do ROP-Score 8, um algoritmo nacional para selecionar os RNPT com maior risco para uma doença grave, que valoriza o ganho de peso nas primeiras 6 semanas de vida, hoje considerado um importante fator de risco.
- Tanto o VEGF quanto o IGF1 são críticos para uma vascularização normal da retina. O nível do IGF1 aumenta no último trimestre da gestação, promovendo a ativação do VEGF e a vascularização normal da retina. No RNPT, o nível de IGF1 é baixo e a vascularização da retina está prejudicada. O IGF1 é um fator somático que se relaciona com peso de nascimento e ganho de peso pós-natal. Nesse sentido, a diminuição do IGF1 após o parto prematuro se manifesta como diminuição do ganho de peso e sua magnitude indica a gravidade da hipóxia causada pela retinopatia. A diminuição do ganho de peso precede o estabelecimento da ROP, justificando essa importante avaliação nos berçários.
- Nesse contexto, o paciente do caso clínico foi devidamente enquadrado entre as crianças com risco de desenvolver ROP, foi avaliado no período recomendado e a indicação de tratamento cirúrgico foi precisa. O tratamento cirúrgico no período adequado foi fundamental para o sucesso cirúrgico e para promover uma boa qualidade de vida para a criança.
- Na avaliação dos RNPT, recomendam-se midríase medicamentosa (tropicamida a 0,5% e fenilefrina a 2,5%), anestésico tópico e uso de blefarostato infantil.
- Manter a saturação de oxigênio entre 89% e 94%, evitar procedimentos dolorosos, controle de temperatura e infecções, e prover nutrição adequada são fatores que diminuem as chances de ROP grave.
- O nosso paciente do caso clínico necessitou de transfusão de papas de hemácia, um fator de risco adicional para a ROP, pois as hemácias do adulto, diferentemente das hemácias fetais, têm menor afinidade pelo oxigênio, permitindo sua maior liberação nos tecidos e, assim, aumentando a exposição ao oxigênio.

- O paciente também necessitou de tratamento com *laser* aplicado na retina avascular, que é efetivo para a involução da ROP, mas tem efeitos colaterais; hoje discute-se o uso de fármacos anti-VEGF.
- Quando se utiliza a fotocoagulação da retina avascular para tratamento da ROP, a neutralização do VEGF já presente na retina demora mais de 1 semana para ocorrer e resultar em involução da ROP. Quando se usam fármacos anti-VEGF, a neutralização é imediata.
- A cicatriz do *laser* promove destruição da retina periférica e, como consequência, a perda de campo visual periférico. As medicações demoram a vascularizar a retina, mas não causam cicatrizes.
- O tratamento com *laser*, no caso desse paciente, está relacionado com maior incidência de estrabismo e miopia em comparação aos casos tratados com fármacos anti-VEGF.
- Nesse momento, não existem evidências de que as medicações anti-VEGF aplicadas intraocularmente, mas presentes na circulação sistêmica não possam interferir no desenvolvimento de cérebro, rim e pulmão.[11,12] Sua indicação deve ser cuidadosa.
- A fotocoagulação da retina avascular ainda é o tratamento de escolha para a ROP com indicação cirúrgica, mas existem condições específicas em que o uso de medicamentos anti-VEGF é mais bem indicado:
  - Na retinopatia agressiva posterior (ROP-AP) em zona 1.
  - Quando o RNPT não tiver condições clínicas para ser submetido a uma anestesia prolongada, como o *laser* exige, ou quando a visibilidade do fundo de olho não permitir a aplicação do *laser*.

Considerando o item 3 (aos 5 anos de vida a criança apresenta BAV para longe)

Das possíveis causas de BAV já descritas na introdução, o exame oftalmológico afasta estrabismo, ambliopia, prejuízo na acomodação, alteração na visão de contraste, atrofia de nervo óptico, cicatrizes e trações retinianas, e alterações do segmento anterior do olho.

Foi confirmada a presença de erro refrativo: astigmatismo miópico com sensível melhora na AV corrigida da criança.

Em nível nacional, Graziano *et al.*[13] observaram que RNPT (IG < 37 semanas e P < 1.500 g) com ou sem ROP apresentaram estrabismo e erros refrativos em 20% dos casos. Nas crianças operadas por ROP, esse risco foi maior.

- A miopia presente no RNPT tem características específicas: o olho tem comprimento axial pequeno, curvatura corneana alta, câmara anterior rasa e cristalino de maior espessura e seu aparecimento se dá na fase escolar.[2] A criança em questão apresenta curvatura corneana de 43,00 × 44,75, dentro da normalidade. Não foi realizada biometria. Não mudaria a conduta e é um exame invasivo, de difícil realização em crianças.
- A miopia secundária à ROP grave tem início nos primeiros anos de vida. Essa criança não apresentou quadro grave de ROP e sua miopia teve aparecimento tardio.

A miopia tem etiologia multifatorial com forte componente hereditário e ambiental, e sabe-se que a utilização frequente de *tablets* e celulares é uma importante causa de miopia em crianças, podendo ser essa a causa da miopia da criança do caso, que usa celular por 3 a 4 horas por dia. Esse é um tema ainda controverso e será mais bem apresentado no Capítulo 29.

Cada vez mais, as crianças estão trocando as atividades ao ar livre por atividades em telas e a Organização Mundial da Saúde e a Sociedade Brasileira de Pediatria fazem alerta para o uso dessas novas tecnologias.[14,15] O uso prolongado das telas pode causar desconforto por olho seco e cansaço visual.

Pelo mapeamento de retina, a mácula parece ter aspecto normal. Recentemente, a mácula passou a ser estudada com a angiofluoresceína e tomografia de coerência óptica (ângio-OCT) e trabalhos mostram que a mácula pode estar alterada em RNPT < 30 semanas.[6]

Existem evidências de que a zona avascular da mácula (FAZ) em humanos em desenvolvimento é inicialmente densamente vascularizada com uma malha fina de vasos retinianos internos durante a vasculogênese. Essa malha vascular sofre regressão por apoptose em todas as crianças com IG > 36 semanas para formar uma FAZ normal, mas a apoptose quase nunca ocorre em bebês prematuros com IG ≤ 30 semanas.[6]

Uma FAZ superior diminuída é característica dos recém-nascidos prematuros e correlaciona-se com uma parada no desenvolvimento macular e uma possível diminuição da acuidade visual.[16,17]

A criança apresentou AV cc de 0,9, uma linha a menos do 1,00 desejado. Pode ser considerado normal a criança em sua primeira consulta ter alguma dificuldade de interpretar os símbolos. Academicamente, é possível considerar três outras possibilidades de BAV: alteração macular relacionada com a prematuridade, déficit visual cortical e alterações cognitivas relacionadas com a anestesia geral que recebeu para a cirurgia de ROP.

A BAV associada ao comprometimento visual cortical é bastante significativa, não se enquadrando no caso clínico em questão. As alterações neurológicas em RNPT podem ocorrer em episódios de hipóxia e hipoperfusão e são as principais causas de BAV do prematuro. A leucomalácia periventricular é a principal responsável por deficiência cognitiva e paralisia cerebral, mas os prematuros podem apresentar também infarto hemorrágico periventricular, hemorragia da matriz germinativa, hemorragia intraventricular e infarto cerebelar.[18]

Existe uma grande preocupação em realizar procedimentos sob anestesia geral em grávidas no último trimestre de gestação e nos primeiros anos de vida das crianças, que apresentam um sistema nervoso central imaturo.

Na última década, a segurança dos agentes anestésicos em crianças foi questionada após a descoberta de que animais imaturos expostos à anestesia exibem neurodegeneração apoptótica e deficiências cognitivas em longo prazo.

Ing *et al.*[19] avaliaram 2.868 crianças nascidas entre 1989 e 1992. Destas, 321 receberam pelo menos uma anestesia geral nos primeiros 3 anos de vida e as demais nunca foram anestesiadas. Em suas conclusões, os autores informam: "As crianças de nossa coorte expostas à anestesia antes dos 3 anos tiveram um risco relativo maior de déficits de linguagem e de raciocínio abstrato aos 10 anos do que as crianças não expostas".

Isso suscitou uma grande preocupação e, por consequência, a realização de outros trabalhos. Nesta revisão, foram selecionados dois artigos recentes, que demonstram não existir evidências em humanos ou serem estas inconclusivas do dano da anestesia em crianças imaturas, embora em animais essas evidências sejam consistentes.[20,21]

Rosenblatt *et al.*,[20] ao realizarem uma revisão bibliográfica, não encontraram alterações físicas na ressonância magnética, pontuações menores de QI ou dificuldades de aprendizagem acadêmica.

Griffiths *et al.*[21] escrevem em seu artigo:

> O potencial para efeitos neurotóxicos de longo prazo dos anestésicos no cérebro humano em desenvolvimento levou a pesquisas intensificadas nessa área. Até o momento, a evidência humana tem sido inconclusiva, mas um grande número de evidências em animais continua demonstrando motivos de preocupação.

Há que se ter bom senso ao avaliar a necessidade de cirurgia nos primeiros anos de vida. A criança do caso clínico recebeu anestesia nos primeiros meses de vida, mas, se a cirurgia não fosse realizada, com grande possibilidade estaria cega ou com intensa BAV. Sem dúvida, a decisão cirúrgica foi acertada.

Tardiamente, os RNPT podem apresentar descolamento de retina e glaucoma de **ângulo** fechado. Este último é causado pelo aumento do cristalino e por câmara anterior do olho rasa presente em olhos de RNPT. O quadro de glaucoma de ângulo fechado se caracteriza por dor ocular, olhos vermelhos, semimidríase, baixa acuidade visual, náuseas e vômitos.

O descolamento de retina ocorre por anormalidades do vítreo e tração sobre a retina.

Quem e quando fazer seguimento oftalmológico em RNPT?

Após o controle da vascularização da retina, recomenda-se acompanhar todos os RNPT, mesmo os que não tenham desenvolvido ROP entre 6 e 12 meses de IG corrigida e, a seguir, anualmente, para controle de refração, avaliação da motilidade ocular e mapeamento de retina e outras complicações.

Como avaliar se uma criança de meses enxerga?

Em criança de meses, observa-se seu comportamento ao seguir e pegar objetos. O Quadro 10.2 mostra o que é esperado que o bebê faça em cada fase, constituindo um bom guia para o pediatra avaliar os pequenos. Crianças maiores informarão figuras especiais.

	Idade				
Comportamento	**Neonato**	**6 semanas**	**3 meses**	**4 meses**	**5 meses+**
Pisca os olhos diante de *flash* luminoso?	Bebês saudáveis farão isto. Caso contrário, suspeitar de problema				
Vira-se para a luz difusa?	Muito jovem	Pode fazer isto	Bebês saudáveis farão isto. Caso contrário, suspeitar de problema		
Fixa e segue a face de perto?	Muito jovem	Pode fazer isto	Bebês saudáveis farão isto. Caso contrário, suspeitar de problema		
Observa o adulto a ¾ metro?	Muito jovem	Pode fazer isto	Bebês saudáveis farão isto. Caso contrário, suspeitar de problema		
Fixa e segue bolas se movimentando?	Muito jovem	Pode fazer isto	Bebês saudáveis farão isto. Caso contrário, suspeitar de problema		
Observa o adulto a 1,5 metro?	Muito jovem	Pode fazer isto		Bebês saudáveis farão isto. Caso contrário, suspeitar de problema	
Converge acuradamente?	Muito jovem	Pode fazer isto		Bebês saudáveis farão isto. Caso contrário, suspeitar de problema	
Pisca os olhos diante do perigo?	Muito jovem	Muito jovem	Muito jovem	Pode fazer isto	Bebês saudáveis farão isto. Caso contrário, suspeitar de problema
Fixa e tenta alcançar o objeto	Muito jovem	Muito jovem	Pode fazer isto		Bebês saudáveis farão isto. Caso contrário, suspeitar de problema

Quadro 10.2 – Avaliação funcional da visão em bebês

Fonte: Baiyeroju et al., 2010.[22]

Futuro do tratamento e seguimento da ROP

- A telemedicina e a inteligência artificial devem ganhar mais espaço no Brasil, tendo em vista o país ter dimensões continentais. Retinógrafos portáteis mais econômicos e a melhora das telecomunicações permitirão uma triagem mais ampla, quiçá universal.
- A telemedicina é uma importante ferramenta onde não existem oftalmologistas especializados na triagem e no tratamento da ROP. O exame permite fazer fotos da retina para diagnóstico a distância, seguimento, documentação científica e em processos de má prática.
- Não se poderia deixar de comentar a necessidade de um termo de consentimento para o seguimento do RNPT e tratamento da ROP aprovado em conselho de ética. O neonatologista recomendar que a família leve a criança ao oftalmologista quando da alta não o exime de processos médicos. Deve-se deixar registrado no prontuário se a maternidade não disponibilizar o serviço.
- A procura por novos tratamentos mais seguros e que sejam menos destrutivos para o olho tem levado a várias linhas de pesquisa:
  - Pesquisa de novas medicações anti-VEGF que tenham menor expressão sistêmica quando usadas via intraocular.
  - Estudos com menores doses de medicações anti-VEGF já existentes no mercado. Avastin®, Lucentis® e Eylia® têm sido usados com ressalvas nas doses atuais.
  - O propanolol é um fármaco interessante, pois, quando em uso sistêmico, diminui a produção de VEGF da retina em hipóxia, mas não inibe a expressão do VEGF em cérebro, pulmão e coração. Há necessidade de estudos de longo prazo para quantificar a dose e os efeitos adversos que possam ocorrer com seu uso.
  - No RNPT, o nível de IGF-1 baixo tem sido associado ao desenvolvimento de ROP. Estudos com a administração de IGF-1 recombinante (rhIGF1) e sua proteína de ligação (rhIGFBP-3) aumentam a concentração sérica do IGF-1 e podem interferir beneficamente na vascularização da retina.
  - O leite materno e a alimentação parenteral com maior nível de IGF1 e ácidos graxos poli-insaturados ômegas-3 e 6 podem ser benéficos, pois são transferidos da mãe para o feto no 3º trimestre da gravidez e o prematuro apresenta essas substâncias em baixa concentração.
  - O aspecto encontrado na retina é muito semelhante na ROP, na doença de Norrie (DN) e na vitreorretinopatia exsudativa familiar (FEVR). A DN tem herança recessiva ligada ao sexo (gene *Xp11.3*) e a FEVR, herança autossômica dominante ou recessiva ligada ao X. É conhecida a associação de genes (*Norrie*, *Frizzled* e *Lyp5*) com a gravidade da ROP, fazendo da terapia genética uma promessa para o futuro tratamento da ROP.

Estimulação visual e programas de reabilitação visual

A estimulação visual (EV) é um processo que procura resgatar não apenas o potencial visual da criança, mas também proporcionar condições para que ela possa estabelecer relações com o meio em que vive, proporcionando uma melhor qualidade de vida. O tratamento é personalizado para cada criança – "Uma criança com BAV não entregue para Deus". A medicina e os serviços para deficientes visuais podem ajudar muito. Este tema será mais bem avaliado nos Capítulos 2 e 27.

Conclusão e tratamento recomendado

Trata-se de uma criança prematura, que desenvolveu ROP, foi triada e tratada de maneira adequada. No seu seguimento, apresentou BAV aos 5 anos de idade. Ao exame, foi diagnosticado astigmatismo miópico, que, quando corrigido com lentes, permitiu uma boa acuidade visual. A criança recebeu correção óptica e a recomendação de fazer controle oftalmológico anual, para observar evolução da sua miopia e possibilidade de ocorrer outras complicações descritas anteriormente.

Pontos de destaque

- A ROP é uma das maiores causas de cegueira na infância passíveis de prevenção; uma triagem e tratamentos adequados podem evitar a doença, um enorme custo pessoal, familiar e social. O pediatra é o principal parceiro nesse tratamento multidisciplinar dos RNPT.
- A criança prematura, independentemente de ter desenvolvido ROP, pode apresentar erros refrativos, estrabismo e outras complicações que requerem um acompanhamento oftalmológico frequente.
- Novos tratamentos cirúrgicos e de prevenção da doença merecem acompanhamento e atualização constante.
- O fato de o neonatologista recomendar a família levar a criança ao oftalmologista quando da alta não o exime de processos médicos.

Questões

1. **Quais são as crianças que devem ser avaliadas para triagem da ROP? Qual o período recomendado para o primeiro exame dos RNPT?**

   A. Todos os recém-nascidos devem ser avaliados antes de sua alta da maternidade.

   B. Todos os recém-nascidos devem ser avaliados entre 4 e 6 semanas de vida.

   C. Todos os recém-nascidos com peso ao nascer ≤ 1.500 g e IG ≤ 32 semanas devem ser avaliados entre 4 e 6 semanas de vida.

   D. Todos os recém-nascidos com peso ao nascer ≤ 1.500 g e IG ≤ 32 semanas devem ser avaliados nas primeiras 72 horas de vida.

2. **Um recém-nascido prematuro mesmo não tendo apresentado retinopatia da prematuridade pode desenvolver qual ou quais das condições apresentadas nas alternativas a seguir?**

   A. Estrabismo.

   B. Miopia.

   C. Ambliopia.

   D. Todas as anteriores.

3. São fatores de risco para a ROP:

A. P ≤ 2.500 g; IG ≤ 37 semanas, uso de oxigênio em ventilação mecânica.

B. P ≤ 1.500 g; IG ≤ 32 semanas, uso de oxigênio em ventilação mecânica.

C. P ≤ 1.500 g; IG ≤ 37 semanas, febre e diarreia por 3 dias.

D. P ≤ 2.500 g; IG ≤ 32 semanas, fototerapia por 12 horas.

4. Qual a resposta correta para a retinopatia da prematuridade cirúrgica?

A. O *laser* está indicado quando apresentar retinopatia da prematuridade em fase limiar.

B. O uso de medicamentos anti-VEGF está indicado quando apresentar retinopatia agressiva posterior (ROP-AP) em zona 1.

C. A cirurgia com *laser* ou o uso de medicamentos anti-VEGF devem ser realizados em até 72 horas após a indicação cirúrgica.

D. Todas as anteriores.

5. Considerando o seguimento oftalmológico dos RNPT de risco na fase aguda, assinale a afirmativa correta:

A. As unidades neonatais devem implementar programas de triagem e tratamento da ROP estabelecidos pelos comitês de ética do hospital/maternidade em conformidade com as Diretrizes do Tratamento da ROP.

B. O neonatologista deve orientar a família a levar a criança prematura ao oftalmologista após sua alta, se esta ocorrer antes de 4 semanas de vida.

C. A telemedicina e a inteligência artificial têm alto custo hoje, mas podem permitir exame oftalmológico especializado a distância.

D. Todas as anteriores.

Respostas:

1. Alternativa: C. Todos os recém-nascidos com peso ao nascer ≤ 1.500 g e IG ≤ 32 semanas devem ser avaliados entre 4 e 6 semanas de vida. O item A é a indicação do teste do reflexo vermelho.

2. Alternativa: D. Mesmo os RNPT que não desenvolveram ROP podem apresentar alterações oculares.

3. Alternativa: B. P ≤ 1.500 g, IG ≤ 32 semanas e presença de hiperóxia são os fatores de risco mais importantes.

4. Alternativa: D. São indicações clássicas de tratamento, pois a doença tem rápida progressão.

5. Alternativa: D. Todas são boas práticas do seguimento oftalmológico dos RNPT de risco.

Referências bibliográficas

1. Morken TS, Dammann O, Skranes J, Austeng D. Retinopathy of prematurity, visual and neurodevelopmental outcome, and imaging of the central nervous system. Semin Perinatol. Out 2019;43(6):381-89.
2. Quinn GE, Fielder AR. Retinopathy of prematurity. In: Hoyt GS. Taylor D. Pediatric ophthalmology and strabismus. 4. ed. New York: Elsevier; 2013. p. 432-48.
3. Holmstrom G, Larsson E. Long-term follow-up of visual functions in prematurely born children – a prospective population-based study up to 10 years of age. Journal of AAPOS. 2008;2:157-62.
4. O'Connor AR, Fielder AR. Ophthalmological problems associated with preterm birth. Eye. 2007;21:1254-60.
5. Hreinsdottir J, Ewald U, Brodd KS, Örnkloo H, von Hofsten C, Holmström G. Ophthalmological outcome and visuospatial ability in very preterm children measured at 2,5 years corrected age. Acta Paediatr. 2013 Dec;102(12):1144-9.
6. Mintz-Hittner HA, Knight-Nanan DM, Satriano DR, Kretzer FL. A small foveal avascular zone may be an historic mark of prematurity. Ophthalmology. 1999;106(7):1409-13.
7. Graziano RM. Problemas oftalmológicos em recém-nascidos pré-termo: detecção e repercussão futura. In: Sociedade Brasileira de Pediatria; Procianoy RS, Leone CR, organizadores. PRORN Programa de Atualização em Neonatologia: Ciclo 13. Porto Alegre: Artmed; 2016. p. 77-120. (Sistema de Educação Continuada a Distância, v.3).
8. American Academy of Ophthalmology. ROP Classification Set to Undergo Update [acesso em 8 mar 2021]. Disponível em: https://www.aao.org/eyenet/academy-live/detail/rop-classification-set-to-undergo-update.
9. Zin A, Florêncio T, Fortes JB, Nakanami CR, Gianini, Graziano RM, Moraes N. Proposta de diretrizes brasileiras do exame e tratamento de retinopatia da prematuridade. Arq Bras Oftalmol. 2007;70(5):875-83.
10. Zin A, Moreira ME, Bunce C. Retinopathy of prematurity in 7 neonatal units in Rio de Janeiro: screening criteria and workload implications. Pediatrics. 2010 Aug;126(2):e410-7.
11. Mititelu M, Chaudhary KM, Lieberman RM. An evidence-based meta-analysis of vascular endothelial growth factor inhibition in pediatric retinal diseases: Part 1. Retinopathy of prematurity. J Pediatr Ophthalmol Strabismus. 2012;1-9.
12. Sankar MJ, Sankar J, Mehta M, Bhat V, Srinivasan R. Anti-vascular endothelial growth factor (VEGF) drugs for treatment of retinopathy of prematurity. Cochrane Database Syst Rev. 2016;2:CD009734. Epub 2016 Feb 27.
13. Graziano RM, Carricondo P, Warde S, Dotto P, Bigolin S, Sadeck LS et al. Prevalência de estrabismo, erros de refração e sequelas fundoscópicas de retinopatia da prematuridade em recém-nascidos prematuros de muito baixo peso no seguimento ambulatorial de 5 anos. Tema livre apresentado no XXXII Congresso Brasileiro de Oftalmologia. 2003.
14. World Health Organization (WHO). Diretrizes de atividade física, sedentarismo e sono de crianças com menos de 5 anos [acesso em 8 mar 2021]. Disponível em: www.who.int/news-room/detail/24-04-2019-to-grow-up-healthy-children-need-to-sit-less-and-play-more.
15. Sociedade Brasileira de Pediatria. Saúde de crianças e adolescentes na era digital. [acesso em 8 mar 2021]. Disponível em: www.sbp.com.br/imprensa/saude-de-criancas-e-adolescentes-na-era-digital.

16. Nonobe N, Kaneko H, Ito Y, Takayama K, Kataoka K, Tsunekawa T et al. Optical coherence tomography angiography of the foveal avascular zone in children with a history of treatment-requiring retinopathy of prematurity. Retina. 2019;39:111-7.
17. Balasubramanian S, Borrelli E, Lonngi M, Velez F, Sarraf D, Sadda et al. Visual function and optical coherence tomography angiography features in children born preterm. Retina. 2018.
18. Hoyt C. The brain and cerebral visual impairment. In: Hoyt & Taylor. Pediatric ophthalmology and strabismus. 4. ed. New York: Elsevier; 2013. p. 597-605.
19. Ing C, DiMaggio C, Whitehouse A, Hegarty MK, Brady J, von Ungern-Sternberg BS et al. Long-term differences in language and cognitive function after childhood exposure to anesthesia. Pediatrics. 2012 Sep;130(3):e476-85.
20. Rosenblatt A, Kremer M, Swanson B, Shah R Anesthesia exposure in the young child and long-term cognition: An integrated review. AANAJ. 2019 Jun;87(3):231-42.
21. Griffiths KK, Morgan PG, Johnson SC, Nambyiah P, Soriano SG et al. A summary of preclinical poster presentations at the sixth biennial Pediatric Anesthesia Neurodevelopment Assessment (PANDA) Symposium. J Neurosurg Anesthesiol. 2019 Jan;31(1):163-5.
22. Baiyeroju A, Bowman R, Gilbert C, Taylor D. Managing eye health in young children. Community Eye Health. 2010;23(72):4-11.

Seção
3

Casos clínicos comentados sobre temas comuns na criança

Capítulo 11

Olho vermelho:
diagnóstico diferencial

Rosa Maria Graziano

Objetivos do texto

Este capítulo apresentará as principais causas de olho vermelho (OV), seu quadro clínico e tratamento, além de orientações de como conduzir a história clínica e pontos a observar no exame externo. Também serão apresentadas as características em comum e o que as diferencia para orientar o diagnóstico. Algumas etiologias merecerão capítulos específicos.

Introdução

O OV representa a congestão de vasos conjuntivais, episclerais e esclerais, podendo estar presentes em inúmeras entidades.

As reações infecciosas e inflamatórias são as mais frequentes causas de OV, mas, para efeito didático, é possível dividi-las em causas conjuntivais, corneanas, esclerais, palpebrais, traumáticas e associadas a doenças sistêmicas.

O diagnóstico diferencial requer uma história detalhada e um exame ocular externo, que, por vezes, precisa ser complementado por oftalmologista.

Deve-se observar os seguintes pontos:

- Início e duração do quadro ocular.
- Comprometimento de um ou dos dois olhos.
- A hiperemia é difusa, localizada ou ao redor da córnea (pericerática).
- Apresenta dor, fotofobia ou alteração na acuidade visual.
- Apresenta alterações na pupila ou nos reflexos fotomotores.
- Possibilidade de traumas contusos, térmicos e elétricos.

- Apresenta secreção mucopurulenta, mucoide ou lacrimejamento.
- Apresenta prurido e é portador de alergias.
- Apresenta doenças sistêmicas crônicas ou agudas.
- Presença de quadros semelhantes na família.
- Usa lentes de contato.

Durante o exame externo, deve-se estar atento a:
- Pálpebras: observar se existe edema alérgico, presença de vesículas, processo inflamatório e blefarite. Observar o posicionamento dos cílios e se eles tocam a córnea.
- Presença de linfadenopatia pré-auricular e/ou submandibular.
- Observar os reflexos fotomotores e o tamanho das pupilas.
- Observar o padrão da hiperemia conjuntival, que, nas conjuntivites, é difuso; já nas úlceras de córnea e nas uveítes, é mais localizado ao redor da córnea. Nos traumas, pode ser localizado.
- Tipo de secreção: as purulentas sugerem as conjuntivites bacterianas, as mucoides ou aquosas são características das conjuntivites alérgicas e, as aquosas, das virais e irritativas.
- Observar a transparência da córnea e a estrutura da íris (aderências e irregularidades).
- Presença de dor sugere lesão de córnea: corpo estranho, desepitelização da córnea, ceratoconjuntivite, entre outras.

Conjuntivites

Causa mais frequente de OV, representam qualquer inflamação ou infecção da conjuntiva. Esta é uma membrana fina e transparente, que recobre a parte interna das pálpebras e a região anterior do globo ocular até o limbo corneano (transição entre a córnea e a esclera), que, nas conjuntivites, apresentam congestão vascular, infiltrado celular e exsudação.

As conjuntivites podem ser classificadas sob diversos aspectos:[1]
- Tempo de aparecimento:
  - Neonatal (primeiros 28 dias de vida).
  - Aguda (menos de 3 semanas).
  - Crônica (mais de 3 semanas).

- Agente causal mais frequente:
  - Bacteriana: *Streptococcus pneumoniae, Haemophilus influenzae, Moraxella catarrhalis*.
  - Viral: adenovírus, herpes-simples, herpes-zóster, sarampo, molusco contagioso.
  - Alérgica: hipersensibilidade do tipo 1 (alergia) e tipo 4 (ceratoconjuntivite vernal, primaveril, atópica e alergia de contato).
  - Irritativa ou tóxica.
  - Clamídia.
  - Associada a doenças sistêmicas: síndrome de Stevens-Johnson, doença Kawasaki, psoríase, síndrome de Reiter etc.
  - Associada a comprometimento palpebral: hordéolo, calázio, acne rosácea, flictênula, mal posicionamento dos cílios e das pálpebras (triquíase, entrópio, entre outras).

Os **OV de recém-nascidos e lactentes** envolvem conjuntivites neonatais, traumas de parto e glaucoma congênito, que serão apresentados em outros capítulos deste livro.

Caso clínico

Criança de 8 anos, apresenta, coriza e "dor de garganta" há 15 dias. O olho direito (OD) apresenta pálpebras discretamente edemaciadas, lacrimejamento, OV, sensação de corpo estranho e fotofobia há 12 dias. Esteve em pronto-socorro oftalmológico (PSO) há 10 dias após fazer compressas frias em casa sem sucesso. No PSO, foram prescritos colírio lubrificante e compressas frias. Comparece para consulta nesse dia, referindo piora do edema de pálpebras e OV de OD. Refere que a fotofobia e a sensação de corpo estranho pioraram, dando até mesmo a sensação de dor ocular. Nega prurido ocular, uso de produtos novos ou alergias. Nega trauma ocular, refere boa saúde e desconhece doenças oftalmológicas hereditárias na família. Pai teve quadro gripal há 20 dias com discreta hiperemia conjuntival, que resolveu espontaneamente em poucos dias.

Ao exame clínico, apresenta:
- Acuidade visual sem correção: OD = 0,90 e OE = 1,00.
- Reflexos fotomotores presentes e simétricos e ausência de estrabismo.

Ao exame externo, apresenta edema de pálpebras de OD, presença de gânglios pré-auriculares, lacrimejamento e secreção mucoide.

Ao exame em lâmpada de fenda, pode-se observar hiperemia conjuntival+++, longe da área da transição corneoescleral, presença de ceratite puntata e membrana conjuntival nas pálpebras superior e inferior (Figura 11.1).

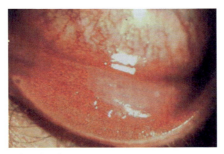

Figura 11.1 – *Membrana conjuntival.*
Fonte: Acervo da autora.

Da história clínica, tem-se que: trata-se de conjuntivite aguda, referência de quadro gripal concomitante, nega traumas, alergias e doenças sistêmicas. Pai teve quadro semelhante poucos dias antes, condição muito frequente nas conjuntivites virais.

As membranas conjuntivais precisam ser removidas, abreviando a resolução da conjuntivite e evitando a formação de fibrose na conjuntiva.

O tratamento consiste na retirada da membrana conjuntival com cotonete, sob anestesia de colírios. Recebeu orientação de instilar colírio antibiótico e corticoide fraco, 4 vezes ao dia por 5 dias, e também de manter os colírios lubrificantes. Em seu retorno após 5 dias, havia sensível melhora do edema palpebral, ceratite e hiperemia conjuntival. Corticosteroide fraco foi usado por poucos dias em função das membranas conjuntivais e precisa de controle por oftalmologista. Pensando-se em conjuntivite viral, a orientação dada no PSO foi correta.

No seu retorno, a acuidade visual já se mostrava 1,00 em ambos os olhos e o exame do fundo de olho foi normal.

Diagnóstico diferencial

Didaticamente, é possível usar o algoritmo de diagnóstico diferencial das conjuntivites agudas (Figura 11.2) para auxiliar quando diante de um quadro de OV recente.

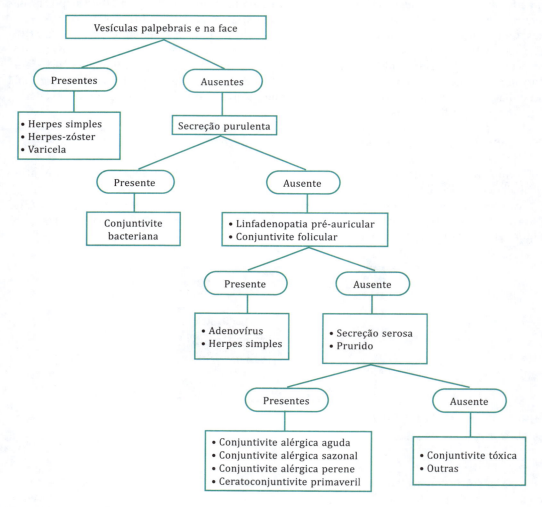

Figura 11.2 – *Diagnóstico diferencial das conjuntivites agudas.*
Fonte: Adaptada pela autora.

As **conjuntivites virais por adenovírus** são as mais frequentes, podem apresentar queda do estado geral, linfadenopatia pré-auricular, otite, faringite e infecção de vias respiratórias superiores. São altamente contagiosas, e o tratamento é feito com colírios lubrificantes. A **ceratoconjuntivite por herpes** (Figura 11.3) se caracteriza por apresentar dor, vesículas em pálpebras e ceratite dendrítica. Há necessidade de tratamento precoce, local e sistêmico com aciclovir, evitando-se que atinja o estroma corneano e possa promover prejuízo visual por leucomas cicatriciais.

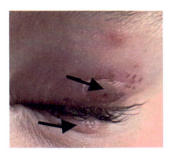

Figura 11.3 – *Conjuntivite viral por herpes. Observar as vesículas palpebrais.*
Fonte: Acervo da autora.

As **conjuntivites bacterianas** (Figura 11.4) se caracterizam por apresentarem hiperemia conjuntival difusa e secreção mucopurulenta. As formas agudas são mais frequentemente relacionadas com *Haemophilus influenzae* e *Streptococcus pneumoniae*. Em geral, são autolimitadas. Os antibióticos (gentamicina, tobramicina e fluoroquinolonas) podem abreviar a resolução do quadro.[2] Cultura conjuntival e antibiograma só devem ser solicitados se a conjuntivite cronificar.

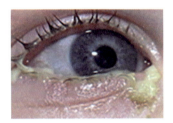

Figura 11.4 – *Conjuntivite bacteriana. Observar a secreção mucopurulenta.*
Fonte: Acervo da autora.

As **conjuntivites alérgicas** (Figura 11.5) são cada vez mais frequentes e afetam significativamente a qualidade de vida das crianças e de suas famílias. Frequentemente, associam-se a outros quadros alérgicos, principalmente rinite. O prurido é o sintoma mais marcante, acompanhado de OV, lacrimejamento e sensação de corpo estranho nos olhos. Turvação visual e fotofobia podem ocorrer nos casos mais graves.

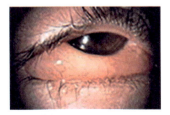

Figura 11.5 – *Conjuntivite alérgica. Observar a quemose conjuntival, sem secreção.*
Fonte: Acervo da autora.

A Figura 11.6 apresenta as principais formas de alergia ocular, o quadro clínico e a sugestão de tratamento.

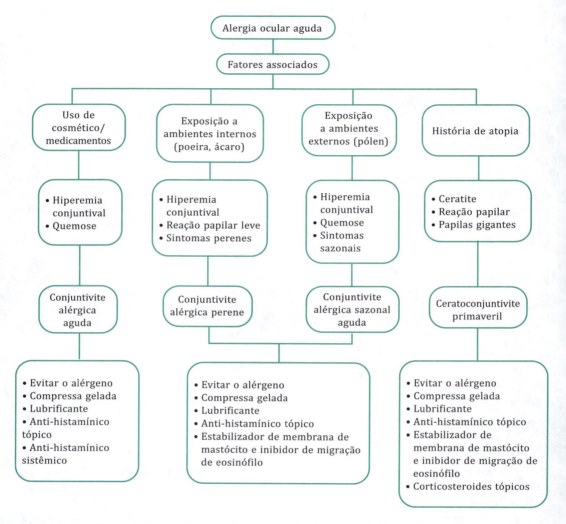

Figura 11.6 – *Diagnósticos diferenciais das conjuntivites alérgicas.*
Fonte: Elaborada pela autora.

Na conjuntivite alérgica sazonal e perene, os pacientes apresentam prurido, hiperemia, reação conjuntival papilar, lacrimejamento, edema palpebral e conjuntival. A secreção é serosa ou mucoide. No Brasil, não há fases de exposição a alérgenos muito marcadas e os sintomas podem permanecer o ano todo, na dependência dos alérgenos aos quais o paciente está sensibilizado.

A ceratoconjuntivite primaveril frequentemente está associada a outras atopias e o comprometimento da córnea varia desde ceratite ponteada e defeitos epiteliais até a formação da úlcera em escudo, uma condição de grande gravidade. O ceratocone é uma complicação associada ao coçar frequente dos olhos e pode trazer prejuízos visuais importantes.

Conjuntivite alérgica de contato ocorre após sensibilização ocular a medicamentos e seus preservativos. Decorre de reação de hipersensibilidade mediada por células.

O diagnóstico das conjuntivites alérgicas se baseia na história familiar e pessoal de atopia, sinais clínicos e alguns testes para alergia.

O tratamento inicial consiste em evitar ou minimizar o contato entre o alérgeno e a conjuntiva, utilizando soro fisiológico para lavagem, compressas frias e colírios lubrificantes. Deve-se evitar contato ambiental com pólen, pelo de animal etc.

Se o processo inflamatório alérgico é desencadeado, inicia-se o tratamento com anti-histamínicos, agentes estabilizadores de membrana de mastócitos, medicamentos de ação múltipla, vasoconstritores e anti-inflamatórios não esteroides. Casos mais graves podem necessitar do uso de corticosteroides ou tacrolimus tópicos. Nesses casos, recomenda-se um acompanhamento com alergista e oftalmologista.[2]

Nos **quadros crônicos de OV**, deve-se afastar as blefarites (Figura 11.7) e quando unilaterais procurar por lesões ovaladas no bordo palpebral sugestivas de molusco contagioso (Figura 11.8). A lesão é unilateral, verrucosa e indolor, com OV crônico sem secreção. Seu tratamento reside na remoção cirúrgica.[1,2]

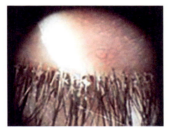

Figura 11.7 – *Blefarite. Observar as crostas.*

Fonte: Acervo da autora.

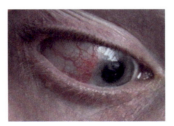

Figura 11.8 – *Conjuntivite crônica por molusco contagioso. Observar o pequeno nódulo na pálpebra inferior.*

Fonte: Acervo da autora.

As **blefaroconjuntivites** (Figura 11.7) são importantes causas de OV crônico. As bordas palpebrais encontram-se inflamadas e os cílios apresentam crostas. Podem estar associadas a agentes infecciosos (*Staphylococcus*), parasitas (*Demodex folliculorum*) e doenças dermatológicas. Suas complicações mais frequentes são os calázios, os hordéolos e as flictênulas conjuntivais e corneanas. O tratamento envolve a higiene palpebral e o uso de pomadas de tobramicina em suas bordas. Em casos mais graves, pode-se utilizar pomada de bacitracina ou eritromicina. Nas distrofias glandulares, estão indicadas eritromicina ou doxiciclina oral e lágrimas artificiais.

O **hordéolo** é a infecção aguda das glândulas de Zeis ou meibômio. O tratamento sugerido consiste em realizar compressas mornas e usar antibióticos locais, bem como drenagem cirúrgica, se houver cronificação.

Calázio é a inflamação local por obstrução das glândulas de meibômio. Seborreia, acne e blefarite predispõem ao calázio. Compressas mornas e antibiótico local estão indicados. A infiltração intralesional com corticosteroides acelera a resolução. Calázios grandes e de longa evolução podem ser removidos cirurgicamente para evitar que a pálpebra oclua o eixo visual.

Entre as causas mais graves de OV, têm-se as uveítes, esclerites e úlceras de córnea. Em comum apresentam dor, baixa acuidade visual e hiperemia, geralmente ao redor do limbo. O diagnóstico e o tratamento imediato se impõem pelo risco de perda da visão.

As **uveítes** (Figura 11.9) representam as inflamações de íris, corpo ciliar e coroide, mas que, por proximidade, podem comprometer retina, nervo óptico, vítreo, esclera e estruturas anteriores como a córnea. A uveíte em uma criança é um desafio, pois muitas vezes a sintomatologia da doença é pobre, o paciente não informa a ocorrência de uma doença grave – que pode resultar em perda de visão – e a informação e a participação da criança no exame nem sempre são efetivas. No Brasil, a toxoplasmose é bastante prevalente, fazendo com que as etiologias infecciosas sejam predominantes. A artrite idiopática juvenil é a causa sistêmica mais importante. A uveíte é um tema muito relevante e será motivo de capítulo específico neste livro.

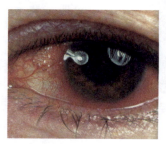

Figura 11.9 – *Uveíte: observar que a hiperemia maior está ao redor da córnea.*
Fonte: Acervo da autora.

As **esclerites** (Figura 11.10A) e **episclerites** (Figura 11.10B) são doenças mais frequentes nos adolescentes e estão geralmente relacionadas com doenças sistêmicas, como artrite reumatoide, panarterite nodosa e lúpus eritematoso sistêmico. As **episclerites** apresentam comprometimento autolimitado e benigno do tecido episcleral; já as **esclerites** são dolorosas e podem evoluir para perfuração escleral, uveíte e glaucoma.[3,4]

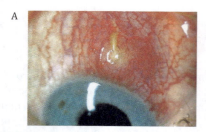 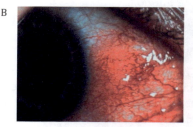

Figura 11.10 – *A. Esclerite. Observar que o processo inflamatório compromete a esclera e a conjuntiva. Já na episclerite (B), o processo inflamatório compromete somente a conjuntiva.*
Fonte: Acervo da autora.

No Quadro 11.1, é apresentado um esquema do diagnóstico diferencial das principais causas de OV.

Quadro 11.1 – Diagnóstico diferencial das principais causas de olhos vermelhos

Diagnóstico diferencial	Hiperemia	Secreção	Visão	Dor	Reação de câmara anterior	Pupila/RFM
Conjuntivite bacteriana	Difusa	Mucopurulenta	Preservada	Ausente	Ausente	Normal
Conjuntivite viral	Difusa Hemorragia conjuntival	Aquosa	Preservada ou pouco diminuída	Ausente	Ausente	Normal
Conjuntivite alérgica	Difusa Quemose	Aquosa Mucoide	Preservada ou pouco diminuída	Ausente	Ausente	Normal
Episclerite	Difusa ou localizada	Ausente	Preservada	Ausente	Ausente	Normal
Esclerite	Difusa ou localizada	Ausente	Preservada ou diminuída	Presente	Ausente	Normal
Uveíte	Injeção pericerática	Ausente	Preservada ou diminuída	Presente	Presente	Miose Sinéquia
Úlcera córnea	Injeção pericerática	Presente ou mucopurulenta	Diminuída	Presente	Presente	Normal Sinéquia

RFM: reflexo fotomotor.
Fonte: Elaborado pela autora.

As **conjuntivites pediátricas** associadas a doenças sistêmicas, estão relacionadas com doenças, como a síndrome de Kawasaki, a síndrome de Stevens-Johnson, o sarampo, a deficiência de vitamina A, entre outras.[4,5]

Finalmente, o **trauma ocular** é importante causa de OV. Fazem parte desse grupo as hemorragias conjuntivais (Figura 11.11), ferimentos perfurantes, os corpos estranhos conjuntivais, desepitelizações da córnea (Figura 11.12), as queimaduras químicas, térmicas e elétricas. São lesões graves que requerem tratamento urgente para evitar maiores sequelas e serão motivo de capítulos específicos neste livro.

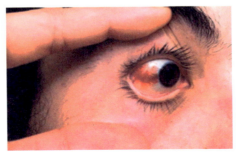

Figura 11.11 – *Hemorragia conjuntival.*
Fonte: Acervo da autora.

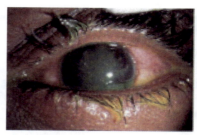

Figura 11.12 – *Desepitelização da córnea. Observar a área corada com colírio de fluoresceína.*

Fonte: Acervo da autora.

Conclusão

O OV representa a congestão de vasos conjuntivais, episclerais e esclerais decorrentes de processos infecciosos e inflamatórios em conjuntiva, córnea, esclera e pálpebras. Pode estar presente em inúmeras entidades, muitas delas graves e capazes de acarretar prejuízo visual definitivo se não forem tratadas precocemente.

O diagnóstico diferencial requer uma história detalhada e um exame ocular externo minucioso. Por vezes, o exame oftalmológico complementar se tornará necessário.

Pontos de destaque

- OV é um dos achados mais frequentes em oftalmologia, podendo estar presente em processos infecciosos e inflamatórios de praticamente todas as estruturas do olho.
- Quando associado a processo doloroso, pode estar relacionado com uveítes, úlceras ou outras lesões de córnea, que devem ser avaliadas com urgência.
- As conjuntivites são as principais causas de OV e podem ser classificadas quanto ao tempo de aparecimento em neonatais, agudas e crônicas.
- Quanto à etiologia, podem ser de origem bacteriana, viral, alérgica, por clamídia, associada a doenças sistêmicas e alterações palpebrais.
- Os principais sinais e sintomas consistem em OV, lacrimejamento, secreção, prurido, sensação de corpo estranho, edema de conjuntiva e de pálpebras. Podem apresentar gânglios satélites e quadros hemorrágicos de conjuntiva.
- Trauma e doenças sistêmicas podem apresentar OV.

Questões

1. **Criança de 5 anos apresenta quadro gripal e gânglios pré-auriculares há 10 dias. O OE apresenta pálpebras discretamente edemaciadas, lacrimejamento, OV difuso, sensação de corpo estranho e fotofobia há 7 dias. Nega dor, prurido ocular ou alergias. Refere boa saúde e desconhece doenças hereditárias na família. Sua visão praticamente não se modificou. Qual é a resposta correta com relação ao caso?**

   A. Conjuntivite bacteriana.

   B. Conjuntivite alérgica.

   C. Conjuntivite viral.

   D. Uveíte.

   E. Nenhuma das anteriores.

2. **Criança de 5 anos apresenta OV há 5 dias em ambos os olhos. Apresenta pálpebras discretamente edemaciadas, lacrimejamento, OV difuso com secreção mucopurulenta. Nega dor, prurido ocular ou alergias. Refere boa saúde e desconhece doenças hereditárias na família. Sua visão praticamente não se modificou. Qual é a resposta correta com relação ao diagnóstico do caso?**

   A. Conjuntivite bacteriana.

   B. Conjuntivite alérgica.

   C. Conjuntivite viral.

   D. Uveíte.

   E. Nenhuma das anteriores.

3. **Criança de 5 anos apresenta OV há 5 dias em ambos os olhos. Refere dor articular em joelhos há pelo menos 6 meses. Apresenta pálpebras discretamente edemaciadas, dor em OE e OV com predomínio ao redor da córnea. Nega secreção mucopurulenta, prurido ocular ou alergias. Desconhece doenças sistêmicas ou hereditárias. A visão de OE piorou muito. Qual é a resposta correta com relação ao caso?**

   A. Conjuntivite bacteriana.

   B. Conjuntivite alérgica.

   C. Conjuntivite viral.

   D. Uveíte.

   E. Nenhuma das anteriores.

4. Criança de 5 anos apresenta OV há 1 dia em OD. Refere tratamento para alergia e esteve na casa da avó, onde brincou com o gatinho. Apresenta pálpebras e conjuntiva de OD edemaciadas, prurido e OV difuso. Nega secreção mucopurulenta. Desconhece doenças sistêmicas ou hereditárias. Qual é a resposta correta com relação ao diagnóstico do caso?

   A. Conjuntivite bacteriana.
   B. Conjuntivite alérgica.
   C. Conjuntivite viral.
   D. Uveíte.
   E. Nenhuma das anteriores.

5. Correlacione as quatro imagens e os diagnósticos. Assinale a sequência correta.

   a. Conjuntivite bacteriana.
   b. Conjuntivite alérgica.
   c. Conjuntivite viral.
   d. Uveíte.
   e. Nenhuma das anteriores.

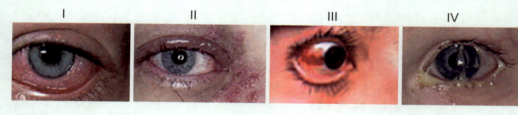

   A. Ia; IIb; IIIc; IVd.
   B. Ib; IIc; IIIe; IVa.
   C. Id; IIc; IIIa; IVb.
   D. Ia, IIb, IIIe; IVc.
   E. Nenhuma das anteriores.

Respostas:

1. Alternativa: C. Se for considerada a Figura 11.2, de diagnóstico diferencial de OV, chegar-se-á ao diagnóstico de conjuntivite viral, o que é confirmado pela história clínica sugerindo um quadro viral anterior.

2. Alternativa: A. Se for considerada a Figura 11.2, de diagnóstico diferencial de OV, a conjuntivite bacteriana é o diagnóstico esperado. Corroboram o diagnóstico o fato de apresentar OV difuso e não cursar com dor ou doença sistêmica associada. Embora possa estar associado, o prurido não é significativo.

3. Alternativa: D. Nas uveítes, a hiperemia se dá ao redor da córnea, em geral com dor e baixa acuidade visual importante. O paciente foi encaminhado para avaliação com reumatologista.

4. Alternativa: B. Se for considerada a Figura 11.2, de diagnóstico diferencial de OV, a conjuntivite alérgica é o diagnóstico esperado. Corroboram o diagnóstico o fato de apresentar prurido, edema conjuntival e palpebral, ter passado alérgico e ter entrado em contato com pelo de animal. O OV é difuso e não cursa com dor.

5. Alternativa: B: Ib; IIc; IIIe; IVa.

I. Conjuntivite alérgica.

II. Conjuntivite por herpes simples.

III. Hemorragia conjuntival.

IV. Conjuntivite bacteriana.

Referências bibliográficas

1. Alves MR, Santo RM, Crestana FP, Blasbalg FT. Afecções da conjuntiva. In: Graziano RM, Polati M, Crestana ABU (coords.). Oftalmologia. Coleção Pediatria do Instituto da Criança do Hospital da FMUSP. Barueri: Manole; 2013.
2. Muñoz EH, Nishiwaki-Dantas MC, Alves MR, Freitas D, Achcar CAM. Doenças da conjuntiva. In: Graziano RM, Zin A, Nakanami CR, Debert I, Verçosa IC, Sá LC, Moraes NS (coords.). Oftalmologia para o pediatra. Série Atualizações Pediátricas – SPSP. São Paulo: Atheneu; 2009.
3. Santo RM. Diagnóstico diferencial do olho vermelho. In: Graziano RM, Polati M, Crestana ABU (coords.). Oftalmologia. Coleção Pediatria do Instituto da Criança do Hospital da FMUSP. Barueri: Manole; 2013.
4. Urbano AP, Urbano AP, Urbano I, Kara José N. Episclerites e esclerites. Arq Bras Oftalmol. 2002;65(5).
5. Prajna V, Rajamani M. Conjuntiva and subconjuntival tissue. In: Hoyt CS, Taylor D. Pediatric ophthalmology and strabismus. 4. ed. Philadelphia: Elsevier Saunders; 2013.

Capítulo 12

A criança que aparentemente não enxerga: o que fazer?

Sung Eun Song Watanabe

Objetivos do texto

A visão é um sentido importante para as conexões cerebrais da criança e sua interação com o mundo. E a criança com baixa visão pode apresentar comprometimento no seu desenvolvimento global, dependendo da gravidade e da idade no momento da manifestação da deficiência visual.[1-3] Porém, enxergar constitui uma ação complexa, e cada criança com baixa visão tem sua capacidade de ver e agir.

Este capítulo tem o objetivo de auxiliar o pediatra a fornecer as primeiras orientações aos pais/responsáveis após a suspeita de deficiência visual. As informações envolvem como avaliar e quantificar a deficiência visual, identificar as estruturas envolvidas e orientar os familiares na busca do tratamento e do acompanhamento.

Investigação funcional

A avaliação do pediatra diante do questionamento dos pais quanto à dificuldade visual do filho envolve reconhecer comportamentos suspeitos, ouvir e avaliar o relato dos familiares e examinar a criança com ferramentas de que dispõe, incluindo testes complementares.

A avaliação do comportamento visual da criança vai além da sala do consultório. O interesse pelo olhar, o seguimento, a reação à claridade, a postura junto aos familiares e o andar podem ser avaliados desde a sala de espera. É importante valorizar o relato dos pais, pois a identificação precoce e o tratamento adequado podem melhorar o prognóstico visual.

Independentemente da condição clínica causal, a cegueira total em crianças é muito rara. As funções visuais apresentam diferentes tempos de desenvolvimento, portanto, dependendo da idade da criança, algumas funções visuais podem ser melhoradas com a idade.[4]

Inicialmente, é importante buscar informações da condição visual e a sua etiologia (Figura 12.1). Dessa maneira, alguns sinais oculares sugerem a baixa visão da criança e podem ser avaliados durante a consulta médica:
- Pouca reação à luz.
- Presença de nistagmo.
- Ausência de seguimento de objeto que se move.
- Dificuldade de identificar objetos ou imagens distantes (crianças verbais).

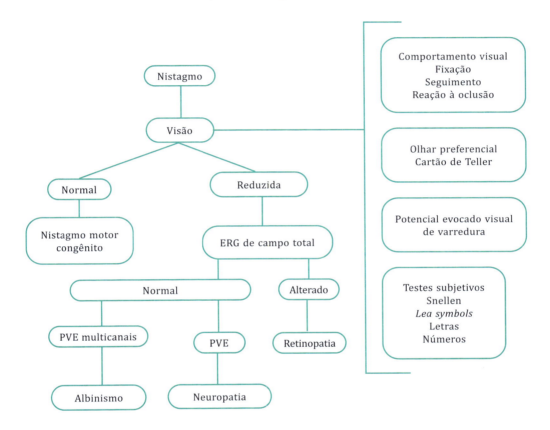

Figura 12.1 – *Fluxograma de investigação em casos suspeitos de baixa visão e presença de nistagmo.*

ERG: eletrorretinograma; PVE: potencial visual evocado.
Fonte: Elaborada pela autora.

Os exames adicionais podem ser solicitados conforme a condição clínica, o grau de compreensão e a colaboração da criança.

Os testes funcionais podem ser objetivos e subjetivos. Os objetivos são exames eletrofisiológicos que avaliam a atividade elétrica das estruturas oculares e da via visual central. Para crianças não verbais ou com atraso cognitivo, são os mais indicados. Os principais testes objetivos são o potencial visual evocado (PVE) e o eletrorretinograma (ERG).

O PVE consiste na medida da atividade elétrica cortical, que indica o processamento da via visual a partir da área central da retina até o córtex occipital. O exame é realizado utilizando eletrodos de pele adaptados ao couro cabeludo, sem necessidade de dilatação pupilar, utilizando-se estímulos padronizados (tabuleiro de xadrez) para PVE por padrões reversos ou *flashes* de luz, quando for PVE por *flash*. O PVE de varredura é realizado com estímulos em grades e possibilita a medida da acuidade visual sem a necessidade de informação verbal da criança. No PVE multicanais, é utilizado o mesmo estímulo de PVE por padrões reversos, porém os eletrodos da região occipital são adaptados nos dois hemisférios, o que possibilita a medida isolada por hemisfério.[5]

O ERG de campo total consiste na avaliação da função retiniana por meio da captação da resposta elétrica gerada pelas células que compõem a retina (bastonetes, cones, bipolares e ganglionares). O ERG de campo total é indicado nas doenças que afetam a retina, como distrofias retinianas, infecções, maculopatias, toxicidade ocular por medicamentos, entre outras.[5]

O ERG multifocal consiste na avaliação funcional da mácula, região central da retina responsável pela visão de nitidez e leitura. Em muitos casos, é utilizado como complemento do ERG de campo total para avaliação completa da retina.

Caso clínico 1

Paciente de 6 meses de idade, do sexo masculino, nascido de gestação e parto a termo sem intercorrência. Pais notaram tremor dos olhos desde o nascimento e falta de interesse visual. Desenvolvimento motor adequado para a idade. Os pais suspeitaram de baixa visão por seu comportamento visual, como ausência de contato visual durante a mamada, sem preferência de olhar para objetos, ausência de seguimento de pessoas ou objetos em movimento, ausência de reação corporal diante de mudanças bruscas de iluminação e direcionamento do olhar guiado apenas pelo som.

Exames de imagem, como ultrassonografia cerebral e ressonância magnética, demonstraram resultados normais. Exame oftalmológico mostrou estruturas do segmento anterior dentro da normalidade, disco óptico com aspecto normal e retina com hipopigmentação difusa e aspecto granular do epitélio pigmentado da retina.

A suspeita inicial é de doença retiniana, especificamente distrofia de origem genética. Foi realizado o exame de ERG de campo total, que confirmou a disfunção retiniana do paciente (Figura 12.2). A principal hipótese diagnóstica do caso é de amaurose congênita de Leber. A família foi encaminhada para avaliação genética, e a criança, para a estimulação visual.

Estimulação visual

O objetivo da estimulação visual consiste em proporcionar habilidade para o uso da visão residual e estimular a melhor funcionalidade visual em todos os seus aspectos na interação com o seu ambiente. A avaliação com profissionais especializados visa a identificar como e quais objetos a criança percebe mais facilmente. Assim, os objetos de interesse são utilizados na sua rotina, facilitando a aquisição das importantes etapas de seu desenvolvimento global (neuropsicomotor).[3]

Consciência, atenção, localização e reconhecimento compreendem as características utilizadas durante a estimulação visual e permitem à criança compreender, juntar todas as informações adquiridas e antecipar situações.[6]

A estimulação visual constitui uma terapia que deve ser individualizada, e a interação dos pais e cuidadores compreende um ponto crucial para a boa evolução da criança (Figura 12.3).

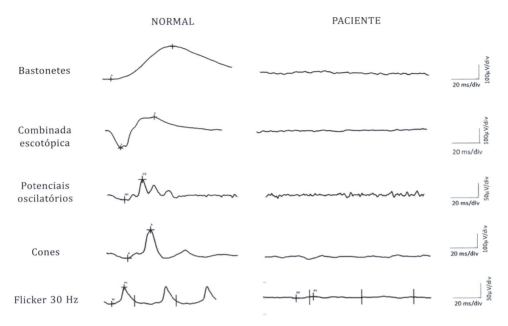

Figura 12.2 – *Gráfico do eletrorretinograma de campo total comparando indivíduo com retina normal e o paciente do caso clínico 1. O registro do paciente mostra redução importante da resposta elétrica da retina.*

Fonte: Elaborada pela autora.

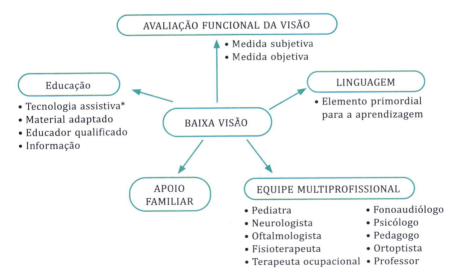

Figura 12.3 – *Esquema dos elementos envolvidos na condução de paciente com baixa visão.*

*Tecnologia assistiva: conjunto de atividades e ferramentas utilizadas para proporcionar ou ampliar habilidades funcionais de pessoas com deficiência visual. Podem ser recursos de magnificação, como óculos de alta dioptria, lupas, telescópios ou treinamento de leitura e orientação espacial.

Fonte: Elaborada pela autora.

Caso clínico 2

Paciente do sexo feminino, nascida a termo, com diagnóstico de agenesia de septo pelúcido, hipoplasia de disco óptico bilateral desde os 4 meses de idade e que apresenta atraso de desenvolvimento neurológico.

A estimulação visual precoce foi iniciada logo aos 6 meses de idade e o planejamento terapêutico realizado pela equipe formada por oftalmologista, fisioterapeuta, terapeuta ocupacional e fonoaudióloga.

As primeiras avaliações funcionais da visão mostraram fixação e seguimento fugaz, redução de campo visual, menor controle da cabeça e boa coordenação olho-mão. Diante do quadro clínico, o tratamento inicial foi direcionado ao controle cervical, para desenvolvimento da parte motora, aliado ao estímulo visual. Posteriormente, novas terapias foram indicadas de acordo com a evolução e as dificuldades apresentadas. Aos 3 anos, as prioridades foram direcionadas para percepção corporal, coordenação dos movimentos em atividades bimanuais, estimulação sensorial tátil com texturas e do sistema vestibular e proprioceptivo. Aos 4 anos, novos planos foram introduzidos, com maior atenção para comunicação expressiva, atividades de lateralidade (orientação espacial), atividades de equilíbrio e adaptação do material escolar. Hoje, a paciente mantém o acompanhamento regular, e a participação ativa da família permite o desenvolvimento de forma natural e de acordo com o quadro clínico (Figura 12.4).

Baixa visão e estimulação visual

4 meses
- Agenesia de septo pelúcido
- Hipoplasia de nervo óptico
- Atraso cognitivo

6 meses
- Estimulação visual: fixação e seguimento visual

1 ano
- Fisioterapia: controle motor aliado ao estímulo visual
- Estimulação visual: seguimento e estimulação de campo visual

2 anos
- Terapia ocupacional: estimulação tátil e olfativa
- Fonoterapia: linguagem, estimulação oral

3 anos
- Terapia ocupacional: coordenação dos movimentos, propriocepção, estimulação sensorial
- Fonoterapia: linguagem

4 anos
- Terapia ocupacional: atividades bimanuais e adaptação de material escolar
- Musicoterapia: comunicação verbal e corporal
- Orientação e mobilidade: familiarização e rastreamento de ambiente
- Fonoterapia: comunicação e linguagem
- Psicoterapia: apoio aos pais.

Figura 12.4 – *Programa de estimulação visual da paciente do caso clínico 2 com quadro de agenesia de septo pelúcido e hipoplasia de nervo óptico.*

Fonte: Elaborada pela autora.

Conclusão

É comum que o pediatra seja o primeiro profissional que os pais procuram quando suspeitam de que seu filho apresenta algum problema visual. E ele deve ser o profissional que oferece informações e apoio sobre qualquer condição médica. Incentivar os pais a observar o comportamento da criança em diferentes ambientes e atividades pode trazer informações necessárias para entender a condição visual da criança. Recorrer a profissionais qualificados também oferece suporte para o progresso do tratamento.

Pontos de destaque

- O pediatra pode ser o primeiro profissional a identificar ou suspeitar a deficiência visual.
- Identificar a baixa visão envolve informação fornecida pelos pais, avaliação do comportamento visual e exame clínico.
- Investigar a função visual inclui testes objetivos (eletrofisiológicos) e subjetivos. Os exames devem ser solicitados de acordo com a suspeita diagnóstica, a idade, a condição clínica e a colaboração.
- Estimulação visual permite desenvolvimento global adequado e deve ser personalizada para cada criança com baixa visão. Uma equipe multiprofissional oferece competência necessária para melhor tratamento.

Questões

1. **Criança com 4 meses de idade, prematura de 33 semanas com suspeita de deficiência visual e exames neurológicos normais. Quais são os exames indicados para confirmar a condição visual do paciente?**

   A. Eletrorretinograma multifocal.

   B. Eletrorretinograma de campo total.

   C. Potencial visual evocado por *flash*.

   D. Potencial visual evocado de varredura.

2. **Pais referem que a criança de 2 anos tem tropeçado com frequência. Qual a conduta nesse caso?**

   A. Avaliar com os pais se a criança apresenta outras dificuldades visuais, como não identificar objetos distantes, hipersensibilidade à claridade e se esbarra em objetos. Caso positivo, encaminhar para oftalmologista e solicitar exame de eletrorretinograma de campo total.

   B. Encaminhar para neurologista e solicitar exame de ressonância magnética de crânio.

C. Investigar as condições clínicas, inclusive neurológica, e encaminhar para ortopedista.

D. Avaliar com os pais se a criança apresenta outras dificuldades visuais, como não identificar objetos distantes, hipersensibilidade à claridade e se esbarra em objetos. Caso positivo, encaminhar para estimulação visual.

3. **Criança prematura com quadro de hemorragia cerebral e hipóxia neonatal. Aos 9 meses, não fixa, não mostra interesse por brinquedo e se assusta facilmente com qualquer barulho ou toque. Quadro neurológico controlado e tratamento com anticonvulsivante. Qual o possível diagnóstico?**

A. Erro refrativo, descolamento de retina e ceratocone.

B. Atrofia do nervo óptico, alta hipermetropia e deficiência visual cortical.

C. Deficiência visual cortical, retinopatia da prematuridade e erro refrativo.

D. Retinopatia da prematuridade, glaucoma congênito e erro refrativo.

Respostas:

1. Alternativa: D. A avaliação visual deve ser realizada com a idade corrigida. Assim, para bebês de 2 meses de idade, não se indicam exames subjetivos pela imaturidade. O PVE de varredura é o teste indicado para a medida objetiva da acuidade visual.

2. Alternativa: A. Quadro de distrofia hereditária retiniana pode se manifestar com alteração de campo visual e perda de visão de profundidade. É importante conversar com os pais/responsáveis sobre a manifestação de outros sintomas visuais e descartar doença da retina com ERG de campo total.

3. Alternativa: C. Hemorragia cerebral e hipóxia prejudicam a maturação das estruturas do sistema visual e promovem deficiência visual. A formação da vasculatura retiniana e o crescimento do bulbo ocular são comprometidos na prematuridade e favorecem a formação de retinopatia da prematuridade e alta miopia.

Referências bibliográficas

1. Berk LE. Child development. Boston: Allyn & Bacon; 2006.
2. Droste PJ, Archer SM, Helveston EM. Measurement of low vision in children and infants. Ophthalmol. 1991;98(10):1513-18.
3. Sampaio MW, Haddad MAO, Costa Filho HA, Siaulys MOC. Baixa visão e cegueira: os caminhos para reabilitação, a educação e a inclusão. Rio de Janeiro: Cultura Médica; 2010.
4. Brémond-Gignac D, Copin H, Lapillonne A, Milazzo S. Visual development in infants: physiological and pathological mechanisms. Curr Opin Ophthalmol. 2011;22(1):S1-S8.
5. ISCEV. Visual electrodiagnostics: a guide to procedures [acesso em 20 maio 2020]. Disponível em: http://www.iscev.org/standards/proceduresguide.html.
6. RNIB. Information about vision impairment guide for parents [acesso em 20 maio 2020]. Disponível em: https://www.rnib.org.uk/children-young-people-and-families/resources-parents-blind-or-partially-sighted.

Capítulo 13

A criança que pisca muito e fecha os olhos na claridade: o que pode ser?

Iara Debert

Objetivo do texto

Este capítulo abordará as principais hipóteses diagnósticas que devem ser investigadas diante de uma criança com piscar excessivo e/ou que fecha os olhos na claridade.

Introdução

A função primordial do piscar é manter a superfície ocular lubrificada, permitindo conforto e boa qualidade da visão. O piscar promove um filme lacrimal estável, que atua como superfície óptica, proporcionando visão nítida. Além disso, o reflexo de piscar protege os olhos de corpos estranhos, infecções e luminosidade excessiva. Contribui também para que as estruturas oculares sejam nutridas adequadamente, quando em contato com o filme lacrimal. Outra função fundamental do piscar consiste em direcionar as lágrimas da superfície ocular para o seu sistema de drenagem, evitando o lacrimejamento excessivo e contribuindo para a limpeza dos olhos.

A frequência do piscar é baixa no recém-nascido, aproximadamente duas vezes por minuto, aumentando progressivamente com o crescimento da criança e atingindo aproximadamente dez vezes por minuto na adolescência, o que se mantém na vida adulta.

Caso clínico

- História:
  - Idade: 30 meses.

- Sexo: masculino.
- Pais notaram piscar excessivo e fechamento do olho esquerdo quando exposto ao sol nas últimas 2 semanas.

- Antecedentes oculares:
  - Consulta oftalmológica de rotina aos 12 meses de idade com resultado normal e orientação para a próxima avaliação de rotina aos 36 meses.

- Antecedentes pessoais:
  - Gestação sem intercorrências, parto normal a termo, ausência de intercorrências neonatais, desenvolvimento neuropsicomotor adequado para a idade, sem doenças associadas ou uso de medicações.

- Antecedentes familiares:
  - Pai tem miopia desde os 8 anos; mãe fez exercícios ortópticos na infância e adolescência; avó paterna tem glaucoma; e avô materno teve descolamento de retina.

- Questionário respondido pelos pais (SIM ☒, NÃO ☐):
  - Dificuldade para enxergar ☐
  - Nistagmo (olhos "dançando") ☐
  - Ptose (pálpebra caída) ☐
  - Estrabismo convergente (olho desviado para dentro) ☐
  - Estrabismo divergente (olho desviado para fora) ☐
  - Estrabismo vertical (olho desviado no plano vertical) ☐
  - Pálpebras vermelhas ou inflamadas ☐
  - Olhos vermelhos ☐
  - Secreção ocular ☐
  - Coceira nos olhos ☐
  - Ardor ocular ☐
  - Dor ocular ☐
  - Lacrimejamento ☐

- Exame oftalmológico:
  - Acuidade visual aferida por tabela de símbolos infantis: olho direito 0,5; olho esquerdo 0,5; binocular 0,5.
  - Exame ocular externo normal em ambos os olhos: ausência de ptose, hiperemia ou edema palpebral.
  - Reflexo fotomotor direto e consensual presentes em ambos os olhos, sem defeito pupilar aferente relativo.
  - Exame da motilidade ocular: desvio divergente intermitente com fixação para longe e desvio divergente latente para perto. Preferência de fixação pelo olho direito. Ausência de limitação aos movimentos oculares.
  - Biomicroscopia normal em ambos os olhos: ausência de corpo estranho, ausência de hiperemia conjuntival, córnea transparente, sem defeito epitelial.
  - Refração sob cicloplegia: +2,00 dioptrias esféricas (hipermetropia) em ambos os olhos.
  - Fundo de olho normal em ambos os olhos: disco óptico corado e com limites nítidos, máculas e vasos sem alterações, ausência de sinais de retinopatia.

Discussão

O piscar excessivo nas crianças compreende um motivo frequente de encaminhamento ao oftalmologista pediátrico. Uma história detalhada ajuda a guiar a investigação para as principais hipóteses diagnósticas. O exame físico minucioso permite afastar hipóteses diferenciais e conduzir ao diagnóstico mais provável.

É importante que os pais/responsáveis descrevam como são os episódios de piscar, pois comumente a criança não manifesta os episódios durante a consulta. Vídeos gravados pelos pais são úteis para obter mais detalhes do padrão do piscar. O piscar excessivo, em geral, manifesta-se em alta frequência, em padrão que não parece normal, podendo envolver um ou ambos os olhos. Pode se manifestar com a intensidade de um piscar normal ou com mais força que o esperado para um fechamento suave dos olhos.

O piscar excessivo pode estar associado a diferentes causas. Pode ser um sinal de algum problema na superfície ocular, nos cílios ou nas pálpebras. Em algumas crianças, está relacionado com o aparecimento ou o aumento do grau para óculos, ou, também, com um quadro de estrabismo intermitente. Além disso, pode ser causado por situação de estresse ou surgir associado a tiques. De frequência menos comum, pode estar relacionado com doença neurológica. O exame oftalmológico possibilita diferenciar as principais causas.

O exame de biomicroscopia com lâmpada de fenda mostra se há inflamação da borda palpebral, sinais de alergia ocular ou algum machucado na córnea, bem como se há algum corpo estranho na superfície ocular ou até mesmo escondido na pálpebra. Cílios que nascem invertidos e direcionam-se para a córnea também são causa de piscar excessivo.

O quadro de ressecamento ocular deve ser investigado, sendo comum em crianças que passam períodos prolongados em uso de telas, como computador, videogame, *tablet* e celular. Durante essas atividades, há uma diminuição involuntária da frequência do piscar. O piscar é fundamental para a lubrificação da superfície ocular. Durante a leitura prolongada ou com o olhar concentrado na tela dos videogames, a lubrificação da córnea e da conjuntiva pode ser insuficiente, resultando no quadro de piscar excessivo, que está associado a desconforto visual, ardor e lacrimejamento. Para evitar esses sintomas, é importante fazer pausas durante essas atividades e, também, orientar as crianças para que pisquem voluntariamente. Particularmente em locais com ar-condicionado, o quadro de desconforto se acentua, em razão da baixa umidade do ambiente.

O exame de refração é realizado para avaliar se há grau para óculos, fazendo também parte da investigação do quadro de piscar. O exame é feito com colírio cicloplégico, que paralisa a acomodação (focalização da imagem), permitindo avaliar se o motivo do piscar está associado a uma tentativa de espremer os olhos de modo intermitente para ver melhor.

A pesquisa de estrabismo é fundamental na propedêutica do quadro de piscar. Em estrabismos intermitentes, é comum a criança piscar de maneira voluntária ou involuntária na tentativa de alinhar os olhos. O exame do alinhamento ocular é feito com a criança fixando um alvo para longe e outro para perto. Algumas crianças podem apresentar o desvio somente quando olham para longe, e outras quando olham para perto. Os testes determinam também se o desvio é constante, intermitente ou latente. A exotropia intermitente é um tipo de desvio divergente, frequentemente associado ao quadro de fechamento de um dos olhos na claridade. Alguns estrabismos manifestam-se somente quando o examinador faz testes para descompensar o alinhamento entre os olhos. Os movimentos oculares são examinados nas diversas posições à procura de limitações de movimento que também podem estar associadas ao quadro de piscar.

O piscar excessivo pode também ser um tique. Para considerar esse diagnóstico, é importante que todas as outras causas tenham sido afastadas. O tique pode ser causado por estresse, cansaço intenso, ansiedade ou outras causas não reconhecidas. Ocorre, em geral, simultaneamente nos dois olhos – em meninos duas vezes mais que em meninas e, em média, por volta dos 5 anos. Trata-se de condição benigna com resolução espontânea na maior parte dos casos. A avaliação com o neuropediatra é indicada quando há outros movimentos associados ao piscar (incluindo boca, nariz, face, pescoço, cabeça) ou sinais clínicos adicionais.

Outras doenças oculares que devem ser lembradas na criança que apresenta fotofobia ou olhos sensíveis à luminosidade são distrofias corneanas, distrofias retinianas e uveítes.

Conclusão e tratamento recomendado

A história detalhada e o exame físico cuidadoso permitiram fazer o diagnóstico do caso clínico apresentado: exotropia intermitente.

Essa condição é um estrabismo do tipo divergente, que se manifesta de modo intermitente e pode ter variação quanto à sua magnitude, de acordo com a distância do alvo que a criança está fixando. Algumas crianças fecham o olho desviado na claridade. No caso apresentado, os pais não notaram estrabismo e não referiram nenhum dos sinais oculares do questionário. O que chamou a atenção dos pais foi o piscar excessivo e o fechamento do olho esquerdo na luz. Por tratar-se de um desvio intermitente e que pode desaparecer de acordo com a distância de fixação, é comum não ser notado facilmente. Os exames de acuidade visual, biomicroscopia, refração e fundo de olho estavam normais. O tratamento foi feito com oclusão (tampão ocular) para evitar a supressão do olho desviado e estimular a binocularidade. De acordo com a evolução e o controle do desvio, são possibilidades de tratamento: óculos com prismas ou lentes negativas, exercícios ortópticos e cirurgia de estrabismo.

Pontos de destaque

Diante de uma criança que pisca muito e fecha os olhos na claridade, lembrar-se das principais hipóteses diagnósticas: olho seco, afecções da pálpebra, córnea ou conjuntiva, cílios invertidos, corpo estranho, tiques, estrabismo, erro refrativo, alergia ocular, distrofia retiniana, uveíte e doença neurológica.

Questões

1. **Em qual período da vida é mais baixa a frequência do piscar?**

   A. Período neonatal.

   B. Infância.

   C. Adolescência.

   D. Vida adulta.

2. **Com relação ao caso clínico descrito anteriormente, qual antecedente familiar pode ter relação com o quadro apresentado pela criança?**

   A. Pai: miopia desde os 8 anos.

   B. Mãe: exercícios ortópticos na infância e adolescência.

C. Avó paterna: glaucoma.

D. Avô materno: descolamento de retina.

3. **No caso clínico descrito, por qual motivo os pais da criança não notaram a presença de estrabismo?**

A. Desvio intermitente.

B. Desvio latente com fixação para perto.

C. Fechamento do olho desviado na claridade.

D. Todas as anteriores.

4. **O exame oftalmológico mostrou hipermetropia de +2,00 dioptrias esféricas em ambos os olhos. Qual foi a provável conduta com relação a esse achado?**

A. Óculos foram prescritos para melhorar a acuidade visual.

B. Óculos foram prescritos para melhorar o desvio.

C. Óculos não foram prescritos porque não podem ser usados simultaneamente com o tampão.

D. Óculos não foram prescritos porque a hipermetropia de baixo grau é normal na criança.

5. **Qual das alternativas representa uma causa de piscar excessivo em crianças?**

A. Olho seco.

B. Corpo estranho na córnea.

C. Tique.

D. Todas as anteriores.

Respostas:

1. Alternativa: A. A frequência do piscar é baixa no recém-nascido e aumenta progressivamente com o crescimento.

2. Alternativa: B. Exercícios ortópticos são indicados para alguns casos de exotropia intermitente, levantando a hipótese de que a mãe da criança pode ter tido quadro semelhante.

3. Alternativa: D. Todas essas características dificultam que os pais notem o desvio. Os estrabismos manifestos e sem componente intermitente, por sua vez, são observados com maior facilidade pela família.

4. Alternativa: D. A hipermetropia de baixo grau é normal na criança. Os óculos, quando necessários, podem ser usados simultaneamente com a oclusão.

5. Alternativa: D. Todas as alternativas são causas de piscar excessivo em crianças. Além dessas, outras causas consistem em afecções da pálpebra, córnea ou conjuntiva, cílios invertidos, estrabismo, erro refrativo, alergia ocular, distrofia retiniana, uveíte e doença neurológica.

Bibliografia consultada

Hoyt CS, Taylor D. Pediatric ophthalmology and strabismus. 4. ed. Philadelphia: Elsevier Health Sciences; 2013.

Wright KW, Spiegel PH. Pediatric ophthalmology and strabismus. 2. ed. New York: Springer; 2003.

Capítulo 14

Movimentar os olhos frequentemente mesmo sem querer: é doença ou é um tique?

Luis Eduardo Morato Rebouças de Carvalho

Objetivos do texto

Abordar a conduta em relação aos movimentos oculares (voluntários ou não) que podem aparecer durante a infância. Destacam-se a relevância de uma cuidadosa anamnese e dos antecedentes pessoais e familiares, quais os exames necessários e a importância de uma abordagem multidisciplinar.

Introdução

Movimentos involuntários, oscilatórios ou não, constituem um grupo de sinais que se mostram desafiadores no exame de crianças. A prioridade do exame oftalmológico é determinar se essa manifestação reflete um distúrbio motor (compatível com boa acuidade visual) ou uma anormalidade da via óptica (com comprometimento do desenvolvimento visual) ou, ainda, o envolvimento do sistema nervoso central com ou sem a concomitância de déficit neurológico (malformações, distrofias, tumores etc.).

O termo "nistagmo" é utilizado para descrever movimentos oculares oscilatórios, rítmicos e repetitivos. A palavra provém do grego – *nystagmos* – e faz referência aos lentos movimentos da cabeça, realizados por uma pessoa que adormece sentada. Os movimentos oscilatórios, não rítmicos, são denominados movimentos nistagmoides.

A cronologia do aparecimento e da manifestação das oscilações guarda estreita relação com as características clínicas e com o fator etiológico.[1]

Apresentação do caso clínico

- Identificação: V.S.V., 6 anos, masculino, natural e procedente de Sorocaba/SP.
- Quadro clínico (QD): tremor em ambos os olhos (AO) a partir do momento em que desmamou. Apresenta piscar excessivo e espreme os olhos para ler e ver televisão.
- História pregressa da moléstia atual (HPMA): mãe refere que o filho apresenta tremor nos olhos desde o 5º mês de vida, período coincidente com o término da amamentação. Desde então, observou melhora espontânea, mas ainda percebe que o filho pisca excessivamente e faz estreitamento das pálpebras quando submetido a esforço visual. Veio por recomendação da escola, uma vez que tem havido dificuldade no aprendizado e suspeita de discreto atraso no desenvolvimento neuropsicomotor (redução na coordenação motora fina).
- Antecedentes pessoais (AP): gestação a termo (39 semanas); parto cesariana, sem intercorrências; nega doenças próprias da infância.
- Antecedentes familiares (AF): nada digno de nota (n.d.n.).
- Exame oftalmológico:
  - Acuidade visual (AV) sem correção (sc).
  - OD: 20/60 parcial.
  - OE: 20/80 parcial.
- Refração estática (sob cicloplegia):
  - OD +0,50 de X –1,25 dc 165.
  - OE +0,75 de X –2,00 dc 175.
- AV com correção óptica (cc):
  - OD 20/40.
  - OE 20/60.

  Observação: a melhora da AV com a interposição da correção óptica trouxe redução da movimentação dos olhos.
- Reflexos pupilares (fotomotor direto e consensual): presentes e normais em AO.
- À ectoscopia, observa-se nistagmo pendular de média frequência e baixa amplitude, que se mantém em todas as posições do olhar, mas parece ser bloqueado em convergência.
- Biomicroscopia: normal em AO.
- Fundoscopia: normal em AO.

Ao teste ortóptico, foi identificada ortotropia (ausência de desvio) na posição primária do olhar e esotropia para perto (ET 20$^\Delta$ dioptrias prismáticas). Merece destaque a ausência de movimentação na tentativa das lateroversões (Figura 14.1).

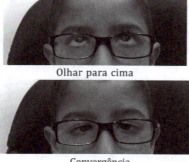
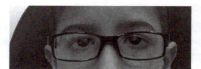

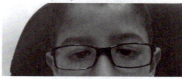

Figura 14.1 – Teste ortóptico.

Fonte: Acervo do autor.

Discussão

Ao se analisar as características clínicas apresentadas, pode-se justificar alguns dos relatos feitos pela mãe da criança. Inicialmente, merece destaque a percepção dos movimentos frequentes apresentados a partir do 5º mês de vida. Sabe-se que nas primeiras 6 semanas, a posição dos olhos pode variar, de modo que o diagnóstico de movimentos anormais durante esse período não é seguro e preditivo.[2]

Contudo, o exame das pupilas é muito importante, pois, a partir da 29ª semana de gestação, o reflexo à luz estará presente; isso acontece independentemente do estado mental da criança. Uma resposta anormal (em geral lenta) ou ausente é muito sugestiva de comprometimento da via óptica anterior (deve-se observar bem o aspecto do nervo óptico). No caso clínico descrito neste capítulo, o exame das pupilas se mostrou normal e sugere integridade da via óptica; porém, vale destacar que o reflexo de piscar e a resposta à luz têm sua origem no tronco encefálico e, portanto, podem estar normais em uma criança corticalmente cega.[2]

Tópico importante é a avaliação do erro refrativo, pois, além do prejuízo inerente à falta de nitidez da retina, existem associações que podem ser sugestivas de outros problemas (p. ex., alta hipermetropia pode estar associada à amaurose congênita de Leber, e miopia, incomum no 1º ano de vida, pode estar relacionada com retinopatia da prematuridade ou lesão retiniana).[3] A proposta de uso da correção óptica se mostrou válida, pois diminuiu a manifestação do nistagmo. Vale destacar que a melhora da nitidez da imagem, no plano da retina, favorece a visão e a estereopsia.[4]

Para ocorrer visão foveal, o movimento dos olhos deve ser menor que 5°/segundo. Os movimentos oculares com velocidade maior que 4 a 5°/segundo interferem na fixação e justificam a AV apresentada pelo paciente, pois, embora tenha ocorrido ganho visual com os óculos, os olhos apresentavam-se incessantemente móveis, o que certamente impedia uma visão melhor.[5]

No traçado resultante da eletronistagmografia, observa-se que há um platô ou aplanamento durante o breve período de fixação nos casos de nistagmo idiopático infantil. Ainda, verifica-se a existência de três fases distintas durante a história natural. Desde o nascimento até o 3º mês de vida, raramente se observam movimentos oscilatórios dos olhos, o que é compatível com a presença de nistagmo pequeno ou não visível.[6]

Classicamente, o nistagmo tem sido dividido, de acordo com a manifestação clínica, em duas amplas formas. A primeira engloba o nistagmo pendular, que ostenta velocidade aproximadamente igual em ambas as direções, frequentemente com componente em sacudida (*jerk*) no olhar excêntrico e com a fase rápida nessa direção e sentido. A outra, é representada pelo nistagmo sacádico (*jerk*), que se caracteriza por apresentar duas fases com velocidade distintas, isto é, com o movimento em um sentido reconhecidamente mais rápido que aquele no sentido inverso. A fase lenta é o movimento patológico, e a rápida é a corretiva. Desse modo, o nistagmo em sacudida é denominado de acordo com a fase rápida ou o movimento corretivo (p. ex., quando o nistagmo bate para a direita, a fase rápida se encontra nesse sentido).[5]

A complexidade envolvida na manifestação clínica motivou o registro dos movimentos oculares por meio de eletro-oculografia. Observaram-se três fases:

- Fase I (3º ao 5º mês): cursa com nistagmo de ampla amplitude (45° a 60°) e baixa frequência (0,75 a 1 Hz).
- Fase II (6º ao 8º mês): caracteriza-se por ondas simétricas, tipo pendular, de baixa amplitude (3°) e ampla frequência (6 Hz).
- Fase III (pode ou não acontecer): é verificada entre o 18º e o 24º mês de vida, revelando movimentos do tipo sacádico, com ondas lentas e ponto de bloqueio.[5]

Os termos *"jerk"* e "pendular" não refletem a complexidade das oscilações. Pelo menos 12 formas de comprimento de onda de nistagmo congênito, consistindo em movimentos em sacudida e pendulares, têm sido notadas nos sofisticados registros dos movimentos oculares. Não é incomum a associação com componente rotacional e, embora possa ser irregular, o nistagmo quase sempre é conjugado e horizontal e raramente vertical. Os movimentos oscilatórios podem, ainda, estar confinados em um só olho, ou ser marcadamente assimétricos.

Retomando o caso do paciente descrito, percebe-se que os relatos da mãe sobre o tempo de aparecimento do nistagmo (5º mês, coincidindo com o desmame) e a consequente melhora no decorrer do tempo se enquadram na descrição do nistagmo congênito.[6]

A literatura é pródiga na descrição dos nistagmos. Um trabalho publicado por Good *et al.* (2003) descreve um tipo de nistagmo transitório que ocorre em crianças antes de 2 meses e que pode subsistir até o 6º mês. Uma possível justificativa seria a imaturidade do sistema nervoso central e a instabilidade do controle motor.[3]

O nistagmo congênito raramente é relatado ao nascimento, sendo mais frequente entre a 8ª e a 12ª semana de vida e que, por vezes, pode não ser notado até a 20ª semana após o nascimento. Se o nistagmo não está presente nos cinco primeiros meses de vida, pode, então, ser classificado como adquirido.[3]

Atualmente, o nistagmo congênito pode ser elencado em:

- Nistagmo congênito motor.
- Nistagmo congênito sensorial.
- Nistagmo periodicamente alternante.
- Nistagmo latente.
- *Spasmus nutans*.

Mesmo na ausência de história de início neonatal e desde que certas características estejam presentes, o diagnóstico do nistagmo congênito é relativamente simples. Há oscilações bilaterais, grosseiramente simétricas em amplitude e frequência. A intensidade aumenta no olhar lateral, batendo para a direita na dextroversão e para a esquerda na levoversão. Vale destacar que o nistagmo motor tem predominância do movimento horizontal, o qual permanece no olhar para cima e para baixo. Essas características são notadas na descrição do exame clínico do caso descrito, o que reforça a sua classificação como nistagmo congênito motor.[7]

Apesar do ininterrupto movimento dos olhos, os portadores de nistagmo não se queixam de oscilopsia (percepção ilusória de movimento do ambiente) e quase sempre têm um ponto ou uma área em que os movimentos oscilatórios são minimizados (zona de bloqueio ou *null position*), o que pode variar um pouco para cada olho no momento da fixação. Esses pacientes podem assumir uma posição viciosa de cabeça (torcicolo) com o intuito de situar os olhos na posição em que as condições visuais mais se aproximem do normal. Outros mecanismos de bloqueio são o posicionamento dos olhos em posições extremas e em convergência (o que explica a melhor acuidade visual para perto). Ao contrário da zona de bloqueio, na qual a atividade eletromiográfica diminui, nas referidas manobras, há um aumento da atividade muscular. Faz-se necessário destacar a feliz coincidência do citado paciente, o qual apresentava em frente como a posição de menor atividade da musculatura externa ocular (do nistagmo), possibilitando, assim, a melhor visão sem a necessidade de torcicolo.[4]

A associação do nistagmo com estrabismo, em particular com a esotropia precoce e a limitação de abdução, é frequente. Essa situação foi inicialmente descrita por Ciancia em 1962 e denominada síndrome do nistagmo bloqueado.[8]

As oscilações induzidas pela oclusão monocular e caracterizadas por um movimento em sacudida com a fase lenta no sentido do olho coberto são chamadas de nistagmo latente.

Os movimentos são bilaterais e simétricos, similares em amplitude e frequência e atribuídos a distúrbio congênito oculomotor.[5]

Além da presença do nistagmo, falta analisar a ausência de movimentação dos olhos na tentativa de realizar as lateroversões e a presença da convergência. Ocasionalmente, as crianças com nistagmo têm um problema neurológico oculto, como nos casos de glioma do quiasma óptico,[9,10] leucomalácia periventricular[11,12] e doenças do tronco encefálico. O quadro clínico apresentado sugere a hipótese diagnóstica de oftalmoplegia internuclear. Trata-se de um distúrbio causado por lesão do fascículo longitudinal medial (FLM), que pode estar associada ao comprometimento do núcleo do VI nervo e/ou à formação reticular pontina paramediana. Caracteriza-se pelo impedimento de adução do olho ipsolateral à lesão e nistagmo do olho abdutor. O FLM é um trato de substância branca, via final comum e responsável por transmitir a informação vital para a coordenação de diferentes movimentos oculares (sacádicos, perse-cutórios lentos, reflexo vestibulococlear e interação entre todo o núcleo oculomotor); durante seu trajeto, passa próximo à linha média, atravessa a face ventral do tronco encefálico e atinge o mesencéfalo e o IV ventrículo na ponte e na medula.[13]

Embora a adução esteja impedida, alguns pacientes apresentam convergência normal; é a chamada dissociação da convergência. Quando presente, constitui um sinal extremamente útil, pois exclui miastenia *gravis*, paralisia oculomotora ou até mesmo uma paralisia isolada do músculo reto medial.[14] Serve também como localizador topográfico, pois sugere lesão do FLM abaixo do núcleo oculomotor.

Conclusão e tratamento recomendado

Ao serem analisados todos os passos, chega-se à conclusão de que se trata de quadro clínico fortemente sugestivo de oftalmoplegia internuclear ou, mais especificamente, paralisia do olhar conjugado horizontal. A HPMA revela atraso do desenvolvimento neuropsicomotor (DNPM), o que pode ser reflexo do comprometimento do tronco encefálico ou do mesencéfalo. As características clínicas destacadas, como evidência de nistagmo, adução ocular comprometida e presença de convergência, constituem o quadro clínico de comprometimento bilateral dos FLM e núcleos do VI nervo. A suposta etiologia é um dano (hipóxia, trauma de parto, infecções neonatais etc.) ocorrido durante a gestação. Em que pese haver avaliação neurológica normal, muitas vezes agressões transitórias ao desenvolvimento do sistema nervoso central podem repercutir na manifestação de quadro clínico descrito.

O tratamento deve se fundamentar na causa-base, destacando-se que, no caso do paciente apresentado, o uso da correção óptica (lentes de contato podem ser opção) e a postura de forma correta entre o pescoço e os olhos representaram conforto e melhora da visão. Isso explica o motivo pelo qual o nistagmo é menor quando o olhar é frontal, evitando-se a movimentação lateral dos olhos. A persistência da convergência permite a leitura em uma posição mais ade-quada (cerca de 40 cm dos olhos) e com nistagmo de menor intensidade.

Sabe-se que algumas medicações estimuladoras do sistema neurotransmissor inibitório (ácido gama-aminobutírico – GABA) ou depressoras desse mesmo sistema (glutamato) podem reduzir o nistagmo; porém, o frequente rebaixamento da atividade cortical se mostra como fator limitante.[15]

A toxina botulínica também pode ser uma opção, mas, para tal, há que se considerar a forma clínica de manifestação do nistagmo – quanto mais complexa, mais músculos envolvidos, além da necessidade de sedação para a aplicação em crianças.[16]

Por fim, a cirurgia do estrabismo pode representar uma valiosa opção terapêutica nos casos em que há posição de bloqueio associada a torcicolo ou excesso de convergência.[17]

130 OFTALMOLOGIA PEDIÁTRICA E OS DESAFIOS MAIS FREQUENTES

Pontos de destaque

Como pontos de destaque, pode-se apontar a observação de movimentos dos olhos de "maneira anormal" e involuntária, tanto por parte da responsável pelo menor quanto pelo pediatra envolvido no atendimento. A coleta cuidadosa da história (antecedentes gestacionais, história familiar etc.) e a verificação dos dados relacionados com o período neonatal são indispensáveis. Somam-se a isso a relevância do exame oftalmológico e os dados dele depreendidos para interagir com outras especialidades (neurologista, geneticista) e, assim, chegar à hipótese diagnóstica mais provável.

Questões

1. **Qual a importância do exame neonatal?**

2. **Até que idade pode haver incoordenação do olhar?**

3. **O nistagmo se apresenta da mesma forma ao longo do desenvolvimento da criança?**

4. **Quando realizar o exame oftalmológico?**

5. **Todo paciente com nistagmo tem visão subnormal?**

Respostas:

1. Possibilitar ao colega neonatologista recepcionar e examinar o recém-nascido. Além da avaliação física, ele considera os antecedentes familiares, a história da gestação e as circunstâncias do parto e do nascimento. A precocidade do atendimento possibilita a instituição de medidas diagnósticas e terapêuticas e o acompanhamento multidisciplinar.

2. Até os 6 meses de idade, pode haver pequenos desalinhamentos. Deve-se lembrar que, com 1 mês de idade, a criança deve ter reação pupilar à luz bem desenvolvida, com 2 meses a fixação estar presente e se iniciar a visão de cores. Aos 4 meses de idade, os movimentos de seguimento são notórios e, ao final do 6º mês de vida, há alinhamento ocular e convergência fusional (início da estereopsia ou visão binocular). O reconhecimento da face e expressões da mímica ocorre por volta dos 9 meses. Vale destacar que aqueles que não conseguem pegar brinquedos aos 6 meses ou não reconhecem as faces aos 11 meses devem ser encaminhados para um completo exame ocular.[18]

3. A manifestação clínica do nistagmo se dá de múltiplas formas, podendo transitar entre o nistagmo pendular (mesma velocidade e amplitude nos movimentos) e o nistagmo sacádico (em mola ou *jerk*). Ao longo do tempo, podem ocorrer mudanças no padrão clínico; em geral, há melhora com o tempo, fruto da maturação do sistema nervoso central e da natural mudança de fase. A denominada síndrome do nistagmo infantil cursa com:

– Fase I (3º ao 5º mês): cursa com nistagmo de ampla amplitude (45° a 60°) e baixa frequência (0,75 a 1 Hz).

– Fase II (6º ao 8º mês): caracteriza-se por ondas simétricas, tipo pendular, de baixa amplitude (3°) e ampla frequência (6 Hz).

– Fase III (pode ou não acontecer): é verificada entre o 18º e o 24º mês de vida, revelando movimentos do tipo sacádico, com ondas lentas e posição de bloqueio.

4. Entre 6 e 12 meses deve ser feito o exame oftalmológico completo (incluindo refração sob cicloplegia e exame do fundo do olho). A mesma avaliação deve ser repetida, caso normal, entre 3 e 5 anos de idade.[18]

5. Para ocorrer visão foveal, o movimento dos olhos deve ser menor que 5°/segundo. Os movimentos oculares com velocidade maior que 4 a 5°/segundo interferem na fixação e justificam a AV apresentada pelo paciente. Na maioria das vezes, os pacientes com nistagmo têm AV abaixo da faixa de normalidade, mas isso não significa visão subnormal. É possível haver situações em que há boa visão (via óptica anterior normal e nistagmo de baixa intensidade). Faz-se necessário avaliar a via óptica anterior e a forma clínica da manifestação dos movimentos oculares para medir a visão, seja pelo padrão de fixação, pelo uso do método do olhar preferencial ou, ainda, pelo potencial visual evocado.

Referências bibliográficas

1. Carvalho LEMR. Nistagmo. Arq Bras Oftalmol. 1998;61(4):473-5.
2. O'Keefe M. Is my child blind? In: Rosen ES, Eustace P, Thompson HS, Cumming WJK. Neuro ophthalmology. London: Mosby; 1998. p. 26.1-26.6.
3. Good WV, Hou C, Carden SM. Transient, idiopathic nystagmus in infants. Dev Med Child Neurol. 2003;45(5):304-7.
4. Prieto-Diaz J, Souza-Dias CR. El nistagmo. In: Estrabismo. La Plata: Poch J; 1996. p. 529-43.
5. Reinecke RD. Idiophathic infantile nystagmus. Diagnosis and treatment. J of AAPOS. 1997;1-67-82.
6. Dell'Osso LF, Daroff RB, Troost BT. Congenital nystagmus waveform and foveation strategy. Doc Ophthalmol. 1975;39:155-82.
7. Gelbart SS, Hoyt CS. Congenital nystagmus: A clinical perspective in infancy. Graefe's Arch Clin Exp Ophthalmol. 1988;226:178-80.
8. Ciancia AO. La esotropía com limitación bilateral de la abducción en el lactente. Arch Oftalmol B Aires. 1962;26:207-11.
9. Schulman JA, Shuts WT, Jones JM Jr. Monocular vertical nystagmus as an initial sign of chiasmal glioma. Am J Ophthalmol. 1979;87:87-90.
10. Lavery MA, O'Neill JF, Chu FC, Martyn IJ. Acquired nystagmus in early childhood: a presenting sign of intracranial tumor. Ophthalmology. 1984;91:425-53.
11. Phillips J, Christiansen SP, Ware G, Landers S, Kirby RS. Ocular morbidity in very low birth-weight infants with intraventricular hemorrhage. AM J Ophthalmol. 1997;123:218-23.
12. Jacobson LK, Dutton GN. Periventricular leukmalacia: an important cause of visual and ocular motility dysfunction in children. Surv Ophthalmol. 2000;45:1-13.
13. Virgo JD, Plant GT. Internuclear ophthalmoplegia. Practical Neuroloy. 2017;17:149-53.
14. Lyons CJ, Godoy F, ALQahtani E. Cranial nerve palsies in childhood. Eye. 2015;29(2):246-51.
15. Carlow TJ. Medical treatment of nystagmus and ocular disorders. In: Beck RW, Smith CH (eds.). Neuro-ophthalmology, Boston MA: Little Brown; 1986. p. 251-64.

16. Tomsak RL, Remier BF, Averbuch-Heller L. Unsatisfactory treatment of acquired nystagmus with retrobulbar injection of botulinum toxin. Am J Ophthal. 1995;1194:489-96.
17. Von Noorden GK, Sprunger DT. Large rectus muscle recessions for the treatment of congenital nystagmus. Arch Ophthalmol. 1991;109:221-24.
18. Peterseim MM, Arnold RW. Vision Screening: Program Models. San Francisco, CA: American Academy of Ophthalmology; 2015.

Capítulo 15

Meu filho está se queixando de dor no olho: devo me preocupar? É para chamar a atenção?

Pedro Carlos Carricondo

Objetivo do texto

Neste capítulo, serão discutidas as possíveis causas de dor ocular e a diferenciação dos sinais e sintomas de alerta para casos que possam ter gravidade, ameaçando a visão e até mesmo a vida da criança.

Introdução

Crianças podem se queixar de dor no olho ou ao seu redor de maneira relativamente frequente, ainda que a literatura seja escassa em estudos que documentem de modo confiável a prevalência de dor em crianças.[1] Muitas vezes, correspondem a condições benignas e autolimitadas, mas é essencial que o pediatra avalie a queixa e procure sinais e sintomas associados que permitam distinguir os problemas mais graves que possam necessitar de avaliação especializada.

Fazer o diagnóstico diferencial é essencial, mas nem sempre fácil, por conta da abundante inervação na região, o que pode dificultar bastante a localização anatômica da fonte da dor.

Pela abundante inervação do olho, diversos estímulos diferentes podem ser interpretados como dor.[2] Deve-se observar se existem alterações locais capazes de sugerir um quadro primário do olho ou da órbita, como hiperemia, secreção, ptose, alterações da córnea e conjuntiva ou proptose. Quando houver queda da acuidade visual, é necessária especial atenção pela possibilidade de quadros mais graves, que podem provocar uma perda da função visual.

Possíveis causas para a dor ocular são estímulos inflamatórios intraoculares, como nos casos de inflamação (uveítes) e infecção (endoftalmites), estímulos inflamatórios e infecciosos na superfície ocular (ceratites e conjuntivites), exposição dos plexos nervosos superficiais da córnea

134 OFTALMOLOGIA PEDIÁTRICA E OS DESAFIOS MAIS FREQUENTES

(abrasões e desepitelizações) e, ainda, por processos inflamatórios, infecciosos ou tumorais na órbita e na pele ao redor dos olhos.[2] Estruturas não oculares, mesmo a distância, podem também ser fontes desencadeadoras de dor.

Em sua maioria, os quadros de dor ocular estão associados ao olho vermelho ou aos quadros inflamatórios. Por esse motivo, não existem muitos estudos específicos sobre dor ocular.[2] A incidência de dor está relacionada com diversas entidades, cada qual com uma epidemiologia própria.

Ocasionalmente, pode ser uma queixa inespecífica, intermitente e até mesmo inexplicável, de difícil caracterização. A investigação pelo pediatra, com o auxílio do oftalmologista se necessário, é essencial para distinguir os quadros com potencial de agravamento.

Apresentação de caso clínico

- Menina de 6 anos, queixa-se para a mãe de dor no olho direito durante a escola. Iniciou a queixa há 10 dias, coincidindo com colegas de classe começando a usar óculos. A queixa não aparece nos finais de semana e melhora ao chegar em casa. A criança utiliza o celular a maior parte do tempo de seu lazer em casa. Nega outros sintomas, nega doenças sistêmicas. Nega histórico de trauma, nega cirurgias oculares. A acuidade visual encontra-se dentro do normal para a idade. Olhos alinhados, sem desvio. À inspeção, não se observa alteração do globo ocular (ausência de proptose, ausência de hiperemia, ausência de secreção, córnea brilhante e transparente). O reflexo fotomotor está presente e é simétrico. O reflexo vermelho está presente e é simétrico.
- O erro refrativo (+ 1,50 DE em ambos os olhos) não necessita de correção óptica.
- Mapeamento de retina sem alterações para a idade.

Discussão didática do tema

Diante de um quadro de dor ocular, é sempre importante procurar sinais de gravidade. Entre eles, é sempre essencial testar a acuidade visual. Dor acompanhada de baixa da visão representa sempre um sinal de gravidade e deve ser imediatamente encaminhada para o oftalmologista. Quadros inflamatórios oculares (uveítes) e alterações da córnea (ceratites) estão entre os quadros causadores de dor ocular.

Alterações sugestivas de quadros mais graves, além da diminuição da acuidade visual, e que precisam de encaminhamento, são olho vermelho (hiperemia), alterações da transparência da córnea, proptose e alteração da motilidade ocular extrínseca (desvios agudos são indicativos de quadros graves).

Há que se tomar cuidado com os quadros de olho vermelho, pela extensa gama de causas que podem gerar esse aparecimento concomitante. Desde quadros benignos, como conjuntivites, até quadros mais graves, como uveítes, esclerites e ceratites infecciosas.

Outro sinal que deve sempre ser avaliado em crianças reside na alteração dos reflexos pupilares, que pode indicar acometimento do nervo óptico.

Uma avaliação importante na criança é o reflexo vermelho, que pode sinalizar uma alteração do fundo de olho. Diversas alterações podem afetar o reflexo vermelho, como descolamento de retina, catarata, tumores e processos inflamatórios do polo posterior. Lembrar sempre que o tumor mais frequente na infância é o retinoblastoma, que pode se manifestar ocasionalmente em idade mais avançada.

Descartadas as causas mais graves e que precisam de atendimento o mais rapidamente possível, sobram causas mais comuns. Entre estas, em crianças entrando na idade escolar, a falta de óculos é uma que pode promover desconforto na criança e ser referida como dor ocular. Em geral, esse tipo de queixa é mais frequente no final do dia, piorando com o esforço visual prolongado. O uso de dispositivos eletrônicos deve desencadear o desconforto, já que implica esforço visual para perto de maneira prolongada. Dor que não aparece nessas condições, provavelmente, não é decorrente de erros de refração. Essa avaliação deve ser feita pelo oftalmologista, mas, nesse caso em particular, a queixa pode estar relacionada com a vontade de usar óculos, pela condição de outros colegas estarem usando.

Conclusão e tratamento recomendado

Diante de uma criança com queixa de dor ocular, é sempre importante valorizar a queixa e investigar, antes de considerá-la de causa não orgânica ou psicossomática. Descartar sinais e sintomas de gravidade é essencial. Entretanto, não é incomum que a criança refira dor nos olhos como forma de impressionar os pais e conseguir atenção para determinadas vontades, como a de usar óculos. Nesse caso, a orientação para os pais oferecerem óculos escuros para criança pode ser uma forma de "tratar" a queixa, relacionada com o desejo de seguir o exemplo dos colegas e usar óculos.

Pontos de destaque

- Pela abundante inervação ocular, a dor na região dos olhos pode ser bastante intensa e incapacitante.
- Dor ocular deve sempre ser avaliada em busca de sinais de gravidade.
- Redução da acuidade visual acompanhada de dor deve sempre ser valorizada e encaminhada ao oftalmologista.
- Outros sinais que devem ser valorizados são hiperemia, proptose, lesões na córnea e histórico de trauma.

Questões

1. **Das alternativas a seguir, qual apresenta o principal sinal de gravidade em uma queixa de dor ocular?**

    A. Presença de secreção mucosa.

    B. Redução da acuidade visual.

    C. Lacrimejamento.

    D. Sensação de corpo estranho.

2. **No caso de uma criança com queixa de dor ocular com alteração de reflexo pupilar, a conduta é:**

    A. Encaminhar imediatamente para o oftalmologista ou neurologista.

    B. Introduzir analgésico e repetir o exame em 2 dias.

    C. Introduzir colírio midriático para repouso da pupila.

    D. Introduzir colírio corticosteroide pela possibilidade de inflamação ocular.

3. **Em uma criança com quadro de celulite na região dos olhos, um sinal de acometimento pós-septal consiste em:**

A. Febre.

B. Dor na região palpebral.

C. Hiperemia ocular.

D. Alteração da motilidade ocular.

4. **É uma característica da dor ocular relacionada com erro refracional:**

A. Desaparecer rapidamente ao interromper o esforço visual.

B. Aparecer em atividades ao ar livre.

C. Aparecer com o uso prolongado de *tablets* e *smartphones*.

D. Aparecer logo pela manhã.

5. **Qual das alternativas a seguir é a causa mais frequente de dor ocular incapacitante em uma criança?**

A. Desepitelização da córnea.

B. Hordéolo.

C. Uveíte anterior.

D. Glaucoma.

Respostas:

1. Alternativa: B. A alteração da acuidade visual deve sempre chamar a atenção e ser encaminhada prontamente ao oftalmologista. Secreção mucosa (não purulenta), lacrimejamento e sensação de corpo estranho sugerem um quadro de conjuntivite, doença na maior partes das vezes benigna e autolimitada.

2. Alternativa: A. Dor acompanhada de alteração do reflexo pupilar representa um sinal de gravidade, necessitando de avaliação especializada prontamente.

3. Alternativa: D. Em um quadro de celulite orbitária, é sempre importante diferenciar um quadro pré-septal de um pós-septal. Para tanto, é necessário observar sinais de proptose e, principalmente, alteração da motilidade ocular. Quando há acometimento pós-septal, a motilidade ocular é um achado quase universal.

4. Alternativa: C. A dor ocular causada por erros de refração tem como característica o surgimento após o uso prolongado da visão, principalmente para perto. Assim, o uso de dispositivos eletrônicos é um desencadeante na maioria das vezes. Em geral, não aparece sem esforço visual, ou seja, pela manhã ou em atividades ao ar livre, desde que estas não impliquem esforço visual continuado. Pode desaparecer após algum tempo de repouso, mas, em geral, dura algum tempo após a interrupção do esforço visual.

5. Alternativa: A. Pela abundante inervação, lesões de córnea tendem a apresentar uma superexpressão, com dor incapacitante. Além disso, os traumas oculares resultando em lesão de superfície ocular são frequentes na infância. As demais causas de dor, ainda que importantes, são menos frequentes e em geral produzem quadros menos exuberantes, com dor localizada e desencadeada por estímulos, como luz ou toque.

Referências bibliográficas

1. Harrop JE. Management of pain in childhood. Arch Dis Child Educ Pract Ed. 2007; 92(4):ep101-8.
2. Ringeisen AL, Harrison AR, Lee MS. Ocular and orbital pain for the headache specialist. Curr Neurol Neurosci Rep. 2011;11(2):156-63.

Capítulo 16

Quando as pálpebras estão inchadas: o que pode ser?

Célia Regina Nakanami

Objetivos do texto

- Conhecer as principais doenças que podem causar inchaço palpebral.
- O que deve ser examinado no(s) olho(s) acometido(s).
- Avaliar as possíveis causas e diferenciá-las, necessidade de exames e/ou encaminhamento ao oftalmologista para avaliação especializada.
- Condutas iniciais pelo pediatra e especializadas pelo oftalmologista.

Introdução

O inchaço palpebral pode ter várias causas, como ser a manifestação de processos inflamatórios e/ou infecciosos, alérgicos, tumorais, vasculares e até mesmo de doenças sistêmicas, sendo que o processo inflamatório em si ou um acúmulo anormal de líquido (edema) nos tecidos conjuntivais da pálpebra ou ao seu redor podem promover essa condição.[1] Conforme a sua causa, evolução e extensão, pode ser um processo limitado e benigno, ou mais grave, e apresentar risco de perda visual, e, em alguns casos, como na infecção orbital ou no tumor com complicações graves, pode ser fatal.

A compreensão da anatomia ocular ajuda a entender os aspectos fisiopatológicos do inchaço palpebral. A pálpebra superior e inferior contêm cílios e inúmeras glândulas, como as de Zeis (sudoríparas, secretam a parte aquosa da lágrima) e de Moll (sebáceas, secretam a parte gordurosa da lágrima) junto aos cílios e, na região interna do tarso, as de Meibomius (também sebáceas).[1] O septo orbital, que funciona como barreira anatômica de proteção, separa a parte externa denominada pré-septal (pálpebras, conjuntiva e córnea) da parte orbital (pós-septal).[6] Assim, tanto as estruturas pré-septais e seus anexos quanto as orbitais (pós-septal) estão sujeitas a inflamação e/ou infecção, ou a um processo de efeito tumoral originário da região pós-septal, ou distúrbios sistêmicos, que podem resultar em edema palpebral.[1,2]

A história, o tempo de aparecimento, as características do inchaço palpebral, uni ou bilateral, se bem delimitado (margem, porção média) ou difuso, com ou sem dor, com sinais flogísticos, massa ou nódulo, tipo de consistência (cístico, mole, endurecido, flutuante), alterações da pele (cor, escamação, ulceração), abcesso, fotofobia, lacrimejamento, prurido, proptose, limitação dos movimentos oculares, perda visual, diplopia, associação com mal estado geral, febre, cefaleia, fatores causais aparentes como traumas, lesões oculares, alergias, infecções de vias respiratórias, sinusite ou doenças sistêmicas associadas orientarão o diagnóstico, a necessidade de exames subsidiários, além da avaliação do oftalmologista, o tratamento e sua urgência.

O pediatra é o primeiro profissional a ser procurado pelos pais/responsáveis, motivo pelo qual deve conhecer as causas mais comuns e estar apto a dar os primeiros cuidados e orientações aos pais.

Neste capítulo, serão abordados os processos inflamatórios e/ou infeciosos e atópicos mais prevalentes. Doenças tumorais neoplásicas e vasculares serão descritas em outros capítulos.

Dermatite de contato

Inflamação cutânea palpebral causada por contato a agentes irritantes (fármacos, cosméticos, plantas, cremes corporais) e alérgenos na superfície palpebral.[1,2]

Sintomas e sinais

Em geral unilaterais, mas podem ocorrer bilateral, edema e vermelhidão (eritema) causados pelo contato direto na pele palpebral ou indireto por dedos e unhas contaminados pelos agentes irritantes. No contato com irritantes em geral, há prurido, queimação e ardor nas pálpebras e na região periorbital, podendo ocorrer conjuntivite (blefaroconjuntivite). No caso de alérgenos, o prurido é mais intenso. Pequenas vesículas ou escamações também podem ser observadas e, persistindo por várias semanas, há descamação da pele palpebral[1,2] (Figura 16.1).

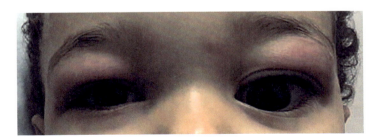

Figura 16.1 – Dermatite de contato. Observar o edema e a hiperemia bilateral aguda após contato com pelo de gato.

Fonte: Acervo da autora.

Causas

Na dermatite alérgica de contato, há reação mediada de hipersensibilidade tipo IV e na dermatite por irritantes pelo efeito tóxico direto na pele por agentes como produtos aplicados em pele, cabelo, unhas ou rosto.[4]

Diagnóstico

Investigar exposição a alérgenos e produtos irritantes (medicamentos tópicos, cremes corporais, sabonetes, xampu, plantas, suor, urina), manipulação da mãe (esmalte/cosméticos) na face e nas pálpebras da criança. Se não for identificada a causa aparente, o encaminhamento ao alergologista ou dermatologista para investigação mais especializada e testes cutâneo-alérgicos (*patch test*) específicos deve ser considerado.[3,4]

Tratamento

Suspender o contato com o(s) agente(s) causal(ais) irritantes. Os pais devem ser orientados para evitar possível contato e ler rótulos de produtos antes de usá-los na criança. Na dermatite alérgica aguda, esteroides tópicos podem ser usados em baixa dose, com pouca quantidade na superfície da pele e por poucos dias (5 a 7 dias). Lembrar que o uso prolongado de corticosteroide pode atrofiar a pele, além de causar glaucoma e catarata. Na presença de sinais de infecção secundária leve, pode ser associado a antibiótico. Anti-histamínico oral pode aliviar o sintoma de prurido. Compressas frias e lubrificantes conseguem aliviar os sintomas.[4,5]

Dermatite atópica (eczema)

Inflamação cutânea crônica comum, com fases de agudização, acomete 20% das crianças antes dos 5 anos, com melhora até o final da infância, estando associada a asma e rinite. Nos bebês, as alterações aparecem mais nas bochechas, no pescoço e no couro cabeludo e 60% ocorrem no 1º ano de vida.[1,2]

Sinais e sintomas

Bilaterais, observam-se edema, eritema, fissuras na pele ou descamação fina, prurido, exsudação e erupções na fase aguda. Podem alternar períodos de melhora e piora com intervalos que variam de meses a anos entre uma crise e outra. Na fase crônica a pele é mais ressecada, com liquenificação (espessada, linhas cutâneas marcadas), podendo ter áreas esfoladas pelo ato de coçar. Pode estar associada a manchas, placas eritematosas e liquenificação em dobras de braços, pernas, punhos e no pescoço.[4]

Causas

- Multifatoriais: genética, mecanismos imunológicos, defeitos na barreira epidérmica que aumentam a permeabilidade a alérgenos e irritantes.
- Fatores ambientais: desencadeados por alérgenos (ácaros, fungos, epitélio de animais), alimentos, perfumes, suor e fatores emocionais.

Diagnóstico

Clínico com distribuição das lesões além das pálpebras, além de história familiar de atopia (asma, rinite e dermatite atópica). O diagnóstico diferencial inclui dermatite de contato (edema e eritema mais pronunciado), dermatite seborreica (acomete face, sobrancelhas, região do sulco nasolabial, da glabela e couro cabeludo) e psoríase (acomete face extensora das juntas, descamação fina e esbranquiçada, unhas das mãos). Crianças que apresentam vários episódios podem ter associação com infecções ou dermatite de contato, e esta última é capaz de confundir o diagnóstico. Testes cutâneos e testes de medição de níveis de IgE específicos podem ser realizados.[4,5]

Tratamento

Corticosteroides tópicos por curto período e baixa dose na fase aguda. Imunomoduladores tópicos como o tacrolimus de baixa concentração (0,01% a 0,03%) mostraram-se seguros nos casos refratários, e, embora raros, é importante se atentar a possíveis infecções secundárias (herpes) e a associação com neoplasias. Anti-histamínicos orais aliviam o prurido.[4,5]

Blefarite

Inflamação comum das margens palpebrais, com ou sem infecção, com apresentação aguda ou crônica. Conforme a localização anatômica, pode ser: anterior, acometendo a base dos cílios; posterior (meibomite), envolvendo as glândulas de Meibomius (disfunção das glândulas de Meibomius); e mista, a associação das duas formas.[4,5]

Sintomas e sinais

Podem ser unilaterais ou bilaterais, em que as bordas palpebrais ficam levemente avermelhadas e edemaciadas, com finas escamações (caspas) e crostas na base dos cílios (Figura 16.2), teleangectasias e oleosidade aumentada (às vezes amarelada) na margem palpebral (Figura 16.3). São comuns prurido, sensação de queimação, lacrimejamento e conjuntivite, ceratite (blefaroceratoconjuntivite), além de flictênula e infiltrado corneano (Figura 16.4). Nos casos agudos, pode haver ulcerações (blefarite ulcerativa) na borda palpebral. A fotofobia ocorre se houver ceratite.[4]

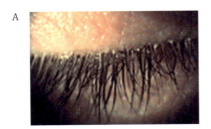 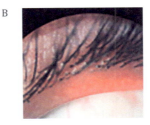

Figura 16.2 – *A. Finas caspas aderidas à base dos cílios. B. Crostas e hiperemia na borda.*

Fonte: Acervo da autora.

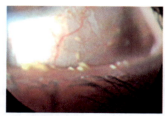

Figura 16.3 – *Meibomite – excesso de secreção gordurosa amarelada.*
Fonte: Acervo da autora.

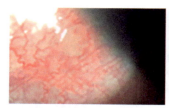

Figura 16.4 – *Flictênula próxima ao limbo temporal inferior do olho direito.*
Fonte: Acervo da autora.

Causas

Infecção estafilocócica (por irritação direta pelas toxinas ou reação imunológica mediada por células) ou dermatite seborreica na blefarite anterior. Na blefarite posterior (blefarite crônica), uma das causas comuns é a disfunção das glândulas de Meibomius com secreção ou drenagem anormais, podendo ainda ter associação frequente com atopias e, muito raramente, com acne rosácea.[4,5]

Diagnóstico

Pelo aspecto clínico das bordas palpebrais, a infecção bacteriana (estafilocócica) deve ser suspeitada na presença de blefarite ulcerativa com inchaço e vermelhidão acentuadas. Embora a infecção estafilocócica seja mais frequente, pode ocorrer também por *Moraxella* ou infecção viral herpética.[5]

Tratamento

O tratamento de base é a limpeza das bordas palpebrais com gaze e xampu neutro infantil bem diluído (ou solução específica para limpeza palpebral) para retirar as caspas que predispõem à infecção e ao excesso de oleosidade, além de massagem suave com o dedo ou cotonete para expressão das glândulas de Meibomius, e compressas mornas (3 a 4 vezes/dia). Na blefarite estafilocócica, é indicado o uso de antibiótico tópico (eritromicina 0,5% gel ou pomada ou azitromicina 1% colírio aplicada com cotonete na borda palpebral, 1 vez/dia, por 15 a 30 dias, ou bacitracina). Pomada com corticosteroide tópico em baixa dose e por poucos dias pode ser usada nos quadros inflamatórios agudos. Antibióticos orais alteraram a composição lipídica anormal, podendo ser usadas azitromicina (15 mg/dia, dose única, por 4 a 6 semanas) ou eritromicina (30 a 50 mg/kg/dia, 4 vezes/dia, 4 a 6 semanas) nos casos graves. A blefarite crônica pode causar ceratite crônica, com risco de baixa visual, perda dos cílios (madarose), cílios direcionados (triquíase) para a córnea provocando ceratite e cicatriz corneal (leucoma) e teleangectasia. Corticosteroide tópico (colírio ou pomada) está indicado nos casos de processo inflamatório grave, com flicténula e infiltrados corneais. Casos refratários ao tratamento devem ser encaminhados ao oftalmologista, que poderá avaliar a margem palpebral com maior detalhe e presença de complicações (ceratite, infiltrado, flicténula e outras). Importante lembrar que quadros não controlados de blefarites anteriores e posteriores podem resultar na formação de hordéolos e calázios de repetição. Lubrificantes oculares podem aliviar sintomas de ardor e irritação e estabilizar o filme lacrimal.[4,5]

Hordéolo

Inflamação aguda com infecção na borda palpebral que pode ser externa, quando é chamado de terçol (glândulas de Zeis ou Moll, ou folículo ciliar), ou interna (glândula de Meibomius).[1,2]

Sintomas e sinais

No terçol, há edema e rubor com protuberância localizada e bem delimitada na borda ou na região próxima à borda palpebral e à base dos cílios, de início súbito, com aspecto de pápula, formando em poucos dias uma pequena pústula ou abcesso, em geral com dor, que pode se romper (no lado da pele ou na conjuntiva) e sair secreção purulenta, aliviando a dor e regredindo o processo (Figura 16.5).[3,4] No hordéolo interno, edema palpebral e vermelhidão são mais intensos e difusos e podem evoluir com abcesso e celulite (Figura 16.6).

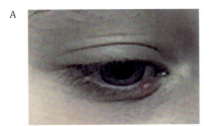
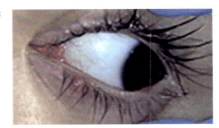

Figura 16.5 – *A. Hordéolo externo na borda palpebral inferior. B. Hordéolo palpebral inferior e sequela de lesão prévia mais temporal.*

Fonte: Acervo da autora.

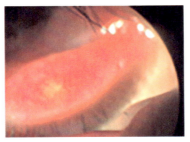

Figura 16.6 – *Hordéolo interno.*

Fonte: Acervo da autora.

Causas

Mais comum por obstrução das glândulas de Zeis ou Moll, com infecção do seu conteúdo por bactérias ou por foliculite ciliar, em geral por estafilococos (hordéolo externo). A associação com blefarite anterior é frequente e pode ser a causa de hordéolos de repetição. Mais raramente, ocorre por infecção da glândula meibomiana (hordéolo interno).[3,4]

Diagnóstico

Pelo aspecto clínico da lesão. O hordéolo interno é suspeitado quando o processo infeccioso e inflamatório é bem mais intenso com quadro de celulite e febre.

Tratamento

A melhora com ou sem drenagem espontânea pode ocorrer em dias a 2 a 8 semanas, mas compressas mornas (10 minutos, 3 a 4 vezes/dia) seguidas de massagem, aceleram a resolução. Pomada de antibiótico tópica é indicada e, nos casos em que a inflamação ainda persiste, associar corticosteroide tópico de baixa dose, por poucos dias. Antibiótico oral (eritromicina, azitromicina, amoxacilina associado a clavulanato) é indicado nos hordéolos internos, casos graves e recorrentes. Na presença de celulite grave, a internação hospitalar é necessária para antibioticoterapia endovenosa, monitorar a infecção e evitar complicações. Por conta da blefarite associada, recomenda-se a higiene palpebral diária com xampu neutro infantil bem diluído. A limpeza pode ser realizada durante o banho, aproveitando a água morna como compressa. Lembrar que o hordéolo crônico pode formar uma cápsula fibrosa e com conteúdo endurecido, tornando-se um calázio. Hordéolos recorrentes podem ser atribuídos à falha no controle da blefarite estafilocócica e/ou da meibomite; portanto, além da higiene e de massagens, considerar o uso de antibiótico oral, azitromicina (ciclos: 3 dias/semana, por 3 semanas) ou eritromicina de longo prazo (30 a 50 mg/kg/dia – 4 tomadas, por 4 a 6 semanas – e dose de manutenção é de 10 mg/kg/dia, dose única, por 3 a 4 meses ou mais), ou a doxiciclina, que somente pode ser usada em crianças acima de 8 anos.[3,4]

Calázio

Calázio é a inflamação palpebral sem infecção da glândula de Meibomius na porção média do tarso, em geral mais distante da borda palpebral.[1,2]

Sintomas e sinais

Nódulo indolor, com edema, localizado em geral na porção média do tarso, algumas vezes mais distante da borda palpebral (Figura 16.7A). Pode ter vermelhidão e dor em fase mais aguda, e drenar pela superfície palpebral ou pelo interior da pálpebra[2,3] (Figura 16.7B).

Causas

Resulta da obstrução do ducto da glândula de Meibomius pelo conteúdo lipídico anormal mais espesso, provocando uma inflamação granulomatosa secundária (lipogranuloma) com extravasamento para os tecidos moles da pálpebra. A disfunção das glândulas de Meibomius e a dermatite seborreica são distúrbios capazes de alterar o conteúdo lipídico predispondo ao calázio, além do espessamento da secreção, o que facilita a obstrução do ducto. Mais rara em crianças, a rosácea também é uma das causas.[4,5]

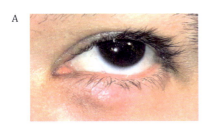 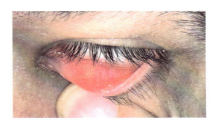

Figura 16.7 – *Calázio. A. Palpebral inferior. B. Eversão palpebral inferior, observa-se lesão interna.*
Fonte: Acervo da autora.

Tratamento

A absorção espontânea de pequenos calázios, mesmo sem drenagem, ocorre em 2 a 8 semanas. Compressas mornas e massagem local por 10 minutos (3 a 4 vezes/dia) devem ser realizadas com a limpeza palpebral e, se houver infecção, pomada de antibiótico, e corticosteroide leve na superfície, cujo efeito anti-inflamatório ajuda a desobstruir a saída da secreção glandular. A injeção de triancinolona no calázio ou exérese cirúrgica e curetagem são indicadas nos calázios grandes, endurecidos, sem melhora após várias semanas de tratamento. Calázios grandes podem pressionar o globo e causar erro refracional (astigmatismo). A meibomite e a blefarite crônicas predispõem à formação de calázios de repetição, motivo pelo qual higiene palpebral, compressa morna e massagem associadas a antibiótico oral (azitromicina, eritromicina, ou doxiciclina – lembrar que a doxiciclina deve ser usada apenas em crianças maiores de 8 anos) podem prevenir novas lesões. O antibiótico altera o conteúdo lipídico (diminui a lipase bacteriana e a concentração de ácidos graxos livres e seu efeito anti-inflamatório). Embora haja controvérsias, na prática clínica, a dieta rica em ômega 3 revela ação anti-inflamatória e regulatória da secreção lipídica na disfunção das glândulas de Meibomius.[4,5]

Celulite

Trata-se da infecção da pálpebra e da órbita (Figura 16.8). De acordo com o local que acomete, é chamada de pré-septal, se pálpebra e parte anterior ao septo orbital, ou orbital ou pós-septal, se envolve a região posterior ao septo orbital e o conteúdo da órbita ao redor do bulbo ocular (gordura e músculos extraoculares).[6,8]

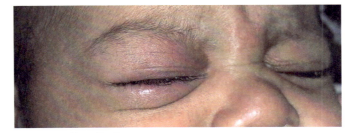

Figura 16.8 – *Celulite no olho direito.*
Fonte: Acervo da autora.

Sintomas e sinais

- Pré-septal: edema e hiperemia palpebral, com pouca ou sem dor, sem proptose, em geral sem febre, mas podem ocorrer, com preservação da acuidade visual, reflexos pupilares e motilidade ocular.
- Na orbital: febre, cefaleia, proptose, quemose, dor ocular e à movimentação, defeito pupilar aferente, perda visual, diplopia, limitação da movimentação e, em casos graves, oftalmoplegia.[6,8]

Causas

- Pré-septal: comumente relacionada com infecção proveniente de rinossinusite, mas há outras causas, como infecção de pele ou face, impetigo, herpes-zóster, trauma periocular, secundárias a abcessos palpebrais, hordéolos e calázios infectados, corpo estranho, picadas de inseto e mordidas de animais (Figura 16.9). Agentes bacterianos mais comuns são *Staphylococcus aureus* e *Streptococcus* ssp. (*peneumoniae* e *pyogenes*).
- Na celulite orbital: além da extensão da infecção por rinossinusite, podem ocorrer disseminação de infecções de palpebrais ou de face, dacriocistite aguda, por via hematogênica em pacientes imunossuprimidos, diabéticos, leucemia e de focos distantes, como otite média e pneumonia. Entre os agentes mais comuns, incluem-se *Staphylococcus aureus*, *Streptococcus* ssp. e *Haemophilus* ssp.[6-8]

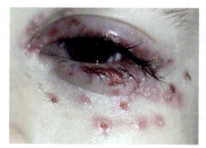

Figura 16.9 – *Celulite pré-septal secundária a herpes-zóster. Observam-se lesões vesiculares ao redor do olho esquerdo.*

Fonte: Acervo da autora.

Diagnóstico

Clínico, história e exame físico e de imagem [tomografia computadorizada (TC) ou ressonância magnética (RM)] de órbita (com janela óssea) e seios da face, essenciais e que devem ser realizados sempre que se suspeitar de celulite orbital ou quadro pré-septal agravado (Figura 16.10). Solicitar imagem de crânio para avaliar extensão intracraniana (seio cavernoso) (Figura 16.11). Diagnóstico imediato e tratamento urgente são necessários para controlar a infecção e evitar complicações, como perda visual ou abcesso frontal, trombose de seio cavernoso e meningite, que podem ser fatais. Na suspeita de trombose de seio cavernoso, é imprescindível a ângio-RM de crânio. Se o diagnóstico diferencial das formas pré-septal e orbital não for claro, deve ser prescrito tratamento para celulite orbital.[7,8]

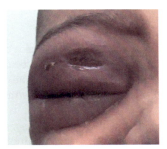

Figura 16.10 – *Criança iniciou tratamento para celulite leve em posto de saúde, mas evoluiu com febre e piora do estado geral e abcesso palpebral superior.*

Fonte: Acervo da autora.

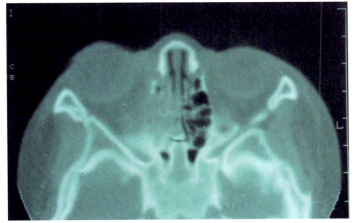

Figura 16.11 – *Na tomografia computadorizada de órbita, observa-se aumento de partes moles pré-septais.*

Fonte: Acervo da autora.

Tratamento

Baseia-se no quadro e na gravidade: pré-septal leve, sem febre e bom estado geral, pode ser tratada com antibióticos orais de amplo espectro para os agentes mais comuns para essas condições e retorno diário para controle. Alguns especialistas defendem a internação para antibioticoterapia endovenosa e monitoramento constante, com alta após controle e melhora em 48 a 72 h. No caso de celulite orbital, internação hospitalar obrigatória, principalmente nos casos de abscessos periostal e orbital, pelos riscos de complicações graves já citados, como perda visual e risco de vida. Os antibióticos mais usados nos casos leves são amoxacilina e clavulanato sódico. Em casos graves, ceftriaxona, cefotaxima, associados a clindamicina ou vancomicina, além de metronidazol para anaeróbios. Importante verificar a função renal antes da prescrição dos antibióticos.[7,8] Na presença de abscesso periostal, é necessária drenagem cirúrgica.

Caso clínico 1

LC, 4 anos, sexo feminino, branca. História de inchaço e vermelhidão no olho direito há 1 semana. Mãe refere nova "bolinha" há 1 semana na parte de baixo do olho direito (OD), com dor, às vezes coça. Nega lacrimejamento. Há mais de 7 meses nascem bolinhas, que às vezes estouram, mas atualmente sem melhora com compressas mornas e massagens e lavagem dos olhos com xampu de bebê.

Ao exame externo, observam-se duas lesões elevadas, delimitadas, uma na pálpebra inferior e outra na superior, edema e hiperemia das bordas palpebrais, (Figura 16.12), finas caspas e crostas na base dos cílios. À palpação, as lesões apresentavam consistência amolecida e dolorosa.

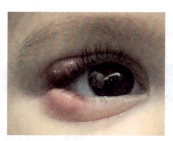

Figura 16.12 – *Hordéolo na pálpebra superior e inferior.*
Fonte: Acervo da autora.

Diagnóstico, conduta e discussão

História de lesões recorrentes, o aspecto externo e a queixa da mãe sugerem hordéolos e calázios de repetição, além de blefarite e meibomite crônicas. No diagnóstico de hordéolo, considerou-se a presença de edema e vermelhidão da borda palpebral mais difusos, dor e localização mais temporal. O pediatra deve realizar o exame externo e prescrever os primeiros cuidados, como compressas mornas e massagens, limpeza dos cílios e bordas palpebrais com xampu neutro infantil diluído. Em razão da blefarite e da meibomite crônica que podem causar hordéolos e calázios recorrentes, o pediatra já pode prescrever pomada antibiótica. Não havendo melhora, encaminhar ao oftalmologista, que avaliará a acuidade visual e fará o exame biomicroscópico que permite uma observação detalhada de pálpebras, anexos e córnea, verificando a necessidade de tratamento mais específico.

Houve avaliação pelo oftalmologista, tendo sido prescrita pomada de eritromicina 0,5% associada a prednisolona 0,25% (manipulado) 1 vez/dia, à noite, por 15 dias, e esquema de azitromicina oral por 3 dias, após 1 semana, uso por 3 dias e após mais 1 semana mais 3 dias – para melhora da função e do conteúdo lipídico das glândulas –, além de serem mantidas higiene, compressas e massagem 4 vezes/dia. A pomada de eritromicina 0,5% foi prescrita 1 vez/dia à noite por 4 semanas. Houve controle da blefarite e resolução do hordéolo. A paciente permanece bem há mais de 6 meses e a mãe foi orientada a fazer a higiene palpebral e massagem das bordas palpebrais para drenar a gordura.

Caso clínico 2

- MTC, 10 anos, sexo feminino, branca. História de inchaço e vermelhidão no OD há 2 dias e pouca dor. Iniciou febre há 1 dia. Nega diplopia. Antecedentes pessoais: em tratamento de sinusite há 5 dias com amoxacilina e clavulanato de potássio.

- Estado geral bom, afebril (medicada com dipirona).
- Ao exame, observaram-se no OD hiperemia palpebral superior e inferior leves, edema palpebral moderado, ptose e, à palpação, edema mole. No olho esquerdo (OE), leve hiperemia e edema inferior (Figura 16.13). Visão preservada em ambos os olhos, pupilas isocóricas, fotorreagentes e motilidade ocular sem limitações. Na TC de órbita, observou-se pequena coleção compatível com abcesso subperiostal na região do etmoide no OD (Figura 16.14).

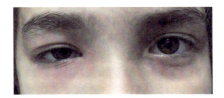

Figura 16.13 – *Hiperemia leve bilateral e edema moderado no olho direito e leve no olho esquerdo.*

Fonte: Acervo da autora.

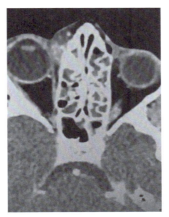

Figura 16.14 – *Tomografia computadorizada de órbita, com coleção subperiostal na região do etmoide à direita.*

Fonte: Acervo da autora.

Diagnóstico, conduta e discussão

Dados clínicos, história de sinusite e exame físico levantam a hipótese de celulite secundária a sinusite, que poderia ser pré-septal, pois o quadro aparente não era exuberante, sem sinais que as diferenciam (baixa visual, movimentos oculares limitados, quemose, reflexos pupilares alterados). Porém, a TC revelou abcesso subperiostal na área do etmoide, caracterizando celulite orbital. A parede medial orbital é composta pela lâmina papirácea, cuja espessura fina predispõe à extensão de infecção do seio etmoidal para a cavidade orbital. A paciente foi internada, tendo sido prescritos antibióticos ceftriaxona e clindamicina, com melhora após 7 dias (Figura 16.15) e alta com clindamicina oral e controle de TC. Lembrar que os antibióticos devem ser mantidos até completar o esquema de tratamento e com remissão completa do quadro pelo risco de recidiva.

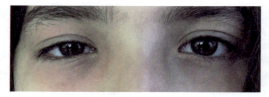

Figura 16.15 – Resolução após antibioticoterapia endovenosa.
Fonte: Acervo da autora.

O pediatra deve ficar atento à gravidade do quadro, à presença de febre, mal estado geral, considerando história/sinais de porta de entrada de infecção e necessidade de exame de imagem.

Pontos de destaque

Na Figura 16.16, é apresentado um fluxograma de abordagem diagnóstico do inchaço palpebral.

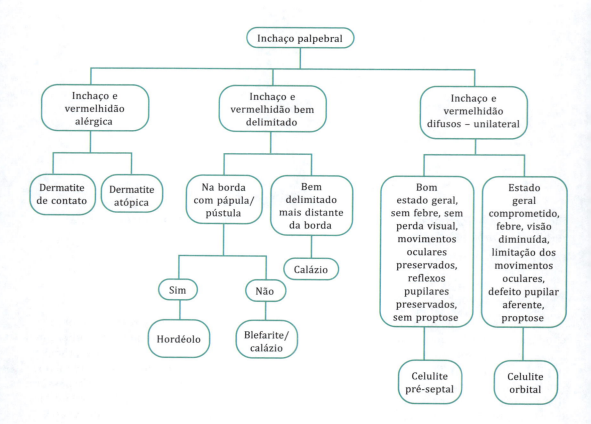

Figura 16.16 – *Esquema de abordagem diagnóstica do inchaço palpebral.*
Fonte: Elaborada pela autora.

Questões

1. **Quanto ao diagnóstico diferencial do hordéolo e do calázio, é correto afirmar que:**

   A. Ambos não se confundem.

   B. Calázio infectado não evolui para celulite.

   C. Hordéolo é processo apenas inflamatório sem infecção.

   D. Atopia, disfunção das glândulas de Meibomius e dermatite seborreica têm relação com o desenvolvimento do calázio.

2. **Sobre a celulite, pode-se afirmar que:**

   A. A pré-septal não evolui com complicações.

   B. Febre, proptose, quemose, diplopia e perda visual são características da celulite orbital.

   C. A trombose de seio cavernoso só ocorre na celulite pré-septal.

   D. A conduta inicial é antibioticoterapia oral.

3. **Assinale a alternativa correta.**

   A. Doenças cutâneas como dermatite seborreica e dermatite atópica podem causar blefarite, calázio e hordéolo.

   B. O prurido é característico de hordéolo.

   C. Estafilococo é o principal agente etiológico do calázio.

   D. Hordéolos são autolimitados.

4. **Quanto ao hordéolo, é correto afirmar que:**

   A. O tratamento consiste em compressas mornas, massagens e limpeza palpebral na fase aguda.

   B. Antibióticos tópicos e/ou orais são indicados para controle da infecção.

   C. Blefarite e meibomite são as principais causas de hordéolos de repetição.

   D. O corticosteroide tópico não é indicado.

5. **Assinale a alternativa correta;**

   A. Sinusites causam apenas celulite pré-septal.

   B. Trombose de seio cavernoso não é uma complicação grave de celulite.

   C. Celulite pré-septal não evolui para pós-septal (orbital).

   D. Calázio infectado, hordéolo e abcesso podem evoluir para celulite.

Respostas:

1. Alternativa: D. Essas alterações tornam a secreção lipídica mais espessa, o que favorece a obstrução do ducto glandular e aumenta a inflamação da glândula.

2. Alternativa: B. Mal estado geral, perda visual, limitação dos movimentos oculares, quemose e proptose diferenciam o tipo de celulite.

3. Alternativa: A. Alteram a composição da secreção glandular e predispõem a blefarite, calázio e hordéolo.

4. Alternativa: A. A maioria é externa, com infecção estafilocócica muito frequente, sendo indicado, por isso, o uso de antibióticos.

5. Alternativa: D. A infecção pode se estender e evoluir com celulite.

Referências bibliográficas

1. Papier A, Tuttle DJ, Mahar TJ. Differential diagnosis of the swollen red eyelid. Am Fam Physician. 2007;76(12):1815-24.
2. Carlisle RT, Digiovanni. JAm. Differential diagnosisof the swollen red eye. Fam Physician. 2015 Jul 15;92(2):106-12.
3. Tuft SJ. External eye disease and the oculocutaneous disorders. In: Lambert S, Lyons CJ. Pediatric ophthalmol and strabismus. 5. ed. China: Elsevier; 2017. p. 130-42.
4. Hossain k, Tonk RS, Bunya V, Chang V. American Academy of Ophthalmology. Preferred practice pattern: Blepharitis [acesso em 13 mar 2021]. Disponível em: https://eyewiki.aao.org/Blepharitis.
5. Cavalcanti BM, Guimarães C, Ribeiro ES, Lins e Silva RM. Blefarites e disfunção das glândulas de Meibomius. In: de Paula JS, Rocha J. Pro-Oftalmo. Porto Alegre: Artmed; 2018. Ciclo 2, v. 2. p. 47-79.
6. Manso PG, Nakanami DM. Celulite em crianças. In: Nakanami CR, Zin A, Belfort Jr R. Oftalmopediatria. São Paulo: Roca; 2010. p. 365-72.
7. Emre OF, Gursel OZ, Aylin G, Mehmet A, Engin S, Beyhan Y, et al. Managment of orbital complications of sinusitis. Arq Bras Oftalmol. 2014;77(5):293-96.
8. Danishyar A, Sergent SR. Orbital cellulitis [Updated 2019]. Treasure Island (FL): StatPearls Publishing; 2020 Jan [acesso em 13 mar 2021]. Disponível em: https://www.ncbi.nlm.nih.gov/books/NBK507901/.

Capítulo 17

O que pode estar por trás de um olho estrábico

Simone Akiko Nakayama

Objetivo do texto

Neste capítulo, será abordado como conduzir e orientar casos de estrabismo, mesmo sem um diagnóstico preciso. O objetivo consiste em mostrar que o estrabismo pode não ser somente desvio ocular e que, em alguns casos, pode ser o primeiro sinal ou sintoma de doenças oculares e neurológicas graves.

Introdução

O estrabismo é um desvio ocular que pode ser convergente, divergente ou vertical. Ele ocorre em cerca de 1,78% das crianças,[1] podendo ter causas genéticas, neurológicas, oculares, tumorais, vasculares ou idiopáticas. O quadro pode ser agudo ou crônico e deve ser sempre investigado pelo oftalmologista pediátrico.

É importante lembrar que, logo ao nascimento, pode-se observar um desvio ocular fisiológico por imaturidade do sistema visual e cortical, o que resulta na falta de fixação. Após 3 meses de vida, esse desvio é considerado patológico, quando há necessidade do exame oftalmológico.[2]

Outro ponto importante reside no pseudoestrabismo, ou seja, o falso estrabismo, uma situação na qual o paciente, apesar de não ter estrabismo, tem uma aparência que simula um desvio. Isso pode acontecer por prega epicântica, distância entre as pupilas maior ou menor e base nasal larga.[3]

O estrabismo mais comum na infância é o desvio convergente – a esotropia –, que pode acometer desde bebês de 3 meses até crianças maiores, em torno de 3 anos. As causas são diversas:

- Refracional: corrigida total ou parcialmente com uso de óculos.
- Idiopática: apresentação mais comum.
- Ambliopia: diferença de visão entre um olho e outro.
- Paralisia do nervo abducente: o olho acometido não abduz, pode ser idiopática, pós-vacina, quadros virais, tumores ou alterações vasculares.

O estrabismo divergente ou exotropia aparece mais frequentemente em crianças maiores, entre 3 e 4 anos. Quando ocorre em bebês, deve ser realizada investigação neurológica. Esse desvio pode ser intermitente ou manifesto.

Na forma intermitente, a criança alterna momentos com os olhos alinhados e desviados, mais comuns quando a criança está cansada, com sono ou desatenta. Já na exotropia manifesta, o olho está desviado o tempo todo, podendo ser causada por ambliopia, paralisia cerebral, paralisia do nervo oculomotor ou ser idiopática. A paralisia do nervo oculomotor se apresenta clinicamente como exotropia, ptose e limitação no olhar para cima, para baixo e adução.[4]

O estrabismo vertical mais comum é a paralisia do nervo troclear, cuja manifestação clínica consiste em um desvio vertical para cima, podendo haver posição de cabeça inclinada para compensar esse estrabismo. Pode ser congênita ou pós-trauma craniano.[4]

Todas as paralisias necessitam de investigação neurológica, pois podem ser sinal de outras alterações, como tumores cerebrais, vasculopatias (malformações, aneurismas) e trombose do seio cavernoso.[4]

A baixa de visão logo ao nascimento ou precoce quase sempre promove esotropia e, quando ocorre em crianças maiores, exotropia – ou seja, a idade do comprometimento da visão representa um fator crítico para que o olho desvie para dentro ou para fora.

Outro fator importante é a ambliopia, que pode ser causa ou consequência do estrabismo. A diminuição da visão em um dos olhos pode fazer com que haja um desvio, mas o estrabismo em si também é capaz de causar ambliopia pela falta de estímulo para desenvolver visão normal.

Criança com estrabismo... por onde começar?

Ao iniciar a anamnese, é preciso se atentar a algumas perguntas que podem ajudar no diagnóstico.

Inicialmente, deve-se levar em consideração a idade da criança, pois, dessa maneira, é possível pensar nos diagnósticos mais prováveis para aquela faixa etária. Por exemplo, uma criança de 5 anos dificilmente apresentará estrabismo secundário a retinoblastoma, pois a idade de acometimento é geralmente entre 1 e 3 anos.

Outra questão é se o quadro é agudo ou crônico. Em casos agudos, deve-se pensar em causas neurológicas, como paralisias, tumores ou traumas cranianos.

Além disso, é necessário questionar sobre os antecedentes pessoais da criança, como doenças de base, síndromes genéticas, prematuridade, medicações em uso, vacinas e desenvolvimento neuropsicomotor, fatores que podem fazer com que o paciente seja mais suscetível a ter estrabismo.[6]

Os antecedentes familiares devem ser questionados, uma vez que muitos estrabismos podem ter herança genética. Pergunte se os pais usam ou já usaram óculos, se usaram tampão na infância, se apresentam ou apresentaram estrabismo.[6]

Passando para o exame físico, deve-se avaliar a acuidade visual. Em bebês, oclui-se um olho e verifica-se se há reação (choro ou a criança tenta se esquivar) e se ela segue um objeto ou a luz de uma lanterna. Caso haja reação, provavelmente um olho enxerga mais que o outro e, assim, pode-se pensar em causas oculares para o estrabismo, como ambliopia, grau diferente nos dois olhos, cicatriz ou descolamento de retina e catarata.

Um exame capaz de auxiliar nesse momento é a motilidade ocular, que nada mais é do que avaliar o alinhamento e a movimentação dos olhos. Com uma lanterna em torno de 50 cm de distância e na altura dos olhos, joga-se luz e veem-se se os reflexos estão no centro dos olhos ou não. Nesse momento, pode-se ver se o estrabismo é convergente, divergente ou vertical. Depois disso, faz-se com que o paciente siga um objeto ou uma lanterna apenas com os olhos e avalia-se o movimento ocular. Dessa maneira, caso haja deficiência no movimento, é possível pensar em paralisias oculares, trauma ou lesão orbitária.

Na sequência, avalia-se o reflexo vermelho – se está presente em ambos os olhos e é simétrico. Se o reflexo for simétrico, a causa mais provável é falta de óculos ou idiopática. Caso o reflexo seja assimétrico, também serão encontradas causas oculares, como leucoma na córnea, catarata, retinoblastoma, alterações de retina, como retinopatia da prematuridade, cicatriz ou descolamento.

Outro exame que deve ser realizado é a ectoscopia, ou seja, avaliar a região periocular: pálpebras, presença de ptose ou edema palpebral, proptose. A anatomia da face (formato palpebral, distância interpupilar, prega epicantal) ou as anomalias oculofaciais devem ser avaliadas. Por exemplo, em caso de ptose aguda com estrabismo, pensar-se-á em paralisia de III ou miastenia *gravis*.

A avaliação pupilar também pode auxiliar no diagnóstico. Deve-se testar o reflexo direto e o consensual (reação da pupila contralateral à luz).

Em todo caso de estrabismo, será necessária avaliação oftalmológica, porém, dependendo da hipótese diagnóstica, pode-se orientar mais urgência na investigação.

Casos clínicos
Caso 1

Paciente de 2 anos de idade apresenta estrabismo convergente no olho esquerdo há 1 mês. Mãe nega doenças ou medicações.
- Ao exame (Figura 17.1):
  - Acuidade visual: olho direito (OD): segue e fixa.
  - Olho esquerdo (OE): fica irritada e tenta tirar o oclusor quando oclui o OD.
  - Motilidade: esotropia no OE, movimentação ocular normal em ambos os olhos.
- Principais dados: criança de 2 anos, esotropia aguda, visão pior no OE e reflexo vermelho alterado no OE.

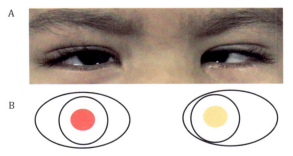

Figura 17.1 – *A. Reflexo vermelho alterado, sendo assimétrico. Presente no olho direito e ausente no olho esquerdo. B. Pupilas com reflexos diretos e consensuais normais. Ectoscopia sem alterações.*

Fonte: Acervo da autora.

Nesse caso, é possível pensar em alteração ocular esquerda. Lembrando-se das principais hipóteses de alteração do reflexo vermelho, têm-se como hipóteses retinoblastoma, descolamento de retina e cicatriz macular. Como todas essas alterações são graves, é necessária avaliação oftalmológica urgente.

Na avaliação oftalmológica, foi diagnosticado retinoblastoma no OE, e a paciente foi encaminhada ao oncologista para estadiamento e tratamento.

Esse caso ilustra a importância de uma melhor investigação nos casos de estrabismo, pois este pode ser um dos primeiros sinais do retinoblastoma (Figura 17.2).[5]

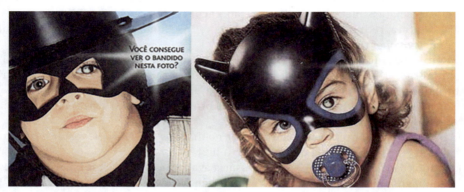

Figura 17.2 – *Campanha para diagnóstico precoce do retinoblastoma.*
Fonte: Associação para Crianças e Adolescentes com Câncer (Tucca).

Caso 2

Paciente de 6 meses de vida. Mãe refere estrabismo convergente desde o nascimento, com melhora ao longo do tempo. Nega medicações, doenças e tratamentos oculares.
- Ao exame (Figura 17.3):
  - Acuidade visual: segue e fixa com ambos os olhos e não reage à oclusão.
  - Motilidade: movimento ocular sem alteração em ambos os olhos. Reflexos centrados.

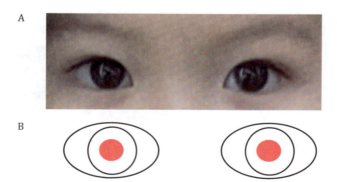

Figura 17.3 – *A. Reflexo vermelho presente e simétrico em ambos os olhos. B. Reflexos pupilares diretos e consensuais sem alterações. Ectoscopia: prega epicantal e distância interpupilar pequena.*
Fonte: Acervo da autora.

Paciente de 6 meses de vida, com visão similar em ambos os olhos, reflexos centrados e reflexo vermelho simétrico. Presença de prega epicantal e distância interpupilar pequena, com base de nariz baixa e larga.

Trata-se de um caso de pseudoestrabismo, uma situação em que o paciente parece ter estrabismo, mas é apenas impressão, e não um desvio verdadeiro. Isso ocorre em virtude de alguns fatores anatômicos, como prega palpebral, distância entre as pupilas e base nasal alargada, que podem fazer com que o paciente tenha uma aparência de estrabismo.[3]

Mesmo em casos de suspeita de pseudoestrabismo, a avaliação oftalmológica deve ser realizada para acompanhamento, pois esses pacientes têm uma chance maior de apresentarem estrabismo.[3]

Caso 3

Paciente de 5 anos com quadro de estrabismo divergente há 1 ano. Mãe refere que o olho direito (OD) começou a desviar e atualmente fica o tempo todo para o lado de fora. Nega uso de medicações ou doenças. Mãe refere que pai tem grau alto de miopia.
- Acuidade visual: segue e fixa bem com ambos os olhos. Quando questionado sobre visão de cada olho, refere que o OD não consegue ver muito bem.
- Motilidade: movimentação ocular normal, exotropia no OD (Figura 17.4).

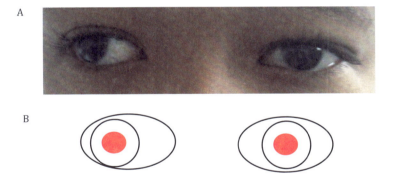

Figura 17.4 – *A. Reflexo vermelho presente e simétrico. B. Pupilas com reflexos diretos e consensuais normais. Ectoscopia sem alterações.*

Fonte: Acervo da autora.

Paciente com 5 anos e desvio divergente em OD, visão no OD pior que no olho esquerdo (OE), reflexo vermelho presente em ambos os olhos, pupilas e ectoscopia sem alterações.

Como a visão está pior em OD, é possível pensar em alguma alteração ocular. Porém, como o reflexo vermelho está normal, as principais hipóteses são refracional ou idiopática.

Esse paciente foi avaliado pelo oftalmologista, com diagnóstico de acuidade visual de 20/400 OD e 20/25 OE por 4,00 graus de miopia no OD e 0,50 grau de miopia no OE. Em outras palavras, o paciente apresenta estrabismo secundário à anisometropia (grau diferente de um olho para outro) e à ambliopia (visão diferente nos dois olhos). Foram prescritos óculos e tampão para o OE para melhora da acuidade visual.

Caso 4

Paciente de 8 meses de vida. Mãe refere desvio convergente há 3 meses e notou mancha branca no OE quando está amamentando. Paciente com diagnóstico de síndrome de Down. Nega uso de medicações ou outras doenças.
- Acuidade visual: segue e fixa com ambos os olhos. Reage à oclusão no OD e chora.
- Motilidade ocular: movimentação normal, esotropia no OE (Figura 17.5).

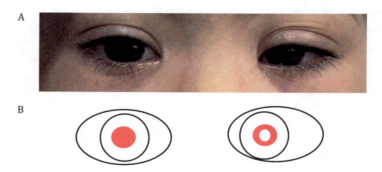

Figura 17.5 – *A. Reflexo vermelho presente no olho direito, sendo alterado no olho esquerdo. B. Pupilas com reflexos diretos e consensuais normais. Ectoscopia sem alterações.*
Fonte: Acervo da autora.

Paciente com 8 meses e desvio convergente no OE, visão no OE pior que no OD, reflexo vermelho alterado no OE.

Como a visão no OE está pior e o reflexo vermelho alterado, deve-se pensar em alguma alteração ocular. Como o reflexo vermelho no OE apresenta apenas uma parte alterada, a principal hipótese é catarata congênita. Esse paciente apresenta uma catarata densa no eixo visual, havendo, então, estrabismo secundário à baixa de visão no OE.

Os pacientes com síndrome de Down apresentam mais alterações oculares, como catarata, ceratocone, glaucoma, anisometropia e estrabismo. É importante realizar exame oftalmológico precoce.

Caso 5

Paciente de 3 anos. A mãe refere desvio convergente há 2 dias, após início de quadro gripal. Nega medicações ou doenças.
- Acuidade visual: segue e fixa objetos, não reage à oclusão.
- Motilidade ocular: esotropia no OE, OE não abduz (Figura 17.6).

Paciente de 3 anos, com estrabismo súbito, reflexo vermelho presente e alteração na movimentação ocular.

Nesse caso, como a motilidade ocular está alterada (OE não abduz), a principal hipótese é paralisia ocular, especificamente paralisia do abducente à esquerda. Todos os casos de paralisia necessitam de investigação neurológica, pois a paralisia pode ser secundária a tumor ou alteração vascular. Muitos casos são idiopáticos, podendo ocorrer após vacina ou quadro gripal, e otite média aguda.

Na Figura 17.7, há um esquema para o diagnóstico de estrabismo.

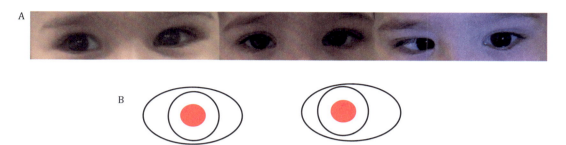

Figura 17.6 – A. Reflexo vermelho presente e simétrico em ambos os olhos. B. Reflexos pupilares diretos e consensuais normais. Ectoscopia sem alterações. Olhar em destro, em frente e em levoversão. Na levoversão observa-se a limitação na abdução do olho esquerdo.

Fonte: Acervo da autora.

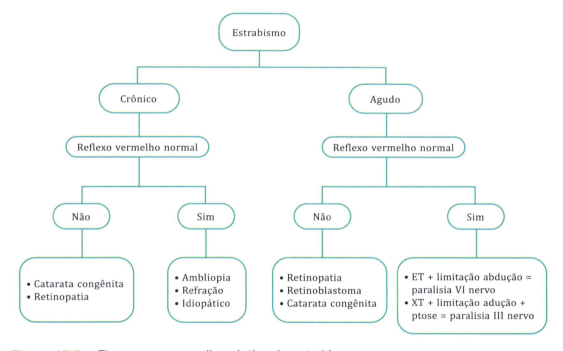

Figura 17.7 – Fluxograma para diagnóstico de estrabismo.

ET: esotropia; XT: exotropia.

Fonte: Elaborada pela autora.

Conclusão

Nem todo quadro de estrabismo é somente desvio ocular, pode ser o primeiro sinal de alterações oculares e sistêmicas graves, motivo pelo qual todo estrabismo precisa ser investigado pelo oftalmologista. Casos agudos exigem maior urgência na avaliação, pois estão comumente relacionados com alterações neurológicas.

O tratamento do estrabismo dependerá da causa. Os casos idiopáticos são tratados com óculos, cirurgia ou tampão ocular.

Pontos de destaque

- O estrabismo sempre precisa ser investigado.
- Pode ser um dos sinais de doenças graves, como tumores ou doenças neurológicas.
- O estrabismo pode causar ambliopia ("olho preguiçoso"), e vice-versa.
- O tratamento pode ser feito com óculos, cirurgia ou toxina botulínica.

Questões

1. **Com relação ao estrabismo, é correto afirmar que:**

   A. É caracterizado como desvio ocular e não necessita de investigação.

   B. É um desvio ocular, mas pode ter outras causas que não somente oftalmológicas.

   C. As causas são sempre oftalmológicas e o tratamento é cirúrgico.

   D. Pode ser tratado somente com óculos, o que mostra a importância do encaminhamento ao oftalmologista.

2. **Assinale a alternativa verdadeira:**

   A. O estrabismo divergente é o mais comum nos primeiros anos de vida.

   B. A esotropia pode ser sinal de paralisia do oculomotor e deve ser investigada.

   C. O estrabismo vertical mais comum é a paralisia de abducente.

   D. A esotropia pode ser tratada com óculos ou cirurgia.

3. **Com relação ao pseudoestrabismo, é correto o que se afirma em qual alternativa?**

   A. Ocorre somente em bebês e é menos perceptível ao nascimento.

   B. Tem uma aparência de estrabismo e precisa ser tratado com tampão.

   C. É um falso estrabismo, mas os pacientes devem fazer acompanhamento pelo maior risco de desenvolver estrabismo.

   D. Ocorre em decorrência do formato das órbitas e não necessita de avaliação.

4. **Paciente de 3 anos com esotropia aguda em OD e teste do reflexo vermelho presente e simétrico. Apresenta limitação na abdução do OD. Mãe refere que paciente tomou vacinas no dia anterior. Com relação ao caso, é correto o que se afirma em qual alternativa?**

A. Caso de paralisia do troclear, bastante comum após vacina.

B. Caso de paralisia de abducente. Apesar da história de vacina, deve-se realizar exame neurológico.

C. Provável diagnóstico de paralisia do oculomotor e a criança deve ser internada para investigação.

D. Caso típico de esotropia acomodativa, ou seja, estrabismo por falta de óculos.

5. **Na avaliação da criança com estrabismo:**

A. Pode-se avaliar a motilidade e o teste do reflexo vermelho na consulta com o pediatra.

B. Não é possível avaliar a motilidade sem equipamento oftalmológico.

C. É possível avaliar o reflexo vermelho e estabelecer um diagnóstico preciso sem necessidade de avaliação oftalmológica.

D. O exame da motilidade não ajuda no diagnóstico das paralisias.

6. **Criança de 8 meses com estrabismo agudo no OD há 1 semana. Ao exame, a criança chora ao ocluir o OE, com motilidade sem alterações, pupilas normorreagentes, reflexo alterado no OD e normal no OE. Sobre o caso, é correto afirmar que:**

A. A principal hipótese é falta de fixação por conta da imaturidade visual.

B. Provavelmente a criança apresenta paralisia de abducente, necessitando de investigação neurológica.

C. A causa do estrabismo provavelmente é baixa de visão no OD, sendo as hipóteses mais prováveis catarata congênita, retinoblastoma ou retinopatia.

D. A criança deve realizar exame oftalmológico, pois provavelmente precisa de óculos.

Respostas:

1. Alternativa: B. O estrabismo é um desvio ocular que pode ter causas oculares ou neurológicas, devendo ser sempre avaliado pelo oftalmologista.

2. Alternativa: D. O estrabismo convergente ou esotropia é o desvio mais comum em crianças pequenas e seu tratamento pode ser realizado com prescrição de óculos ou cirurgia.

3. Alternativa: C. O pseudoestrabismo não é um desvio verdadeiro e sim, uma aparência de estrabismo. Isso pode ocorrer devido distância interpupilar pequena, prega epicântica, base nasal larga. Deve ser acompanhado pois há risco de a criança desenvolver estrabismo.

4. Alternativa: B. A paralisia do abducente é a paralisia mais comum em crianças e adultos. Pode ter causas neurológicas como tumores, malformações vasculares, quadros infecciosos e inflamatórios. A maioria das vezes é idiopático e pode ocorrer após quadros virais ou vacinas, podendo haver melhora espontânea em muitos casos.

5. Alternativa: A. Durante a consulta pediátrica, é possível avaliar a visão, a motilidade ocular, os reflexos pupilares e o reflexo vermelho apenas com uma lanterna. Essa triagem feita pelo pediatra pode facilitar o encaminhamento ao oftalmologista nos casos de dúvida ou exame alterado.

6. Alternativa: C. O estrabismo pode ser um dos primeiros sinais de baixa de visão em bebês. Alterações como grau alto em um olho, cicatriz na retina, tumor ocular, catarata ou glaucoma congênito e opacidade corneana podem interferir no desenvolvimento da visão e, por consequência, causar estrabismo.

Referências bibliográficas

1. Beer SMC, Scarpi MJ, Minello AA. Achados oculares em crianças de zero a seis anos de idade, residentes na cidade de São Caetano do Sul, SP. Arq Bras Oftalmol [online]. 2003;66(6).
2. Nakanami C, Belfort R, Zin A. Oftalmopediatria. São Paulo: Roca; 2010.
3. Sefi-Yurdakul N, Tuğcu B. Development of strabismus in children initially diagnosed with pseudostrabismus. Strabismus. 2016;24(2):70-3.
4. Harley RD. Paralytic strabismus in children: Etiologic incidence and management of the third, fourth, and sixth nerve palsies. Ophthalmology. 1980;87(1).
5. Rodrigues KES, Latorre MRD, de Camargo B. Atraso diagnóstico do retinoblastoma. J Pediatr (Rio J). 2004;80:511-6.
6. Maconachie GD, Gottlob I, McLean RJ. Risk factors and genetics in common comitant strabismus a systematic review of the literature. JAMA Ophthalmol. 2013;131(9):1179-86.

Capítulo 18

Torcicolo de origem ocular

Monica Fialho Cronemberger

Objetivo do texto

Estabelecer as diferentes possíveis causas de uma posição anormal da cabeça, principalmente as de origem ocular.

Introdução

Torcicolo é um sinal muito frequente na clínica pediátrica, cuja incidência é de 5,6% na prática oftalmológica e de 3,19% na oftalmologia pediátrica.[1] Pode ser de causa ocular, muscular, neurológica ou vestibular. É possível diferenciar entre as causas ocular, ortopédica e vestibular apenas pedindo para o paciente fechar os olhos e observar a correção da posição.[2-4]

A causa osteomuscular mais comum em criança é a fibrose congênita do músculo esternocleidomastóideo (condição também conhecida "torcicolo muscular congênito"), seguida por malformações congênitas na região craniocervical. Em crianças mais velhas, o mais comum é uma manifestação do deslocamento rotatório atlantoaxial, resultado de trauma, inflamação orofaríngea ou tumor. Torcicolo intermitente associado a cefaleia, vômitos e sintomas neurológicos, pode ser causado por tumor de fossa posterior.[5,6]

O torcicolo de causa ocular compreende uma posição compensatória da cabeça, adotada para melhorar a acuidade visual, evitar diplopia, garantir visão binocular ou fusão, otimizar o campo visual ou por razões cosméticas. Pode provocar deformidades permanentes, causadas por atrofia muscular e mudanças no músculo esquelético secundário à posição anômala. Assimetria facial também pode ser uma característica de um torcicolo congênito ou adquirido de longa data.[1-3,7,8]

A posição anômala de cabeça se refere a um ângulo que a cabeça forma com o corpo no eixo horizontal, vertical ou anteroposterior, podendo se manifestar, assim, com queixo elevado ou deprimido, face girada para a esquerda ou para a direita (Figura 18.1), cabeça inclinada para a direita ou para a esquerda (Figura 18.2) , ou várias combinações dessas posições.[2-4]

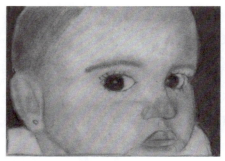

Figura 18.1 – *Face girada para a esquerda.*
Fonte: Ilustração de Fernanda Cronemberger Lins.

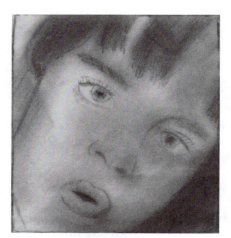

Figura 18.2 – *Cabeça inclinada para a esquerda.*
Fonte: Ilustração de Fernanda Cronemberger Lins.

As causas oculares mais frequentes são paresia ou paralisia do músculo oblíquo superior, síndrome de Duane, paresia ou paralisia do músculo reto lateral, síndrome de bloqueio do nistagmo, síndrome de Brown, anisotropias em A ou V (a magnitude do desvio do estrabismo é diferente ao olhar para cima, em frente e para baixo, mimetizando as letras A ou V), desvio vertical e horizontal comitantes (o ângulo do desvio do estrabismo não modifica nas diferentes posições do olhar), orbitopatia tireoidiana, paresia ou paralisia dos músculos inervados pelo III nervo, erros refrativos, desvio vertical dissociado e fratura de órbita.[1-3] Dependendo do torcicolo, têm-se as prováveis causas.[1,2] Muitos pacientes adotam o torcicolo de forma inconsciente. Outros têm uma queixa inicial de desalinhamento dos olhos, movimentos anormais dos olhos, visão dupla e blefaroptose.[3,9]

Apresentação de casos clínicos

Caso 1

- Paciente do sexo feminino, 3 anos de idade.
- Cabeça inclinada para a direita há 2 anos. Paciente já tinha feito algumas sessões de fisioterapia indicadas pelo médico ortopedista, o qual já estava planejando uma cirurgia ortopédica para correção da fibrose congênita do músculo esternocleidomastóideo. O pai questionou o ortopedista o fato de sua filha não apresentar torcicolo quando dormia.
- Ao exame oftalmológico:
  - Exame externo: cabeça inclinada para a direita.
  - AV (acuidade visual): olho direito (OD): 0,6 sem correção óptica (sc); olho esquerdo (OE): 0,6.
  - Boa acuidade visual para a idade obtida com figuras conhecidas.
- Medidas do desvio do estrabismo para perto com o método de Krimsky mostra o OE mais elevado que o OD:
  - Hipertropia de OE (HTE10$^\Delta$) (medida no olhar em frente, sem o torcicolo).
- Refração estática: ambos os olhos (AO) +1,00DE.
- Mapeamento de retina: AO sem alterações.
- Com a cabeça inclinada para a direita, a paciente não apresentava desvio ocular. Ela adotava essa posição anormal da cabeça para eliminar a diplopia e a confusão de imagens. Ao tentar inclinar para a esquerda, a criança reagia chorando e o desvio vertical aumentava. A manobra de inclinar a cabeça para a esquerda era possível, apesar de a criança não gostar. Nas versões, foram observadas hiperfunção do músculo oblíquo inferior de OE e hipofunção de músculo oblíquo superior de OE, nas posições diagnósticas desses músculos.
- HD:
  - Paresia de IV nervo de OE.
  - Fibrose congênita do músculo esternocleidomastóideo.
  - Desvio vertical dissociado.

O diagnóstico diferencial entre as causas oftalmológicas e a ortopédica é fácil. Na fibrose congênita do músculo esternocleidomastóideo, a criança tem mais dificuldade para inclinar a cabeça para o lado oposto ativa e passivamente.

Conclusão

Nesse caso, o diagnóstico foi de paresia de IV nervo craniano de OE. Pelo exame oftalmológico apresentado, não há necessidade de prescrição de óculos, nem de oclusão. A terapia consiste em tratamento cirúrgico da correção do estrabismo, com bom prognóstico, quando a cirurgia é bem planejada.

Caso 2

- Paciente do sexo masculino, 2 anos de idade.
- Desvio convergente desde os 4 meses, percebido pelos pais.
- Adota posição anômala da cabeça, ora girada para a direita e ora para a esquerda.
- Ao exame oftalmológico:
  - Exame externo: cabeça girada ora para a direita, ora para a esquerda.

- AV sc OD: segue bem a luz, não reage a oclusão.
- OE: segue bem a luz, não reage a oclusão.
- MOE sc, para perto, pelo método de Krimsky: ET60$^\Delta$.
- Caracteriza um desvio convergente de 60$^\Delta$ com limitação ao movimento de abdução de AO de −1 (limitação do movimento ao olhar para fora).
- Refração estática: AO +1,75DE.
- Mapeamento de retina: AO polo posterior sem alterações.
- Em algumas formas de estrabismo essencial, observa-se torcicolo (mesmo na ausência de paralisia). Na esotropia congênita ou infantil, verifica-se torcicolo que resulta da tendência de fixar em adução, pela dificuldade de fixar direto em frente. Cabeça girada para a direita ou para a esquerda, dependendo do olho que está fixando em adução.
- HD:
  - Esotropia infantil.
  - Paresia de VI nervo (muito raro, AO não realizam abdução).
  - Síndrome de Duane (tipo I, são desvios menores, podem até mesmo ser ortotrópicos no olhar para a frente; dependendo do olho afetado, a criança gira para a direita ou para a esquerda, na tentativa de adução do olho comprometido, observando-se um enoftalmo (retração do olho na órbita, com diminuição da fenda palpebral).
  - Síndrome de Moebius: além da limitação de abdução de ambos os olhos, os pacientes apresentam paralisia facial.

Conclusão

Trata-se de um caso típico de esotropia infantil ou congênita. Não há necessidade de prescrição de óculos, pelo fato de a hipermetropia ser baixa. No início, pode-se realizar uma oclusão alternada de poucas horas por dia. Tratamento cirúrgico para correção da esotropia.

Padrões característicos

Alguns estrabismos têm torcicolos bem característicos, ou até mesmo a combinação de vários. Os padrões mais característicos de cada patologia são:
- Esotropia congênita ou infantil: queixo virado para o lado do olho fixador pela fixação em adução. Pode alternar os olhos, caso esteja com boa acuidade visual em ambos. Se estiver preferindo um dos olhos, pode fixar apenas com o olho dominante em adução. Se tiver associação com desvio vertical dissociado, pode inclinar a cabeça para o ombro do olho fixador.
- Desvio vertical dissociado: inclinação da cabeça para o ombro do lado do olho fixador. Em raros casos, pode ser para o lado oposto.
- Anisotropia em A ou V: pode não apresentar torcicolo. Quando presente, o mais comum é queixo elevado ou deprimido.
- Nos estrabismos paréticos, os pacientes direcionam o olhar para o lado oposto ao campo de ação do músculo afetado, para eliminar a diplopia.
  - Paresia ou paralisia de VI nervo: face girada para o lado do olho comprometido, deslocando os olhos para o lado oposto. Fixa com o olho da paresia em adução, fugindo do campo de ação do músculo reto lateral.
  - Paresia ou paralisia de IV nervo: inclinação da cabeça na direção do ombro oposto ao olho comprometido.
  - Paresia ou paralisia de III nervo: se a blefaroptose estiver presente no olho comprometido, não haverá torcicolo.

- Síndrome de Duane: na maioria dos pacientes, a fusão é mantida por meio do torcicolo; a cabeça virada para o lado do olho comprometido no caso de esotropia e para o lado oposto no caso de exotropia.
- Síndrome de Brown: quando presente, em geral, o queixo está elevado e voltado para o lado do olho normal.
- Nistagmo: muitos pacientes adotam torcicolo em uma posição na qual apresentam redução dos movimentos nistágmicos. Essa posição é chamada de posição de bloqueio, zona nula ou ponto neutro, para melhorar a acuidade visual.
- Fratura de órbita: torcicolo, quando presente, depende do estrabismo causado pela fratura. Adota a posição anormal da cabeça para eliminar a diplopia.
- Blefaroptose: elevação do mento, para deixar o eixo visual livre.
- Fibrose generalizada de Brown: torcicolo pronunciado pela inelasticidade dos músculos retos inferiores, mento elevado.
- Erros refrativos: erros refracionais mal corrigidos também podem provocar torcicolo. No caso de astigmatismo mal corrigido, a criança pode adotar uma inclinação de cabeça.[10,11]

Assim, quando uma criança entra no consultório, dependendo do torcicolo apresentado, pode-se pensar em determinadas patologias. Vale ressaltar que mesmo as patologias com padrões de posição anômala de cabeça mais definidos podem apresentar variações ou combinações de vários padrões (Figura 18.3).

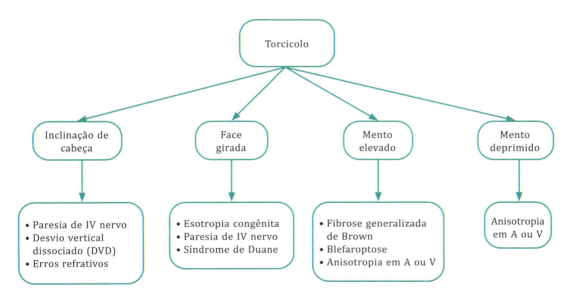

Figura 18.3 – *Diferentes patologias associadas ao torcicolo.*
Fonte: Elaborada pela autora.

Para ajudar a diferenciar torcicolo (inclinação de cabeça) de causa ocular e ortopédica, consultar o Quadro 18.1.

OFTALMOLOGIA PEDIÁTRICA E OS DESAFIOS MAIS FREQUENTES

Quadro 18.1 – Torcicolo: causa ocular ou ortopédica	
Causa ortopédica	*Causa ocular*
Maior dificuldade para inclinar a cabeça para o lado oposto nas movimentações ativa e passiva	É possível inclinar a cabeça do paciente para o lado oposto
Não melhora com a oclusão dos olhos	Melhora com a oclusão dos olhos
Não melhora dormindo	Melhora dormindo

Todo paciente com posição compensatória de cabeça deve ser avaliado cuidadosamente por um médico oftalmologista. Nenhum torcicolo é normal. Deve ser corrigido cedo para corrigir a posição ocular (estrabismo) e a postura da cabeça.[1,3,4] Quando o torcicolo tem causa oftalmológica, o tratamento pode ser apenas a correção de uma refração, mas geralmente é cirúrgico.[2,3,12] Hoje, em alguns casos de paresias e desvios horizontais comitantes, pode-se fazer o uso da aplicação de toxina botulínica.[13,14]

Questões

1. **Uma posição anômala de cabeça (torcicolo) pode ser de origem:**

   A. Ocular.

   B. Osteomuscular.

   C. Neurológica.

   D. Todas as anteriores.

2. **Por qual motivo o torcicolo de causa ocular ocorre?**

   A. Para evitar diplopia.

   B. Com o objetivo de aumentar o ângulo de desvio ocular.

   C. Para não modificar o campo visual.

   D. Para piorar a acuidade visual.

3. **Pacientes portadores de nistagmo muitas vezes adotam posição compensatória da cabeça para:**

   A. Piorar o campo visual.

   B. Aumentar o ângulo de desvio ocular.

   C. Melhorar a blefaroptose.

   D. Melhorar a acuidade visual.

4. Com relação ao torcicolo de causa ortopédica, é correto afirmar que:

A. Não melhora com a criança fechando os olhos.

B. Melhora com a criança fechando os olhos.

C. O desvio ocular piora quando se inclina a cabeça para o lado oposto.

D. Melhora com a criança dormindo.

5. No torcicolo de causa ocular, qual é o tratamento geralmente adotado?

A. Clínico.

B. Uso de prismas.

C. Cirúrgico.

D. Nenhuma das anteriores.

Respostas:

1. Alternativa: D. Todas as alternativas estão corretas, pois todas as condições descritas podem ser causas de torcicolo.

2. Alternativa: A. Uma das razões mais importantes, entre as oculares, é o paciente evitar a diplopia, melhorando a visão binocular.

3. Alternativa: D. Com o torcicolo, o nistagmo se bloqueia (zona de bloqueio) ou reduz marcadamente sua amplitude e frequência, melhorando a acuidade visual.

4. Alternativa: A. Nesse caso, a causa da posição anômala é osteomuscular. A criança não está fugindo de um quadro de diplopia.

5. Alternativa: C. O tratamento geralmente é cirúrgico com bom prognóstico.

Referências bibliográficas

1. Boricean ID, Barar A. Understanding ocular torticollis in children. Oftamologia. 2011; 55(1):10-26.
2. Turan KE, Sekeroglu HT, Koç I, Vural E, Karakaya J, Sener EC, Sanac AS. Ocular causes of abnormal head position: Strabismus Clinic Data. Turk J Ophthalmol. 2017 Aug;47(4):211-5.
3. Teodorescu L. Anomalous head postures in strabismus and nystagmus – diagnosis and management. Rom J Ophthalmol. 2015 Jul-Sep;59(3):137-40.
4. Nucci P. Curiel B, Lembo A, Serafino M. Anomalous head posture related to visual problems. Int Ophthalmol. 2015 Apr;35(2):241-8.
5. Herman MJ. Torticollis in infants and children: Common and unusual causes. Instr Course Lect. 2006;55:647-53.
6. Haque S, Shafi BBB, Kaleem M. Imaging of torticollis in children. Radio Graphics. 2012;32(2).
7. Hofsli M, Vinding T, Sandfeld L, Hesgaard HB. Ocular Torticollis is a diagnostic and surgical challenge. Ugeskr Laeger. 2019 sep 23;181(39).

8. Caldeira JA. Abnormal head posture: An ophthalmological approach. Binocul Vis Strabismus Q. 2000;15(3):237-9.
9. Erkan Turan K, Taylan Sekeroglu H, Koc I, Kilic M, Sanac AS. The frequency and causes of abnormal head position based on an ophthalmology clinic's findings: is it overlooked? Eur J Ophthalmol. 2017 Jun 26;27(4):491-4.
10. Castro FAA, Simão MLH, Abbud CMM, Foschini RMSA, Bicas HEA. Posição viciosa de cabeça por astigmatismo mal corrigido: relato de caso. Arq Bras Oftalmol. 2005;68(5):687-91.
11. Paresias e paralisias oculomotoras. In: Diaz JP, Dias CS. Estrabismo. 4. ed. São Paulo: Livraria Santos; 2002. p. 289-345.
12. Clifford L, Roos J, Dahlmann-Noor A, Vivian AJ. Surgical management of superior oblique paresis using inferior oblique anterior transposition. J AAPOS. 2015 Oct;19(5):406-9.
13. Issaho DC, Carvalho FRS, Tabuse MKU, Carrijo-Carvalho LC, de Freitas D. The use of botulinum toxin to treat infantile esotropia: A systematic review with meta-analysis. Invest Ophthalmol Vis Sci. 2017 Oct 1;58(12):5468-76.
14. Gómez de Liaño R. The use of botulinum toxin in strabismus treatment. J Binocul Vis Ocul Motil. 2019 Apr-Jun;69(2):51-60.

Capítulo 19

Meu filho está com dificuldade escolar: o que pode ser?

Mariana Granato
Márcia Keiko Uyeno Tabuse

Objetivos do texto

- Reconhecer os principais diagnósticos diferenciais que podem levar a criança/adolescente a apresentar dificuldade escolar (causas oftalmológicas e não oftalmológicas).
- Desenvolver uma abordagem sistematizada da criança/adolescente que chega ao consultório com queixa de dificuldade escolar.
- Conhecer os transtornos de aprendizado e como abordá-los na prática clínica.

Introdução

É cada vez mais frequente nos consultórios pediátricos os profissionais se depararem com a preocupação dos pais acerca do desempenho acadêmico de seus filhos. Quando a criança ou o adolescente não apresenta um desempenho acadêmico satisfatório, a maior preocupação dos pais é de que exista alguma afecção neurológica que justifique isso. O que se sabe, entretanto, é que, na maior parte dos casos, não é isso que ocorre. Assim, é papel do pediatra saber avaliar esse paciente de modo a poder direcionar a investigação para a real causa de sua dificuldade.

Existem diversos fatores envolvidos na aprendizagem, e alterações na dinâmica de qualquer um desses fatores podem dificultar o processo educacional.

Quando se trata de dificuldade escolar, é fundamental fazer uma distinção entre os conceitos de dificuldade de aprendizado e de transtorno de aprendizado. Transtorno de aprendizado se refere a uma afecção de natureza neurobiológica, relacionada com uma inabilidade específica, como para leitura (dislexia), escrita (disgrafia) ou matemática (discalculia). Nesses casos, o indivíduo apresenta um desempenho significativamente abaixo do esperado para sua capacidade intelectual em áreas específicas. Vale lembrar que uma parcela pequena dos indivíduos que apresentam mal desempenho escolar tem efetivamente um transtorno de aprendizado.[1]

Contudo, o conceito de dificuldade de aprendizado abrange um grupo heterogêneo de problemas capazes de alterar a capacidade da criança de aprender, independentemente de suas condições neurológicas para isso, como fatores escolares, familiares, emocionais, comportamentais, transtornos de linguagem e outros transtornos orgânicos.

Casos clínicos
Caso 1

João, 8 anos, comparece a uma consulta pediátrica de rotina acompanhado de seus pais. Eles negam qualquer intercorrência clínica recente, mas relatam que estão preocupados com o desempenho acadêmico de João, que ainda não conseguiu se alfabetizar. João está cursando o 3º ano e, nas reuniões escolares, a professora vem relatando que, além da dificuldade acadêmica, ele tem um comportamento inadequado em sala de aula, já que frequentemente se levanta da cadeira e costuma atrapalhar os outros colegas, porque fica fazendo barulhos durante a aula e "batucando" na mesa. Embora os prejuízos aconteçam em todas as matérias, a professora percebe que João tem mais dificuldade nas atividades que envolvem leitura e escrita, pois detesta ler, parece não compreender o que está lendo e, muitas vezes, troca as letras das palavras. Se outra pessoa lê o texto, sua compreensão é melhor. João também tem dificuldades para compreender brincadeiras e jogos de rimas.

Com relação aos antecedentes pessoais, João foi um bebê nascido a termo, pesando cerca de 3 kg e que não teve intercorrências gestacionais ou neonatais significativas. Nunca foi internado e não faz nenhum tipo de tratamento clínico. No que diz respeito aos marcos do desenvolvimento, os pais referem que João andou com 11 meses, mas era "preguiçoso" para falar. As primeiras palavras surgiram por volta dos 2 anos.

Os pais relatam que ultimamente têm se preocupado com o fato de que João está dizendo que "é burro" e que "nunca aprenderá a ler corretamente". Eles também relatam que frequentemente João refere a sentir dores de cabeça, principalmente no final do dia, e que seu sono é bastante agitado, com roncos altos e frequentes. No exame oftalmológico, João apresentou acuidade visual normal, sem ametropias (p. ex., hipermetropia alta), sem forias (um desvio latente) ou espasmo de acomodação que justificassem a dor de cabeça.

Caso 2

Pedro, 4 anos, comparece para consulta de rotina no pediatra, e a mãe relata estar preocupada, pois a criança é muito dispersa, não mantém atenção em nenhuma atividade, seja na escola, seja em casa, na TV ou no *tablet*. O pediatra pede uma avaliação oftalmológica e audiometria. Ao exame oftalmológico, a criança não colaborava ao exame de acuidade visual, e a medida não era confiável, sem desvio ocular. Após dilatar a pupila, foi diagnosticada pela refração uma hipermetropia alta de 7°, tendo sido prescrito uso de óculos. A criança retorna após 3 meses de uso dos óculos, demonstrando uma melhora acentuada na atenção e no comportamento, quando se pôde realizar a acuidade visual = 0,6 em ambos os olhos com a correção óptica. A mãe refere que a criança ficou mais calma e apresentou maior interesse e atenção nas atividades da escola após o uso dos óculos. Crianças com altos graus de hipermetropia não conseguem fazer acomodação visual e a visão fica "sem foco" para longe e perto, o que gera a falta de interesse por atividades visuais. Nesses casos, como a criança não gera esforço acomodativo, não tem cefaleia ou estrabismo, o que dificulta mais o diagnóstico precoce.

Discussão

Quando o profissional se depara com uma queixa de dificuldade escolar, o primeiro ponto importante é definir se a criança/adolescente realmente apresenta uma dificuldade de aprendizado ou se existe uma cobrança desproporcional por parte dos pais (ou da escola) quanto ao seu desempenho. No Caso 1, em que realmente parece haver uma dificuldade de aprendizado, na investigação do caso deve-se levar em conta os seguintes aspectos:[2-5]

- Fatores escolares: muitas vezes a criança pode estar em uma escola cuja metodologia de ensino não se adequa ao seu perfil, o que pode prejudicar seu aprendizado. Ainda nesse sentido, outras questões capazes de interferir na aprendizagem são condições físicas inadequadas das salas de aula, número elevado de alunos na classe (dificultando uma atenção mais direcionada dos professores) e falta de um preparo adequado do corpo docente.
- Fatores relacionados com o ambiente domiciliar: o estímulo para o aprendizado não está restrito ao ambiente escolar. É preciso que, em casa, os pais também estimulem e deem suporte para o aprendizado, seja participando do momento das lições de casa, seja ajudando a solucionar dúvidas que surjam durante os estudos. Ainda nesse sentido, um ambiente domiciliar conturbado, com ocorrência de violência doméstica, alcoolismo ou drogadição, também terá um impacto negativo no desempenho acadêmico das crianças e adolescentes.
- Fatores emocionais e comportamentais: uma criança ou um adolescente que esteja passando por um processo de sofrimento emocional, como em um quadro depressivo, certamente terá uma queda do desempenho acadêmico. É fundamental que se tenha em mente a possibilidade de um quadro depressivo, principalmente quando há uma queda repentina no rendimento escolar. Muitas vezes, os sintomas de depressão podem ser confundidos com desatenção, desinteresse ou falta de vontade. Os quadros de ansiedade também têm repercussões negativas no desempenho acadêmico, devendo-se suspeitar deles, principalmente quando a criança/adolescente parece aprender bem os conceitos, mas na hora das provas fica nervosa e não consegue ter o desempenho esperado. Outro diagnóstico importante a ser considerado diante da queixa de dificuldade escolar é o transtorno de déficit de atenção e hiperatividade (TDAH), caracterizado por sintomas de desatenção e/ou de hiperatividade, que resultam em repercussões significativas no aprendizado e na vida social.
- Transtornos de linguagem: a dislexia é categorizada como um transtorno de linguagem, mas existem outros transtornos de linguagem que também podem promover dificuldade escolar, como transtorno fonológico, transtorno do desenvolvimento da linguagem (TDL), apraxia da fala, disfluência e disartria.
- Fatores orgânicos: diversas questões orgânicas podem prejudicar a capacidade de aprendizado. As principais questões que se deve ter em mente na investigação da queixa de dificuldade escolar são:
  - Déficit visual: incluem ametropias, como miopia, astigmatismo e hipermetropia acima do fisiológico para a idade; estrabismo com diplopia; ambliopia; baixa visão por distúrbios na transparência dos meios ópticos ou retinianos.
  - Déficit auditivo: é fundamental que uma criança/adolescente com queixa de mau desempenho acadêmico realize uma avaliação auditiva.
  - Distúrbios do sono: uma criança/adolescente que tem um sono ruim (em qualidade ou quantidade) certamente terá prejuízo do seu desempenho acadêmico.
  - Distúrbios da tireoide: tanto o hipotireoidismo quanto o hipertireoidismo podem ter impacto negativo no rendimento escolar.
  - Desempenho cognitivo: se a criança/adolescente tem em seu histórico situações que poderiam trazer prejuízos para o seu desempenho cognitivo, como prematuridade

extrema, sofrimento no parto (hipóxia neonatal), infecções congênitas, ou internações com necessidade de suporte de unidade de terapia intensiva (UTI), é importante fazer uma avaliação formal da sua capacidade cognitiva, por meio de uma avaliação neuropsicológica.
- Epilepsia (crises de ausência): também é um diagnóstico importante a ser considerado na investigação de dificuldade de aprendizado, principalmente nos indivíduos com queixa de desatenção.
- Transtorno do espectro do autismo (TEA): dificilmente o diagnóstico de TEA será efetuado apenas com base em dificuldade escolar, mas indivíduos que estão no espectro podem apresentar dificuldades acadêmicas.
- Síndromes genéticas: algumas síndromes genéticas podem ter repercussões no aprendizado, como síndrome de Down, síndrome de Turner, síndrome de Williams e síndrome do X-frágil.

Apesar de consistir a minoria dos casos, alguns indivíduos efetivamente terão um transtorno de aprendizado e, nesse sentido, é importante o pediatra ter em mente quais são esses transtornos e quais são os sinais de alerta para cada diagnóstico (Figura 19.1).

A dislexia é um transtorno de aprendizado caracterizado por dificuldade no reconhecimento adequado e fluente das palavras, na capacidade de soletrar e em outras funções relacionadas com a decodificação fonológica. O processo de decodificação fonológica envolve a capacidade de dividir uma palavra em seus sons constituintes, na conversão das letras em som (ou seja, do grafema em fonema) e na combinação dos sons da fala para formar palavras. Alguns sinais que podem levar à suspeita de dislexia consistem em: dificuldade em compreender e fazer jogos de rima; dificuldade em manipular letras e sílabas de palavras (p. ex., se tirar o "L" da palavra "LUVA", que palavra vira?); maior facilidade em compreender o conteúdo de um texto se é lido em voz alta por outra pessoa (e não por ele mesmo).[6-7]

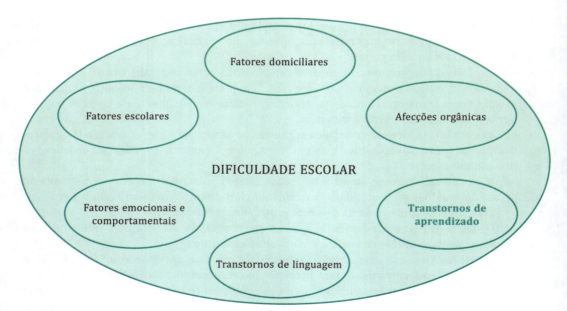

Figura 19.1 – *Fatores associados à dificuldade escolar.*

Fonte: Elaborada pelas autoras.

Muitas vezes, crianças com dificuldades na leitura são encaminhadas ao oftalmologista para avaliar se existe uma deficiência visual que as justifique. A medida da acuidade visual é realizada para longe e perto, com letras, números ou figuras; a motilidade ocular avalia a capacidade de manter os olhos em ortoposição em todas as direções do olhar; e a refração e o fundo de olho completam o exame. Crianças com dificuldade de aprendizado não apresentam uma maior incidência de problemas oculares em comparação ao grupo de crianças sem a dificuldade escolar.

Em muitos casos, os quadros de dislexia (e de outros transtornos de linguagem) estão associados a distúrbios do processamento auditivo, que correspondem a alterações na maneira como as informações auditivas são processadas e utilizadas pelo sistema nervoso. Aqui vale uma observação: o distúrbio do processamento auditivo central (PAC) é um achado que pode ser encontrado em diversas crianças e adolescentes com dificuldade escolar, mas, em muitos casos, não é a causa central e única da dificuldade, e sim integra um conjunto de alterações da linguagem. Além disso, diversos fatores, como déficit de atenção, podem influenciar no resultado do exame para avaliação do processamento auditivo, e os testes são padronizados para serem realizados por crianças que já têm pelo menos 6 ou 7 anos de idade. Portanto, o exame do processamento auditivo não deve ser solicitado sem que haja uma avaliação completa da criança, de modo que sejam avaliados diagnósticos diferenciais e que seja ponderada a maturidade da criança para sua realização. Exames solicitados inadvertidamente podem levar a resultados inexpressivos e tratamentos inadequados.

A disgrafia é uma alteração da escrita normalmente ligada a problemas perceptivo-motores. A dificuldade de integração visual-motora dificulta a transmissão de informações visuais ao sistema motor: a criança sabe o que quer escrever, mas não consegue idealizar o plano motor e sua escrita é nitidamente diferente do esperado para a idade. Em geral, as crianças que apresentam disgrafia são mais desajeitadas do ponto de vista motor.[8]

A discalculia é o transtorno no qual o indivíduo tem dificuldade em adquirir proficiência em matemática. Não está relacionada com a ausência de habilidades matemáticas básicas, como contagem, e sim à maneira como a criança as associa com o mundo que a cerca. Um aspecto que chama a atenção no indivíduo portador de discalculia consiste na dificuldade em lidar com a noção de magnitude numérica, o que pode ser observado, por exemplo, pela capacidade de estabelecer comparações de tamanhos de objetos e estimativas de valores. Além disso, são sinais que podem sugerir um quadro de discalculia a dificuldade em ler e formar números com muitos dígitos e memória pobre para datas.[9]

Posto isso, observa-se que há um grande grupo de crianças e adolescentes com dificuldade de aprendizagem, e parte deles realmente terá um substrato neurobiológico que justifica essa dificuldade, ou seja, um transtorno de aprendizado, ainda que a maioria tenha outros aspectos justificando o prejuízo do desempenho acadêmico.

No Caso 1, João apresenta alguns sinais que podem ser sugestivos de TDAH, como dificuldade em permanecer sentado na sala de aula e atrapalhar os colegas ao ficar fazendo barulhos frequentes. Contudo, há aspectos que poderiam sugerir um quadro de dislexia, como dificuldade no processo de alfabetização e em compreender jogos de rimas, troca de letras frequente e maior facilidade para compreender um texto quando outra pessoa o lê. Outro ponto de atenção no caso é a possível repercussão emocional que a dificuldade de aprendizado está ocasionando à criança, que já manifesta sentimentos de impotência e menos valia. Além disso, um possível distúrbio do sono, em função da queixa de roncos altos e frequentes, é uma hipótese que deve ser lembrada. Sabe-se que um sono ruim, em quantidade ou qualidade, pode promover tanto sintomas de sonolência quanto de agitação durante o dia, muitas vezes mimetizando quadros de TDAH.

OFTALMOLOGIA PEDIÁTRICA E OS DESAFIOS MAIS FREQUENTES

A abordagem do indivíduo com dificuldade de aprendizagem deve ser iniciada a partir de anamnese e exame físicos direcionados, visando a avaliar os principais fatores que poderiam estar contribuindo para o mal desempenho acadêmico.

No que diz respeito aos antecedentes familiares, é importante questionar o histórico de doenças psiquiátricas (depressão, ansiedade, autismo, transtorno obsessivo-compulsivo, transtorno afetivo bipolar etc.) e de dificuldades acadêmicas entre os pais, irmãos e parentes próximos.

Com relação ao comportamento e ao desenvolvimento atual, é fundamental que se trace um perfil psicológico sumário do indivíduo (É alegre? Triste? Desatento? Muito agitado? Desafiador? Impulsivo?), seu relacionamento com outras crianças/adolescentes (tem "grandes amigos" ou apenas "colegas"?), e a presença de hábitos e comportamentos não usuais (p. ex., tiques, interesses muito restritos e profundos sobre um mesmo tema). Deve-se questionar também o padrão de sono do indivíduo (horas de sono, qualidade, roncos, despertares).

Por fim, é preciso realizar um inquérito escolar que aborde o ano que o paciente está cursando atualmente, horário das aulas, se a escola é bilíngue, como foi o processo de alfabetização, quando teve início a dificuldade de aprendizado, se a dificuldade é específica para alguma matéria ou é global e se houve algum fator importante na vida do indivíduo que precedeu essa dificuldade (p. ex., separação dos pais, mudança de escola, perda de algum ente próximo). É interessante fazer também uma avaliação sumária das habilidades acadêmicas, que pode ter como base o Quadro 19.1.

Quadro 19.1 – Avaliação sumária das habilidades acadêmicas	
4 a 5 anos	Jogos de rimas/identificação de letras/senso numérico (contagem, maior/menor, mais/menos)
6 a 7 anos	Jogos de "tirar partes de palavras", ler palavras de 3 a 4 letras, fazer somas simples
8 a 9 anos	Deve ler fluentemente e com boa compreensão, bom conhecimento de soma e subtração
> 9 anos	Leitura (fluência, compreensão), operações de soma/subtração/multiplicação, noção de magnitude numérica

Fonte: Elaborado pelas autoras.

Finalizada a avaliação inicial, o pediatra deve traçar suas principais hipóteses diagnósticas e solicitar exames e avaliações complementares, conforme julgar necessário para confirmar ou descartar tais hipóteses.

Outra ferramenta que pode ser utilizada reside no uso de questionários de triagem para determinadas afecções, como é o caso do SNAP-IV, que pode ser utilizado para triagem de TDAH, e o PHQ-9, para triagem de depressão – os dois são alguns exemplos de ferramentas de triagem que estão disponíveis gratuitamente na internet.

Algoritmo diagnóstico

A Figura 19.2 pode ser utilizada para abordagem do paciente com queixa de dificuldade escolar.

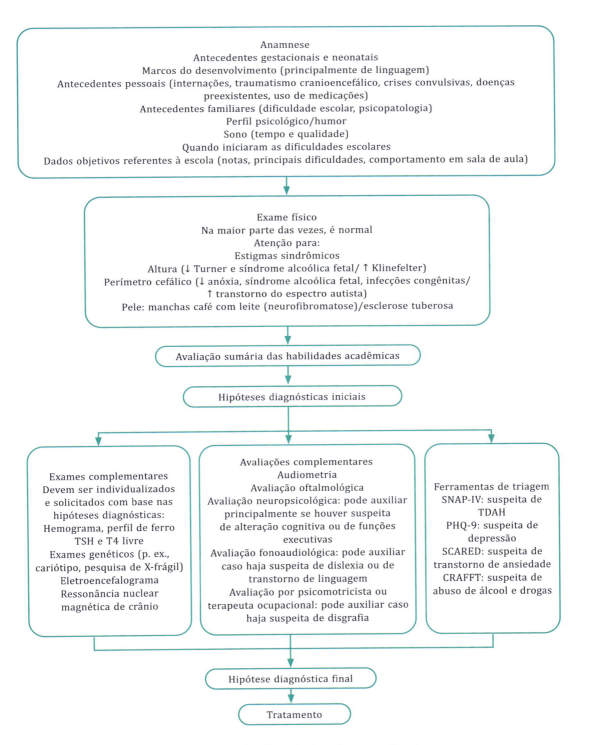

Figura 19.2 – *Algoritmo diagnóstico de dificuldades de aprendizado.*

Fonte: Elaborada pelas autoras.

Conclusão e tratamento recomendado

Uma vez se que se chegue a um diagnóstico, seja de um transtorno de aprendizado, seja de outro quadro que esteja causando dificuldade de aprendizado, o indivíduo deve receber o tratamento direcionado para essa condição.

Nas situações nas quais a causa identificada para a dificuldade escolar não é um transtorno de aprendizado, o tratamento deve ser direcionado de acordo com a causa encontrada. Por exemplo, se foi identificado que a metodologia da escola não é adequada para essa criança, deve-se considerar a mudança de escola. Se foi identificada alguma questão emocional ou comportamental, é preciso proceder com os tratamentos adequados, que podem ser farmacológicos ou com terapias direcionadas. Se foi observado um transtorno orgânico, este deve ser tratado.

O tratamento da dislexia pode ser desenvolvido por um fonoaudiólogo, pedagogo ou outro profissional habilitado para tal. Os programas de reabilitação devem incluir treinamento em decodificação fonológica, fluência, vocabulário e compreensão. Vale lembrar que, no caso da dislexia, não há evidências científicas de que exercícios visuais ou uso de lentes com filtros coloridos tragam qualquer benefício para o seu tratamento.[10]

O tratamento da discalculia deve ser desenvolvido por um profissional habilitado, e as intervenções visam a superar as dificuldades de percepção visuoespacial, pela percepção de figuras e de formas, pela observação de detalhes (semelhanças e diferenças) e pela relação com experiências do dia a dia.

As intervenções voltadas para o tratamento da disgrafia têm o objetivo de organizar a percepção e o controle corporal, por meio da dissociação de movimentos, da representação mental do gesto necessário para o traço e da coordenação visuomotora. O tratamento pode ser desenvolvido por um psicomotricista, um terapeuta ocupacional ou outro profissional habilitado.

Com a intervenção adequada, o indivíduo poderá melhorar seu desempenho acadêmico e, consequentemente, sua autoestima e sua qualidade de vida.

Pontos de destaque

- A dificuldade de aprendizado nem sempre tem como causa um transtorno de aprendizado.
- Fatores relacionados com escola, fatores familiares, emocionais, comportamentais, transtornos de linguagem e transtornos orgânicos podem cursar com dificuldade de aprendizado.
- Os transtornos de aprendizado compreendem uma inabilidade específica, como de leitura (dislexia), escrita (disgrafia) ou matemática (discalculia), em indivíduos que apresentam um desempenho significativamente abaixo do esperado para seu nível de desenvolvimento, escolaridade e capacidade intelectual.
- Diante da queixa de dificuldade escolar, o pediatra deve realizar uma abordagem sistematizada, com base em anamnese direcionada, exame físico, observação das habilidades acadêmicas do paciente, associados a exames complementares e avaliações de equipe multidisciplinar, direcionados pelas hipóteses diagnósticas levantadas.

Questões

1. **Com relação às dificuldades de aprendizado, podemos afirmar que:**

   A. O diagnóstico mais frequente entre as crianças que apresentam dificuldade de aprendizado é a dislexia.

   B. A audiometria é o exame complementar de escolha para casos suspeitos de dislexia, permitindo ao médico fechar o diagnóstico, a depender das alterações observadas.

   C. A disgrafia é um transtorno de linguagem, cujo tratamento deve ser realizado por fonoaudiólogo(a) habilitado(a), com enfoque em treinamento das habilidades de codificação e decodificação fonológica.

   D. Na discalculia, um dos aspectos que mais chamam a atenção é a dificuldade em lidar com os conceitos de magnitude numérica (p. ex., para comparar tamanhos e proporções de objetos).

2. **Considerando os principais diagnósticos diferenciais que devem ser observados em crianças com dificuldade de aprendizado, qual alternativa indica o diagnóstico menos provável para justificar a dificuldade escolar?**

   A. Déficit auditivo.

   B. Dermatite atópica.

   C. Hipotireoidismo.

   D. Apneia do sono.

3. **Com relação aos distúrbios de aprendizado, assinale a melhor alternativa:**

   A. Diante da queixa de dificuldade de aprendizado, a criança sempre deve realizar uma avaliação neuropsicológica a fim de estabelecer seu perfil cognitivo (QI).

   B. Diante da queixa de dificuldade de aprendizado, a criança sempre deve ser avaliada por um(a) fonoaudiólogo(a), a fim de descartar um possível distúrbio de linguagem.

   C. Uma boa anamnese permite direcionar o raciocínio clínico para as principais hipóteses diagnósticas que poderiam justificar a dificuldade de aprendizado e, dessa maneira, nem sempre são necessários exames complementares ou avaliações de equipes multidisciplinares.

   D. Os antecedentes familiares têm pouca relevância nos casos de dificuldade de aprendizado.

4. Com relação ao tratamento da dislexia, podemos afirmar que:

A. Baseia-se no treinamento em decodificação fonológica, fluência, vocabulário e compreensão.

B. A terapia de reabilitação, em geral, é realizada por um terapeuta ocupacional.

C. A medicação de escolha para o tratamento da dislexia é o metilfenidato.

D. Exercícios visuais e uso de lentes com filtros coloridos trazem bons resultados e devem ser oferecidos aos pacientes com tal diagnóstico.

5. Com relação a exames, avaliações complementares e ferramentas de triagem que podem ser utilizados na investigação de um quadro de dificuldade escolar, assinale a alternativa incorreta:

A. O questionário SNAP-IV pode ser utilizado para triagem de TDAH.

B. Em caso de suspeita de disgrafia, a avaliação de um terapeuta ocupacional ou psicomotricista poderá auxiliar no diagnóstico.

C. A ocorrência de "manchas café com leite" no exame físico deve levantar a hipótese de neurofibromatose.

D. A ressonância nuclear magnética de crânio deve ser realizada quando da comprovação da ocorrência de um transtorno de aprendizado.

6. Com relação às causas oftalmológicas de dificuldade escolar:

A. São mais frequentes nas crianças com dificuldade escolar.

B. O estrabismo é a principal causa de dificuldade para focalizar e manter a atenção nessas crianças.

C. Ametropias altas não corrigidas podem causar dificuldade escolar.

D. A dislexia é uma alteração visual que pode ser tratada pelo oftalmologista.

Respostas:

1. Alternativa: D. A maioria das crianças com dificuldade escolar não apresenta um transtorno de linguagem propriamente dito. A audiometria não é um exame que auxilia o diagnóstico de dislexia (apenas afasta diagnósticos diferenciais). A disgrafia não se configura como um transtorno de linguagem, mas sim como uma alteração da escrita normalmente ligada a problemas perceptivo-motores e seu tratamento, em geral, é realizado por psicomotricistas ou terapeutas ocupacionais

2. Alternativa: B. Entre as opções listadas, a dermatite atópica é o diagnóstico com menor potencial de interferir no aprendizado. Déficit auditivo, hipotireoidismo e apneia do sono podem interferir no nível de atenção e na dificuldade de assimilar o que é ensinado, com impacto significativo no aprendizado.

3. Alternativa: C. Os exames complementares e as avaliações multidisciplinares devem ser solicitados de maneira direcionada para cada caso, com base nas principais hipóteses diagnósticas levantadas a partir

da anamnese. Os antecedentes familiares são importantes nos casos de dificuldade de aprendizado: transtornos de linguagem e TDAH, por exemplo, têm alto grau de herdabilidade.

4. Alternativa: A. A terapia de reabilitação deve ser realizada por um(a) fonoaudiólogo(a) ou pedagogo(a) habilitado(a). Não há terapia farmacológica indicada para o tratamento da dislexia. Exercícios visuais e uso de lentes coloridas não têm evidências clínicas de eficácia e devem ser desencorajados.

5. Alternativa: D. A ressonância nuclear magnética não deve ser realizada rotineiramente em quadros de transtornos de aprendizado, já que não são observadas alterações nesse exame, considerando tais diagnósticos. O exame deve ser reservado para situações em que há suspeita de lesões em sistema nervoso central, como em quadros de prematuridade extrema, hipóxia neonatal ou traumatismos cranianos.

6. Alternativa: C. As ametropias altas causam baixa de acuidade visual e desconforto com cansaço à leitura causando dispersão e desmotivação para leitura e erros na cópia de lousa. Com relação às alterações oftalmológicas, não são mais frequentes nas crianças com dificuldades de aprendizagem. O estrabismo na criança, quando tropia ou manifesto, tem supressão e não causa diplopia ou dificuldade de foco. A dislexia não tem causa oftalmológica.

Referências bibliográficas

1. Rimrodt SL, Lipkin PH. Learning disabilities and school failure. Pediatr Rev. 2011 Aug; 32(8):315-24.
2. Bernstein S, Atkinson AR, Martimianakis MA. Diagnosing the learner in difficulty. Pediatrics. 2013;132:210-2.
3. Wolraich ML, Hagan JF, Allan C, Chan E, Davison D, Earls M, et al. AAP Subcommittee on Children and Adolescents with Attention-Deficit/Hyperactive Disorder. Clinical Practice Guideline for the Diagnosis, Evaluation, and Treatment of Attention-Deficit/Hyperactivity Disorder in Children and Adolescents. Pediatrics. 2019;144(4):e20192528.
4. McQuiston S, Kloczko N. Speech and language development: monitoring process and problems. Pediatr Rev. 2011 Jun;32(6):230-8; quiz 239.
5. Pratt HD, Patel DR. Learning disorders in children and adolescents. Prim Care. 2007 Jun; 34(2):361-74; abstract viii. Review.
6. Shaywitz SE, Shaywitz BA. The science of reading and dyslexia. J AAPOS. 2003;7:158-66.
7. Shaywitz SE. Dyslexia. N Engl J Med. 1998;338:307-12.
8. Wakely MB, Hooper SR, de Kruif RE, Swartz C. Subtypes of written expression in elementary school children: a linguistic-based model. Dev Neuropsychol. 2006;29(1):125-59.
9. Geary DC, Hoard MK, Bailey DH. Fact retrieval deficits in low achieving children and children with mathematical learning disability. J Learn Disabil. 2012 Jul-Aug;45(4):291-307. Epub 2011 Jan 20. PubMed PMID: 21252374; PubMed Central PMCID: PMC3163113.
10. Handler SM, Fierson WM, Section on Ophthalmology; Council on Children with Disabilities; American Academy of Ophthalmology; American Association for Pediatric Ophthalmology and Strabismus; American Association of Certified Orthoptists. Learning disabilities, dyslexia, and vision. Pediatrics. 2011;127:e818-56.

Capítulo 20

Meu filho enxergava bem, mas agora sua visão está fraca

Luis Carlos Ferreira de Sá

Objetivo do texto

O objetivo deste capítulo é familiarizar o pediatra a respeito de como o oftalmologista atua na abordagem da criança previamente saudável que começa a apresentar perda visual progressiva. Em algumas situações, como muitas em oftalmologia pediátrica, é fundamental a interação entre o oftalmologista, o pediatra e outros profissionais, uma vez que a baixa visual pode ser a "ponta do *iceberg*" e simplesmente o reflexo de uma doença sistêmica ainda não diagnosticada.

Introdução

Diante de uma criança que apresentava um comportamento visual previamente normal e que começou a mudar, com uma aparente perda visual – percebida pelos pais –, o pediatra deve orientar uma avaliação com o especialista, nesse caso, o oftalmologista, que orientará por meio de um exame oftalmológico adequado para a idade e eventuais testes/exames complementares, o diagnóstico, o tratamento e o prognóstico. São várias as etiologias relacionadas com uma baixa visual progressiva, desde causas simples, como erros refrativos, doenças sistêmicas com comprometimento ocular, doenças genéticas até doenças oftalmológicas específicas, como distrofias de retina, que podem causar graus variados de deficiência visual.

Casos clínicos
Caso 1

Criança de 11 anos, sexo masculino, sem queixas prévias. A mãe refere que passou a observar que a criança se aproxima dos objetos, da TV, o que não fazia antes. Há 1 semana, em um supermercado, o filho não conseguia ler um aviso no corredor, enquanto a mãe conseguia ler a mesma mensagem, sem dificuldade. De antecedentes pessoais, não havia nada significativo (gestação de termo, desenvolvimento neuropsicomotor normal), criança saudável, com bom desempenho escolar, mas não gosta de praticar esportes e passa muito tempo lendo e em atividades no *tablet*. Nos antecedentes familiares, com exceção de o pai ser míope e usar óculos desde a infância, não havia nada de mais importante.

A criança foi avaliada por um oftalmologista que confirmou a acuidade visual abaixo do normal, mas o restante do exame ocular, incluindo reflexos pupilares, exame de motilidade ocular, exame de biomicroscopia/segmento anterior e exame de fundo de olho normais. No exame de refração, sob cicloplegia (obrigatório o exame de refração em criança ser feito com o uso de colírio midriático/cicloplégico), observou-se que a criança apresentava uma miopia de −1,50 dioptria esférica em ambos os olhos. Com o uso da correção óptica, a criança apresentava acuidade visual normal para a idade. Foi orientado uso de lentes corretivas, além de diminuir o tempo nas atividades de perto (computador, *tablet*, leitura), principalmente aquelas não relacionadas com a atividade escolar.

Caso 2

Criança de 9 anos de idade, sexo feminino. A mãe notou que nos últimos meses a criança passou a se aproximar mais dos objetos e da TV. De antecedentes familiares, não havia nada de importante, sem história de doenças oculares, erros refrativos ou doenças sistêmicas. De antecedentes pessoais, há 2 meses passou a apresentar dor no tornozelo e no joelho direitos, que passaram a ficar mais inchados. Recentemente, foi avaliada por um pediatra especializado em Reumatologia, que solicitou uma série de exames sanguíneos, investigação radiológica e uma avaliação oftalmológica.

No exame ocular inicial, observou-se que a acuidade visual estava abaixo do normal para a idade. O exame externo era normal, sem sinais de olho vermelho, porém as pupilas eram irregulares com os reflexos pupilares diminuídos. Não havia sinais de estrabismo ou de limitação da movimentação ocular. No exame do segmento anterior/biomicroscopia, observou-se uma uveíte anterior importante em atividade, com presença de células na câmara anterior de ambos os olhos (espaço entre a face posterior da córnea e o cristalino) e de algumas sinéquias (áreas de adesão entre a íris e o cristalino), responsáveis pela diminuição dos reflexos pupilares. O exame de fundo de olho era normal e não havia sinais de uveíte posterior, vasculite ou retinite. A pressão intraocular era normal. Os exames laboratoriais mostravam um fator antinuclear (FAN) positivo, além de vários outros marcadores de inflamação, compatíveis com o diagnóstico de artrite reumatoide juvenil, forma oligo ou pauciarticular. Esse tipo de artrite é o mais associado à uveíte na infância, principalmente nas meninas e quando o FAN é positivo. Dessa maneira, a baixa visual estava associada à uveíte anterior que a criança apresentava em ambos os olhos. A paciente foi medicada com colírio de corticoide e cicloplégico para tratamento da uveíte, além do uso de imunossupressores prescritos pelo reumatologista. Sugerido controle periódico para avaliação da evolução da uveíte.

Caso 3

Criança de 13 anos, sexo feminino, previamente sem queixas. Os pais notaram que a criança começou a referir dificuldade para enxergar a lousa na escola e para ver objetos mais distantes. De antecedentes pessoais, nasceu de parto normal, desenvolvimento normal, sempre foi uma criança saudável e com bom desempenho escolar. Já havia feito duas avaliações oftalmológicas prévias, sempre com exames normais. De antecedentes familiares, os pais (pai e mãe) eram míopes, sem outros antecedentes oftalmológicos e sem diagnóstico de outras doenças sistêmicas.

No exame oftalmológico, apresentava acuidade visual abaixo dos padrões normais para a idade. Os reflexos pupilares e o exame de motilidade ocular eram normais. O exame do segmento anterior, incluindo córnea, câmara anterior, íris e cristalino, era normal. A pressão intraocular também era normal. No exame de fundo de olho, observou-se que o nervo óptico apresentava um aspecto normal, mas a mácula tinha uma discreta diminuição do brilho, com aspecto de "prata batida". No exame de refração, não existia nenhum erro refrativo que explicasse a baixa visual. Em função da alteração do aspecto macular da retina, foram solicitados exames complementares, como exame de tomografia de coerência óptica (OCT), eletrorretinograma (ERG) e autofluorescência, além de uma angiofluoresceinografia, que confirmaram o diagnóstico de doença de Stargardt, a distrofia macular hereditária da retina mais comum. O início da perda visual ocorre no início da adolescência, com diversos subtipos e evolução diferentes, dependendo do lócus e da mutação genética envolvida. É uma doença sem tratamento no momento. Alguns adolescentes e adultos podem ser beneficiados com auxílios ópticos, no sentido de melhor aproveitar a visão residual existente. Diversas formas de terapia genética têm sido estudadas e desenvolvidas e poderão, no futuro, beneficiar pacientes portadores dessa e de outras inúmeras distrofias retinianas (incluindo retinose pigmentar).

Discussão

Nos casos clínicos descritos, é possível identificar três situações distintas e comuns de baixa visual progressiva em crianças/adolescentes. O primeiro caso é simples, de baixa visual associada ao desenvolvimento de um erro refrativo (miopia), que geralmente aparece no fim da 1ª década de vida/início da adolescência e que, na maior parte das vezes, apresenta ótimo prognóstico visual. O segundo caso corresponde a uma doença sistêmica, no caso a artrite reumatoide juvenil, com comprometimento ocular associado. Importante realçar que as uveítes anteriores normalmente estão associadas a olho vermelho, exceto nos casos de artrite reumatoide juvenil, que normalmente não produz sinais externos/hiperemia que chamem a atenção. Nas crianças menores que não informam bem, o diagnóstico e o início do tratamento podem acontecer tardiamente, quando graus variados de perda visual já ocorreram e de forma irreversível. O terceiro caso clínico é o de uma criança saudável, mas que apresenta uma baixa visual progressiva, associada a uma doença oftalmológica de caráter genético, muitas vezes de difícil diagnóstico, até mesmo para o oftalmologista geral.

Investigação da criança com baixa visual

Diante de uma criança com baixa visual adquirida, o oftalmologista inicialmente deve fazer uma anamnese completa, incluindo detalhes sobre gestação, parto, antecedente de prematuridade, desenvolvimento global, antecedentes de doenças oculares, traumas ou doenças sistêmicas, além do questionamento sobre os antecedentes familiares sistêmicos e oftalmológicos. Informações sobre sensibilidade à luz (fotofobia), estrabismo e nistagmo podem ser importantes para o diagnóstico. História de alergia, acompanhada por coceira frequente dos olhos, pode estar associada ao desenvolvimento de ceratocone. Em algumas situações, a baixa visual pode ser congênita, já que muitos pais podem considerar o comportamento visual da criança normal ou simplesmente atrasado. Na maioria das vezes, o oftalmologista é capaz de identificar se o comportamento visual está normal para a idade e, por meio do exame oftalmológico, identificar a causa da baixa visual, que pode ser de origem ocular ou eventualmente cerebral. Nas Figuras 20.1 e 20.2, são exibidos esquemas de diagnóstico e investigação, respectivamente, da baixa visual adquirida na criança.

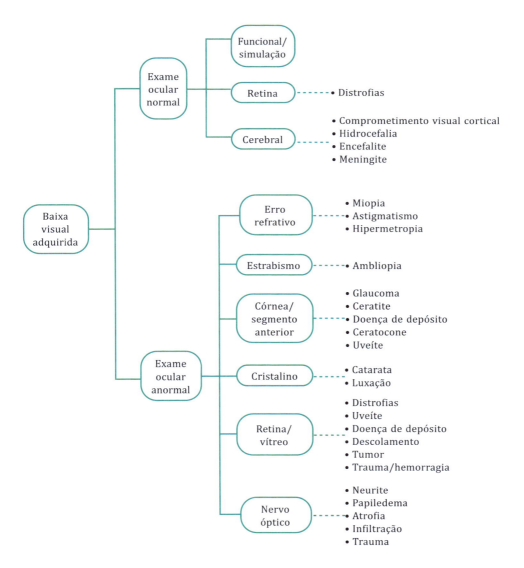

Figura 20.1 – *Diagnóstico de baixa visual adquirida na criança.*
Fonte: Elaborada pelo autor.

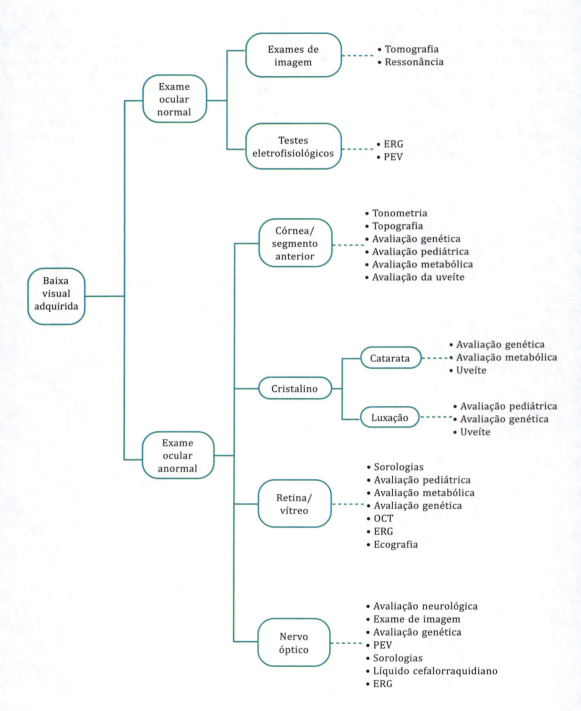

Figura 20.2 – *Investigação de baixa visual adquirida na criança.*
ERG: eletrorretinograma; OCT: tomografia de coerência óptica; PEV: potencial evocado visual.
Fonte: Elaborada pelo autor.

Exame clínico

O exame clínico deve começar com a observação do comportamento da criança. Logo ao entrar na sala do consultório, é possível observar a maneira como a criança deambula, ou como ela se porta no colo da mãe ou responsável, como ela fixa os diferentes objetos da sala, se apresenta sensibilidade à luz, enfim, informações iniciais e que serão adicionadas aos resultados do exame oftalmológico.

A criança pode apresentar graus variados de perda visual. No início do exame, devem ser avaliados o grau de atenção, o padrão de fixação, se acompanha com os dois olhos, se existe estrabismo, limitação da movimentação ocular e nistagmo. Diversos estímulos visuais e brinquedos podem ser utilizados nessa fase, mas aqueles que emitem sons devem ser usados com cuidado, pois, embora possam ser úteis para chamar a atenção, o objetivo é observar o comportamento visual, e não a resposta a sons. Sempre que possível, a acuidade visual deve ser avaliada do ponto de vista quantitativo, usando métodos apropriados, de acordo com a faixa etária. Exames complementares, como teste do olhar preferencial e potencial visual evocado de varredura, podem ser solicitados para melhor avaliar a função visual. A observação dos reflexos pupilares (direto, consensual e pesquisa de defeito aferente relativo) é importante na avaliação da criança com baixa visual.

Na sequência, deve-se proceder à avaliação da motilidade ocular, identificar estrabismo ou limitação/restrição da movimentação ocular. Depois, o globo ocular propriamente dito deve ser avaliado, iniciando-se pelo segmento anterior (córnea, câmara anterior, íris e cristalino) e, depois, pelo segmento posterior (vítreo, retina, coroide e nervo óptico).

No segmento anterior, a córnea deve ser avaliada em relação ao tamanho, à transparência e à forma. No glaucoma congênito, o diâmetro corneano normalmente está aumentando pela maior elasticidade do colágeno nos primeiros 3 anos de vida, diferentemente do glaucoma juvenil, cujo diâmetro corneano não se altera. Algumas doenças, como glaucoma juvenil, doenças infecciosas (herpes, sífilis, rubéola) e doenças metabólicas (mucopolissacaridoses, mucolipidoses, cistinose), podem causar graus variados de diminuição da transparência da córnea, resultando na baixa visual. Alterações na forma/curvatura da córnea também podem se desenvolver, principalmente na adolescência, como nos casos de ceratocone. A topografia de córnea é um exame muito útil para pesquisar a forma da córnea e importante no diagnóstico de astigmatismo e ceratocone. Problemas na íris geralmente não estão associados à baixa progressiva visual, mas a presença de transiluminação da íris é característica de albinismo. Presença de outras alterações, como pupilas irregulares e sinéquias (aderências entre a íris e o cristalino), pode estar associada a uveíte e glaucoma; nódulos de Lisch podem aparecer progressivamente na íris e são associados a neurofibromatose. O cristalino também deve ser muito bem avaliado, pois pode sofrer perda progressiva de transparência, com o desenvolvimento de catarata que pode ter origem genética, metabólica, infecciosa, traumática ou associada a medicamentos, como uso crônico de corticosteroide.

A avaliação do segmento posterior se inicia com o exame do vítreo, que, em condições normais, deve ser transparente. Em casos de uveíte, trauma, infecção, prematuridade e até mesmo doenças genéticas, pode haver diminuição da transparência por exsudação e hemorragias; algumas vezes, o vítreo sofre um processo de fibrose que pode evoluir com tração vitreorretiniana, causando descolamento de retina. Altas miopias também podem estar associadas a alterações do vítreo e descolamento da retina.

A retina e a coroide são frequentemente os locais responsáveis pela baixa visual. Processos infecciosos, congênitos/adquiridos (toxoplasmose, rubéola, citomegalovírus, tuberculose, sífilis, herpes, entre outros), doenças autoimunes (doença de Behçet, sarcoidose etc.), doenças metabólicas/de depósito (diabetes, mucopolisacaridoses) e distrofias hereditárias da retina (lipofuscinose ceroide, doença de Stargardt, retinose pigmentar) são condições da retina associadas a baixa visual. Algumas delas são congênitas e quando a baixa visual é congênita pode haver nistagmo. Outras alterações congênitas podem manifestar a baixa visual mais tardiamente. Em algumas crianças o exame de fundo de olho é normal inicialmente e, com o tempo, começam a surgir alterações no aspecto e na pigmentação da retina. Em algumas situações, exames complementares como eletrorretinograma (ERG), eletro-oculografia (EOG), tomografia de coerência óptica (OCT), autofluorescência e angiofluoresceinografia podem auxiliar o diagnóstico, antes de aparecerem alterações do exame de fundo de olho.

A avaliação do nervo óptico também é muito importante na investigação da baixa visual. O tamanho, a coloração e os limites do nervo óptico são aspectos importantes a serem observados. Nervos ópticos muito pequenos podem ser hipoplásicos e estar associados a primigesta jovem, uso de drogas/diabetes na gestação e, eventualmente, a outras malformações cerebrais, como o caso da displasia septo-óptica (síndrome de Morsier). Nervos ópticos muito pálidos significam que há menos fibras nervosas funcionantes (graus variados de atrofia) e que pode ocorrer por distrofias da retina, doenças genéticas, inflamação (neurites), lesão das vias ópticas (isquemia, inflamação e compressão por tumores) ou, ainda, por hipertensão intracraniana crônica (hidrocefalia, tumores e hipertensão idiopática benigna/pseudotumor cerebral).

Conclusão

Na avaliação da criança com uma aparente baixa visual adquirida,[1,2] na maioria dos casos, o exame oftalmológico é suficiente para o diagnóstico da respectiva causa. O tratamento e o prognóstico visual dependerão da etiologia e da sua resposta aos tratamentos disponíveis.

Quando a criança apresenta uma baixa visual, com um exame oftalmológico normal, é necessário realizar exames complementares, como testes eletrofisiológicos e exames de neuroimagem. Muitas vezes, essas crianças precisam ser avaliadas de forma multidisciplinar, incluindo pediatras, geneticistas, neurologistas, entre outros. Exames laboratoriais, incluindo exames de sangue e análise do líquido cefalorraquidiano (LCR), também podem ser necessários. A possibilidade de simulação/baixa funcional também precisa ser avaliada, sendo sempre um diagnóstico de exclusão, após o afastamento de outras possibilidades.

Entre os testes eletrofisiológicos, os mais importantes são o eletrorretinograma (ERG) e o potencial evocado visual (PEV). O ERG avalia a função das diferentes estruturas da retina de maneira objetiva. Muitas vezes, os resultados desse exame são específicos e o diagnóstico pode ser feito antes do aparecimento das alterações, que aparecem posteriormente na oftalmoscopia. Já o PEV é um teste que avalia objetivamente a acuidade visual e fornece informações sobre o funcionamento das vias ópticas.

Os exames de neuroimagem também são muito importantes na investigação da criança com baixa visual, no sentido de investigar malformações cerebrais, doenças desmielinizantes e compressão das vias ópticas. O exame de ressonância tem a vantagem de não emitir radiação e fornecer maiores detalhes sobre o parênquima cerebral e as vias ópticas, porém, como o tempo de aquisição das imagens é maior, nas crianças menores é necessária a realização sob sedação. A tomografia tem a desvantagem de emitir radiação, embora, com as técnicas mais recentes, a quantidade de radiação tenha sido bastante reduzida. Trata-se de um exame muito bom para avaliação da parte óssea, além de ter um tempo de aquisição menor, podendo dispensar a necessidade de sedação.

Pontos de destaque

- Toda baixa de acuidade visual precisa ser investigada.
- Além dos erros refrativos, doenças sistêmicas, neurológicas e oculares podem provocar baixa visual adquirida na criança.
- A baixa visual pode ser a primeira manifestação de uma doença sistêmica ou estar associada a uma doença sistêmica já diagnosticada.
- Se a baixa visual adquirida for unilateral, a criança tem um comportamento normal em função do "olho bom" e muitas vezes os pais e a criança não percebem nada anormal e o diagnóstico/tratamento pode ser feito tardiamente.
- Os exames periódicos de rotina são importantes e os pais e pediatras precisam estar atentos para a prevenção de perda visual na criança.

Questões

1. **Assinale a alternativa falsa:**

   A. Miopia é uma importante causa de baixa visual adquirida.

   B. Catarata infantil pode não ser congênita e progredir na 1ª década de vida.

   C. Nas distrofias de retina, é possível desde o início observar alterações no exame de fundo de olho.

   D. A luxação do cristalino na síndrome de Marfan pode ser progressiva.

2. **Assinale a alternativa falsa. Em uma criança com aparente baixa visual e exame oftalmológico normal, deve-se:**

   A. Tentar inicialmente quantificar a visão com potencial evocado visual.

   B. Investigar com exames de imagem.

   C. Investigar com testes eletrofisiológicos.

   D. Encaminhar para psicólogo pela maior possibilidade de simulação.

3. **Assinale a alternativa falsa:**

   A. Nas doenças metabólicas, inicialmente o exame oftalmológico pode ser normal e as alterações aparecerem posteriormente.

   B. Os nódulos de Lisch, associados à neurofibromatose, geralmente não estão presentes nos primeiros anos de vida.

   C. O achado de luxação de cristalino é diagnóstico de síndrome de Marfan.

   D. O diagnóstico de cistinose, doença metabólica, pode ser feito pelo exame oftalmológico.

190 OFTALMOLOGIA PEDIÁTRICA E OS DESAFIOS MAIS FREQUENTES

4. Assinale a alternativa incorreta:

A. Meninas com artrite, forma oligo/pauciarticular e FAN (+) têm maior chance de desenvolver uveíte relacionada com a artrite reumatoide juvenil (ARJ).

B. A uveíte na ARJ geralmente é anterior e o segmento posterior (retina/vítreo) é normal.

C. A uveíte na ARJ normalmente é acompanhada de olho vermelho.

D. Ceratopatia em faixa, sinéquias, catarata e glaucoma são complicações da uveíte na ARJ.

5. Assinale a alternativa falsa:

A. O ceratocone pode ter um caráter familiar.

B. O diagnóstico de ceratocone pode ser feito pela topografia de córnea.

C. Crianças com alergia e que coçam os olhos com frequência podem desenvolver ceratocone.

D. No glaucoma juvenil, geralmente o diâmetro corneano está aumentado.

Respostas:

1. Alternativa: C. As distrofias de retina inicialmente podem apresentar exame de fundo de olho normal. Com frequência, o ERG está alterado antes de aparecerem as alterações oftalmoscópicas.

2. Alternativa: D. O diagnóstico de simulação é um diagnóstico de exclusão e primeiro é necessário verificar a acuidade visual e excluir problemas neurológicos (pelo exame de imagem) e distrofias de retina por meio de eletrorretinograma.

3. Alternativa: C. A síndrome de Marfan representa uma das principais causas de luxação e subluxação de cristalino. Trauma, síndrome de Weill-Marchesani e homocistinúria também podem provocar luxação de cristalino.

4. Alternativa: C. Em geral, as uveítes anteriores entram no diagnóstico diferencial de olho vermelho, exceto na uveíte anterior associada à ARJ, que, muitas vezes, apesar da grande inflamação, não há nenhum sinal externo, como hiperemia/olho vermelho.

5. Alternativa: D. No glaucoma congênito, como inicialmente o colágeno é mais elástico, ocorre um aumento do diâmetro corneano. No glaucoma juvenil, esse fenômeno de crescimento não acontece.

Referências bibliográficas

1. Doummar D Roussat B, Pelosse B, Le Pointe HD, Iba-Zizen M, Roubergue A, et al. Management of acute visual loss in children. Arch Pediatr. 2004;11:1384-8.
2. Sa LCF. Investigation of acquired poor vision in childhood. In: Taylor D, Hoyt CS. Pediatric ophthalmology and strabismus. 3. ed. Philadelphia: Elsevier Saunders; 2005. p. 1051-3.

Capítulo 21

As pupilas do meu filho são diferentes: o que pode ser?

Fabio Ejzembaum

Objetivos do texto

No caso clínico proposto neste capítulo, a ideia principal é que o leitor entenda as principais causas de anisocoria na infância e quais os pontos principais e o algoritmo para estabelecer o diagnóstico.

Introdução

A inervação pupilar é feita pelo sistema nervoso autônomo pelo músculo esfíncter pupilar (circular e interno), de origem parassimpática (inervado pelo III nervo craniano) e músculo dilatador da pupila que tem inervação simpática (circular e externo) (Figura 21.1).

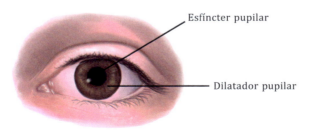

Figura 21.1 – *Representação dos músculos pupilares.*
Fonte: Acervo do autor.

Inervação parassimpática da pupila

O complexo nuclear do nervo oculomotor (III) localiza-se na parte rostral do mesencéfalo, ventralmente ao aqueduto cerebral, próximo à linha média. Nele, originam-se as fibras que constituem o III nervo. Possui duas partes, uma somática e outra visceral, a parte visceral ou autonômica do complexo nuclear oculomotor é constituída pelo núcleo de Edinger-Westphal, que faz parte do sistema nervoso parassimpático.

As fibras parassimpáticas originárias do núcleo de Edinger-Westphal saem incorporadas ao nervo oculomotor, alcançam a cavidade orbitária, onde, posteriormente ao globo ocular, estabelecem sinapse com os neurônios do gânglio ciliar. Nesse gânglio, originam-se as fibras pós-ganglionares que penetram no globo ocular e inervam o músculo constritor da pupila (Figura 21.2).

Existe uma tríade que não tem origem nessa via – a convergência, a contração do músculo ciliar e a miose –, eventos que permitem que objetos próximos sejam focados. Ele é supranuclear, tendo origem no córtex occipital.

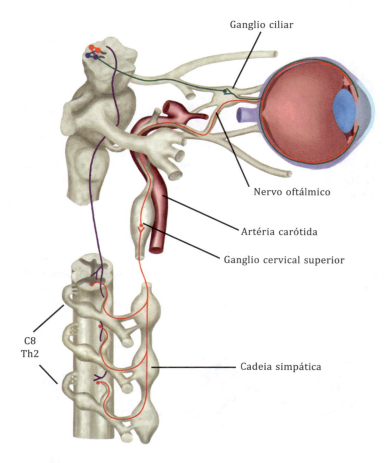

Figura 21.2 – *Inervação pupilar autonômica.*
Fonte: Adaptada de <https://www.pinterest.cl/pin/847450854869429158>.

Inervação simpática da pupila

As fibras têm origem hipotalâmica e percorrem a medula lateral até a transição C8-T2 (centro cílio espinal de Budge). O segundo neurônio (pré-ganglionar) sai pela raiz ventral, ascende no tórax, passando acima do ápice pulmonar até o gânglio cervical superior.

Esses neurônios ganglionares dão origem às fibras pós-ganglionares (terceiro neurônio) que envolvem a artéria carótida interna, formando o plexo carotídeo interno, penetrando no crânio. Em seguida, acompanhando a artéria oftálmica, entram na cavidade orbitária e penetram no globo ocular, onde inervam o músculo dilatador da pupila.

É muito importante recordar que o simpático também participa da inervação da pálpebra (músculo de Müller, que auxilia na abertura da pálpebra) e da inervação da hemiface (até o segundo neurônio).

Anisocoria

O termo se refere ao encontro de diferença entre os diâmetros pupilares. Quando existe anisocoria verdadeira, os defeitos devem sempre ser considerados eferentes. Quando dessa constatação, o examinador deve avaliar se a diferença aumenta no claro ou no escuro, se aumenta no escuro e se existe déficit de dilatação pupilar; assim, a alteração é no simpático, sendo o raciocínio inverso verdadeiro.

Cerca de 20% da população tem anisocoria de até 0,5 mm, que fica mais evidente sob baixa iluminação; o importante é que as anisocorias fisiológicas se mantêm no claro e no escuro, dado importante para diferenciar de pupilas patológicas.[1]

A seguir, serão apresentadas resumidamente algumas causas de anisocoria.

Síndrome de Horner

Ocorre quando a inervação simpática do olho está interrompida. Suas características principais são ptose moderada (enfraquecimento do músculo de Müller) com pequena elevação da pálpebra inferior (dá falso aspecto de enoftalmia), miose e, por vezes, alteração vasomotora e sudorípara da hemiface (se houver comprometimento de até dois neurônios) (Figura 21.3).

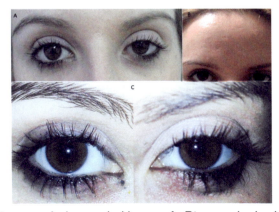

Figura 21.3 – *Paciente com síndrome de Horner. A. Ptose palpebral. B. Alteração de sudorese na hemiface. C. Anisocoria.*

Fonte: Acervo do autor.

Com base na localização, as principais causas são:[2]
- Neurônios de 1ª ordem: traumatismos medulares, tumores medulares, síndrome de Wallenberg (infarto da medula lateral).
- Neurônios de 2ª ordem: tumor de Pancoast, neuroblastoma, traumatismo pescoço/tórax.
- Neurônios de 3ª ordem: dissecção da carótida, tumores/aneurisma do seio cavernoso.

Para a confirmação da síndrome, utiliza-se o colírio de cocaína 4%, que inibe a captação de norepinefrina na fenda sináptica: a pupila normal se dilatará e nada ocorrerá com a acometida. Logo depois, emprega-se o colírio de hidroxianfetamina, para diferenciar a lesão de 2 ou 3 neurônios; na lesão até o segundo, ocorrerá dilatação. Infelizmente, esses medicamentos não estão disponíveis no Brasil.

Comumente, utiliza-se colírio de fenilefrina 10%; qualquer pupila com restrição mecânica não dilatará, diferentemente dos casos com Horner, que, em boa parte, também mostrarão melhora da ptose pela ação de hipersensibilidade no músculo de Müller.

Um fato importante em Pediatria é a heterocromia de íris. Como a melanização da íris tem influência simpática, crianças com Horner congênita tendem a apresentar íris do olho acometido mais clara. Nesses casos, a causa mais comum é a lesão do plexo braquial em partos complicados, embora tumores congênitos não possam ser descartados (ver caso clínico na sequência).

Lesões mesencefálicas

Devem ser observadas nas afecções que afetam o núcleo pré-tectal, mas não atingem as fibras mais ventrais responsáveis pelo reflexo de perto. Assim, há pacientes com pupila dilatada, porém que, ao acomodarem, ocorre a miose.

A entidade mais conhecida é a síndrome de Parinaud, também conhecida como síndrome do mesencéfalo dorsal. O principal sinal reside na limitação do olhar vertical, principalmente para cima, paralisia de convergência e nistagmo rotatório ao tentar a supraelevação dos olhos. Na população infantil, deve-se sempre ter em mente o pinealoma como possível causa.[3]

Paralisia do III nervo craniano

O III nervo inerva os músculos retos superior, medial, inferior, oblíquo inferior e levantador da pálpebra, além de prover inervação parassimpática para o esfíncter da pupila e o corpo ciliar, casos nos quais é possível haver anisocoria com olho afetado midriático. Em virtude dos outros achados, o diagnóstico desses casos acaba se tornando mais simples, pois o paciente apresenta exotropia (olho desviado para fora), blefaroptose e limitação de elevação e abaixamento (Figura 21.4).

Nessas situações, é importante lembrar que, no caso de paralisia do nervo oculomotor com comprometimento pupilar, a possível causa é compressiva, pois as fibras responsáveis pela inervação pupilar caminham na região mais periférica do nervo.[4]

Em crianças, representam 26% das paralisias oculomotoras, e as principais causas são:[5]
- Congênitas (43%).
- Inflamatórias (13%).
- Traumáticas (20%).
- Vasculares (7%).

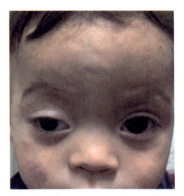

Figura 21.4 – *Criança com paralisia de III nervo craniano. Notam-se exodesvio e blefaroptose.*
Fonte: Acervo do autor.

Pupila tônica de Adie

Nessa alteração, geralmente unilateral, há o comprometimento do sistema parassimpático. A pupila tônica de Adie, também conhecida como síndrome de Holmes-Adie,[6] é um distúrbio no qual há denervação do gânglio ciliar, por quadro inflamatório ou viral, muito rara na infância.[7] Inicialmente, o paciente apresenta paralisia de acomodação e midríase, queixando-se de fotofobia e dificuldade para perto no olho acometido. Após a regeneração, as fibras acomodativas inervam as pupilares, e vice-versa, porém existe maior número de fibras responsáveis pela acomodação; assim, o paciente recupera a visão para perto, porém se mantém em midríase. Nesses casos, ocorre a dissociação luz-perto. Desse modo, a tríade convergência/miose/acomodação, por ser de outra via, não é acometida – quando ocorre a constrição, a pupila demora para contrair e, também, para dilatar, motivo pelo qual é conhecida como pupila tônica. Como existe reinervação segmentada ao esfíncter pupilar, os pacientes apresentam contração irregular de algumas porções pupilares, dando origem ao sinal que lembra movimentos vermiformes (Figura 21.5). Os pacientes também podem apresentar reflexos tendinosos diminuídos na síndrome de Holmes-Adie completa. O diagnóstico de certeza é realizado com instilação de colírio de pilocarpina 0,125%; no olho normal não há efeito, porém, em olhos acometidos, em virtude da hipersensibilidade dos receptores, a pupila se contrai.

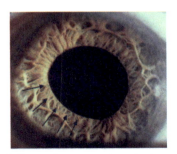

Figura 21.5 – *Pupila tônica de Adie, nota-se contração irregular pupilar (movimentos vermiformes).*
Fonte: Acervo do autor.

Caso clínico

Criança de 2 meses encaminhada ao consultório, porque os pais notaram pálpebra caída no olho direito desde o nascimento.

A mãe relatava gestação com pré-natal sem intercorrências, parto normal a termo (38 semanas) e, pela posição do bebê, ter havido pequena dificuldade na saída do útero (não sabia informar mais detalhes).

Ao exame, observou-se blefaroptose à direita, associada à pequena elevação da pálpebra inferior e leve heterocromia (olho direito com a íris mais clara) (Figura 21.6).

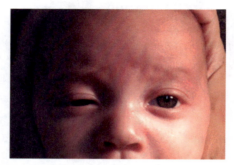

Figura 21.6 – *Blefaroptose associada à heterocromia.*
Fonte: Acervo do autor.

A pupila do olho direito estava menor que a do olho esquerdo, e anisocoria piorava em condições escotópicas. Com a instilação de 1 gota de colírio de fenilefrina 10%, houve pequena melhora da blefaroptose.

Na manobra de olhos de boneca, para testar mobilidade extrínseca ocular, não se notava alteração. Os exames biomicroscópico e fundoscópico eram inocentes, e a refratometria da criança sob cicloplegia era de +3 DE em ambos os olhos (dentro da normalidade).

Diante desse quadro, estabeleceu-se a hipótese de síndrome de Horner, blefaroptose, miose e leve heterocromia (um detalhe importante reside no fato de que, como a mielinização da íris ocorre no 1º ano de vida, nessa criança é difícil notar a heterocromia, como ocorre em crianças mais velhas; Figura 21.7).

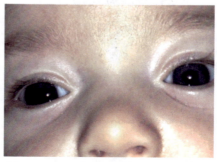

Figura 21.7 – *Síndrome de Horner congênita. Observa-se heterocromia de íris.*
Fonte: Acervo do autor.

Seção 3 – Casos clínicos comentados sobre temas comuns na criança 197

Embora a maioria dos casos de Horner congênito seja benigna, faz-se necessário afastar algumas comorbidades nesse caso, como neoplasias, alterações medulares altas e problemas vasculares.

A associação entre neuroblastoma de tórax, abdome e pescoço é rara, mas descrita.[8] Dor e diarreia (secreção de peptídeo vasoativo) são descritos. Foram solicitadas ultrasso-nografia de pescoço, tórax e abdome e dosagem do ácido vanilmandélico urinário, todos exames sem alterações.[9]

Como havia história de dificuldades no parto, imaginou-se que a causa foi lesão do plexo braquial. Com a história clínica evidente, decidiu-se poupar a criança de exame de ressonância magnética, que precisaria ser realizado sob sedação, principalmente porque, na literatura, a maior parte dos casos é benigna.[10]

Conclusão

O esclarecimento da causa é essencial para saber diferenciar quadros neurológicos que possam comprometer a saúde da criança.

Pontos de destaque

- A anisocoria na infância pode ser sinal de alerta para doença neurológica.
- A síndrome de Horner, quando diagnosticada, deve ser topografada.
- Diferenças da paralisia do III nervo de outras alterações de inervação parassimpática.

Questões

1. **Quando há suspeita de que a anisocoria pode ser fisiológica?**

   A. Quando tem até 0,5 mm de diferença e não há grande diferença entre claro e escuro.

   B. Quando há blefaroptose associada.

   C. Quando existe dissociação luz-perto.

   D. Quando é notada antes dos 2 meses de vida.

2. **Quando se deve suspeitar da associação anisocoria e paralisia do III nervo?**

   A. Nos quadros agudos.

   B. Quando há paralisia do VI nervo associada.

   C. Quando da presença de estrabismo e blefaroptose.

   D. Quando o olho está em esotropia (desvio convergente).

3. No diagnóstico de pupila de Adie, qual teste pode ser utilizado?

A. Colírio de pilocarpina a 1%.

B. Colírio midriático.

C. Colírio de hidroxianfetamina.

D. Colírio pilocarpina a 0,125%.

4. Na síndrome de Horner, quais são os principais achados?

A. Miose, blefaroptose e anidrose hemifacial e pseudoenoftalmo.

B. Midríase e exotropia.

C. Pupilas puntiformes e alteração da sudorese.

D. Perda de reflexos profundos e midríase.

5. Qual o principal tumor que se deve ter em mente na síndrome de Horner no 1º ano de vida?

A. Meduloblastoma.

B. Hemangioma capilar.

C. Retinoblastoma.

D. Neuroblastoma.

Respostas:

1. Alternativa: A. As fisiológicas, diferentemente das autonômicas, não têm diferença entre condições escotópicas, apresentam diferença de diâmetro pequena e acomodação fisiológica.

2. Alternativa: C. Na paralisia do III nervo, além da anisocoria, desvio divergente e blefaroptose constituem sinais importantes no diagnóstico diferencial.

3. Alternativa: D. Como existe hipersensibilização dos receptores pós-sinápticos, na Adie existe apenas contração da pupila acometida.

4. Alternativa: A. Existe alteração da inervação simpática, que, além de ter efeito midriático, inerva o músculo de Müller, fibras responsáveis pela sudorese da hemiface, com um aspecto de enoftalmia, pois cai a pálpebra superior e se eleva a inferior.

5. Alternativa: D. Tumor produtor de catecolaminas, com possível massa em pescoço, tórax e abdome.

Referências bibliográficas

1. Steck RP, Kong M, McCray KL, Quan V, Davey PG. Physiologic anisocoria under various lighting conditions. Clin Ophthalmol. 2018;12:85-89.
2. Kanagalingam S, Miller NR. Horner syndrome: Clinical perspectives. Eye Brain. 2015;7:35-46.
3. Hoehn ME, Calderwood J, O'Donnell T, Armstrong GT, Gajjar A. Children with dorsal midbrain syndrome as a result of pineal tumors. J AAPOS. 2017 Feb;21(1):34-8.

4. Fang C, Leavitt JA, Hodge DO, Holmes JM, Mohney BG, Chen JJ. Incidence and etiologies of acquired third nerve palsy using a population-based method. JAMA Ophthalmol. 2017;135(1):23-8.
5. Harley RD. Paralytic strabismus in children. Etiologic incidence and management of the third, fourth, and sixth nerve palsies. Ophthalmology. 1980 Jan;87(1):24-43.
6. McGee S. The pupils. In: Evidence-based physical diagnosis. 3. ed. Philadelphia, PA: Elsevier; 2012. p. 161-80.
7. Lowenfeld IE. The tonic pupil: A reavaluation. Am J Ohthalmol. 1967;63:46-87.
8. Lindsley C. Horner's syndrome and neuroblastoma: Our family's odyssey with disorders of the sympathetic nervous system. ACS Chem Neurosci. 2010;1(10):649-51.
9. Smith SJ, Diehl N, Leavitt JA, Mohney BG. Incidence of pediatric horner syndrome and the risk of neuroblastoma: A population-based study. Arch Ophthalmol. 2010;128(3):324-9.
10. Fierz FC, Gerth-Kahlert C. Long-term follow-up in children with anisocoria: cocaine test results and patient outcome. J Ophthalmol. 2017;2017:45-49.

Capítulo 22

Cefaleia na criança e no adolescente: causas neuroftalmológicas

Frederico Castelo Moura

Objetivo do texto

Ao fim da leitura deste capítulo, você será capaz de fazer o diagnóstico diferencial das doenças neuroftalmológicas que se manifestam com cefaleia.

Introdução

Comumente, pacientes pediátricos são encaminhados para avaliação oftalmológica em razão de queixa de cefaleia. As causas mais frequentes são aquelas associadas às condições oculares, como erro refracional, olho seco, ceratite, estrabismo e uveíte. Menos comumente, condições neuroftalmológicas podem acometer as crianças, que apresentem cefaleia como primeiro ou um dos sintomas do quadro clínico. Embora menos frequente, o diagnóstico dessas doenças deve ser precoce, em virtude do pior prognóstico visual e sistêmico em comparação às doenças essencialmente oculares.

Entre as doenças neuroftalmológicas que frequentemente causam cefaleia no paciente pediátrico estão craniofaringioma, hipertensão intracraniana idiopática (ou pseudotumor cerebral) e as oftalmoplegias dolorosas (ou seja, paralisia ocular associada a dor). Neurite óptica na criança se manifesta com perda visual bilateral e, na maioria dos casos, sem dor ocular ou cefaleia, razão pela qual essa doença não será abordada neste capítulo.

Craniofaringioma

Corresponde a tumores intracranianos que se originam na bolsa de Rathke, que representam cerca de 10% dos tumores intracranianos na infância. O quadro clínico pode se associar a manifestações oculares (associadas a compressão do quiasma óptico) e endócrinas (associadas ao envolvimento do eixo hipotálamo-hipofisário). Os sinais de apresentação mais comuns são cefaleia e defeito de campo visual (hemianopsia bitemporal).

Como as crianças não costumam relatar defeito do campo visual, atrofia óptica bilateral associada à cefaleia representa um sinal de alerta nesses pacientes. Por isso, é fundamental o exame do fundo do olho nos pacientes com cefaleia. Vale ressaltar que nas lesões compressivas do quiasma óptico, como o craniofaringioma, não há edema do nervo óptico.

Caso clínico

Paciente do sexo masculino, de 8 anos de idade, com queixa de cefaleia há 7 meses. Passou com o pediatra, que não encontrou alteração no exame e indicou avaliação oftalmológica. Em consulta com oftalmologista para descartar as causas oculares de cefaleia, foi prescrito óculos para descanso. Como a cefaleia persistiu a despeito do uso de analgésico, indicaram a avaliação neuro-oftalmológica. Ao exame, a acuidade visual era normal. Fundo de olho mostrava atrofia óptica bilateral (Figura 22.1). Exame de campo visual manual mostrou hemianopsia bitemporal. Ressonância magnética mostrou lesão selar compatível com craniofaringioma (Figura 22.2).

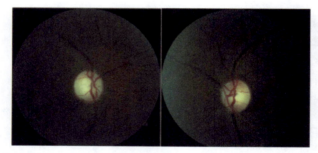

Figura 22.1 – *Atrofia em banda dos nervos ópticos causada por compressão do quiasma óptico pelo craniofaringioma.*

Fonte: Acervo do autor.

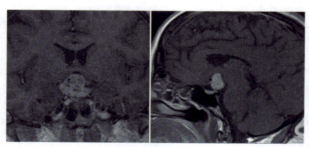

Figura 22.2 – *Exame de imagem por ressonância magnética mostrando craniofaringioma na região da sela túrcica.*

Fonte: Acervo do autor.

Pseudotumor cerebral

Os critérios de diagnóstico do pseudotumor cerebral infantil são:
1. Sinais e sintomas de hipertensão intracraniana, como cefaleia, náuseas e vômitos.
2. Exame de imagem sem lesões expansivas.
3. Exame de líquido cefalorraquidiano normal, com exceção do aumento da manometria.
4. Exame neurológico normal com exceção da paralisia do nervo abducente (uni ou bilateral).

As crianças na idade pré-puberal não costumam apresentar obesidade associada ao pseudotumor cerebral (diferentemente dos adultos). Por isso, é obrigatória a investigação de causa secundária, como trombose venosa cerebral associada a otite média ou doenças endocrinológicas. Já as crianças na puberdade apresentam epidemiologia similar à do adulto – índice de massa corpórea (IMC) > 30 kg/m².

A maioria dos pacientes tem acuidade visual normal. Entretanto, podem apresentar escurecimento (ou embaçamento) transitório da visão, que dura poucos segundos – os pacientes não costumam referir esse sintoma, motivo pelo qual deve ser questionado na anamnese.

O exame de fundo de olho mostra edema bilateral dos nervos ópticos (Figura 22.3) que se manifesta por borramento das bordas dos nervos ópticos. O principal diagnóstico diferencial reside na drusa do nervo óptico, que pode simular um edema do nervo óptico. Na drusa, os limites do nervo óptico são mais precisos, principalmente sobre os vasos (setas – Figura 22.4). Quando a criança com drusa do nervo óptico apresenta cefaleia por outra causa, ocorre a confusão diagnóstica com pseudotumor cerebral.

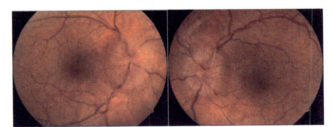

Figura 22.3 – *Edema bilateral dos nervos ópticos secundário à hipertensão intracraniana por trombose venosa cerebral.*

Fonte: Acervo do autor.

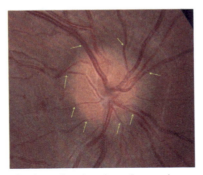

Figura 22.4 – *Drusa do nervo óptico simulando edema do nervo óptico. As setas mostram que os limites entre o vaso e o nervo são nítidos.*

Fonte: Acervo do autor.

O diagnóstico do pseudotumor é feito a partir do quadro clínico com a confirmação da hipertensão intracraniana pelo exame de líquido cefalorraquidiano. O tratamento deve visar à redução da pressão intracraniana e da causa do pseudotumor cerebral.

Caso clínico

Paciente do sexo masculino, 6 anos, com febre seguida de cefaleia e vômitos. IMC: 21 kg/m². Acuidade visual: 20/20 em ambos os olhos. Não realizou campimetria. Nervos ópticos com edema bilateral associado à estrela macular (Figura 22.5A). Neurorretinite foi descartada (ausência de inflamação ocular e sorologias negativas). Sorologias para toxoplasmose, *Bartonella* e Lyme foram negativas. Tomografia computadorizada mostrou distensão da bainha dos nervos ópticos (sinal indireto da hipertensão intracraniana) e células da mastoide direita preenchidas por líquido compatível com mastoidite aguda (Figura 22.5B). Manometria: 48 cmH$_2$O. Angiotomografia mostrou falha de enchimento do seio venoso transverso direito, compatível com trombose venosa cerebral (TVC). A causa da TVC foi a mastoidite aguda. Tratamento foi feito com acetazolamida para reduzir a pressão intracraniana, heparina para TVC e antibióticos para mastoidite.

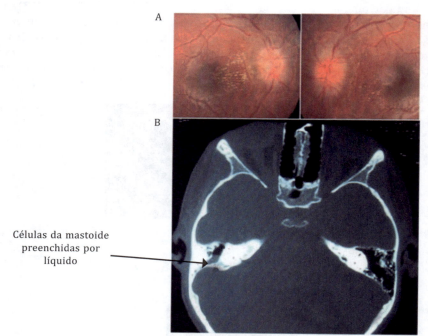

Figura 22.5 – *A. Papiledema bilateral secundário à hipertensão intracraniana. B. Tomografia mostrando distensão da bainha dos nervos ópticos (sinal indireto da hipertensão intracraniana).*
Fonte: Acervo do autor.

Oftalmoplegia dolorosa

O termo "oftalmoplegia dolorosa" é usado para agrupar as doenças que cursam com paralisia ocular associada a cefaleia e/ou dor ocular. Entre as principais causas estão a síndrome de Tolosa-Hunt, o pseudotumor orbitário (ou inflamação inespecífica da órbita), os tumores da sela túrcica e a enxaqueca oftalmoplégica.

A cefaleia ou dor ocular costuma ser unilateral (ou hemicraniana), com exceção dos tumores selares.

O diagnóstico diferencial entre as causas de oftalmoplegia dolorosa é feito a partir do quadro clínico ou do exame de imagem.

Embora inespecífica, a intensidade da dor costuma ser maior no pseudotumor orbitário e na síndrome de Tolosa-Hunt do que nas outras causas. Além disso, a dor na enxaqueca oftalmoplégica resolve mesmo sem tratamento, enquanto a dor do pseudotumor orbitário e na síndrome de Tolosa-Hunt tende a piorar se não tratada.

Edema de pálpebra e hiperemia ocular são frequentes no pseudotumor orbitário, mas não ocorrem na síndrome de Tolosa-Hunt, nos tumores selares e na enxaqueca oftalmoplégica.

Proptose é comum no pseudotumor orbitário, raro na síndrome de Tolosa-Hunt e nos tumores selares e não ocorre na enxaqueca oftalmoplégica.

Perda visual pode surgir nos tumores selares e no pseudotumor orbitário, mas é rara na síndrome de Tolosa-Hunt. Não ocorre perda visual na enxaqueca oftalmoplégica.

Paciente com enxaqueca oftalmoplégica tem antecedente ou história familiar de enxaqueca.

O exame de imagem é fundamental para o diagnóstico dessas doenças. No pseudotumor de órbita, tanto a tomografia computadorizada (TC) quanto a ressonância magnética (RM) mostram a lesão dentro da órbita. Essa lesão pode ser difusa ou localizada em um ou mais músculos extraoculares ou na glândula lacrimal. Nos tumores selares, TC ou RM mostram a lesão, que, nas crianças, costuma ser cística em decorrência do craniofaringioma. Já na enxaqueca oftalmoplégica, os exames de imagem costumam ser normais. Alguns pacientes podem mostrar realce do nervo oculomotor na RM.

Caso clínico

Paciente do sexo feminino, 15 anos, chegou ao pronto-socorro da Oftalmologia encaminhada de outro serviço com queixa principal de dor ocular intensa associada à cefaleia frontal e à queda da pálpebra a esquerda. Não tinha febre nem outro sinal de toxemia. Ao exame, apresentava hiperemia ocular, proptose, ptose palpebral, oftalmoplegia e edema do nervo óptico (Figura 22.6). Além disso, apresentava perda visual do olho esquerdo. Não havia antecedente de sinusopatia.

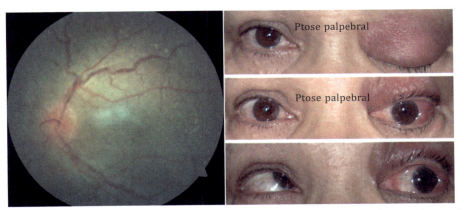

Figura 22.6 – Edema de pálpebra, hiperemia conjuntival, paralisia ocular e edema do nervo óptico causados por inflamação da órbita.

Fonte: Acervo do autor.

A suspeita inicial era celulite orbitária. Entretanto, diante da intensa dor ocular e cefaleia referida pela paciente, suspeitou-se de pseudotumor orbitário. O exame de imagem mostrou lesão difusa da órbita sem sinais de abscesso. Além disso, não havia sinais radiológicos de sinusopatia (Figura 22.7). O tratamento foi feito com corticosteroide (sem antibioticoterapia). A paciente referiu melhora quase completa da dor no segundo dia de tratamento. Evoluiu com melhora da perda visual e da oftalmoplegia.

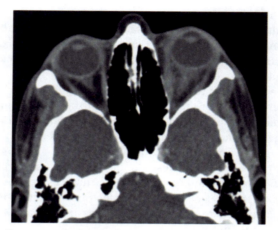

Figura 22.7 – *Tomografia computadorizada mostrando lesão difusa na órbita esquerda.*
Fonte: Acervo do autor.

Questões

1. Alem da cefaleia, o craniofaringioma apresenta qual dos seguintes sinais do nervo óptico:

    A. Edema.

    B. Atrofia.

    C. Drusa.

    D. Hemorragia.

2. Qual das alternativas abaixo não é critério diagnóstico do pseudotumor cerebral?

    A. Cefaleia.

    B. Aumento da manometria.

    C. Exame neurológico normal.

    D. RM com massa.

3. Qual das alternativas a seguir é uma das principais causas de falso papiledema?

A. Glaucoma.

B. Papilite.

C. Drusa.

D. Hemorragia do nervo óptico.

4. Qual das causas de oftalmoplegia dolorosa não mostra alteração do exame de imagem?

A. Enxaqueca oftalmoplégica.

B. Síndrome de Tolosa-Hunt.

C. Pseudotumor de órbita.

D. Adenoma de hipófise.

5. Qual dos sinais clínicos a seguir mais ajuda a diferenciar celulite orbitária do pseudotumor orbitário?

A. Proptose.

B. Dor intensa.

C. Ptose palpebral.

D. Hiperemia ocular.

Respostas:

1. Alternativa: B.

2. Alternativa: D.

3. Alternativa: C.

4. Alternativa: A.

5. Alternativa: B.

Bibliografia consultada

Friedman D, Liu GT, Digre KB. Revised diagnostic criteria forthe pseudotumor cerebri syndrome in adults and children. Neurology. 2013; 81:1159-65.

Gordon N. Ophthalmoplegia in childhood. Dev Med Child Neurol. 1994;36:370-4.

Miller NR. Walsh and Hoyt's clinical neuro-ophthalmology. 3. ed. Philadelphia: Lippincott Williams & Wilkins; 2015.

Müller HL. Craniopharyngioma. Nat Rev Dis Primers. 2019 Nov 7;5(1):75-86.

Sheldon C, Paley GL, Xiao R, Kesler A, Eyal O, Ko MW, et al. Pediatric idiopathic intracranial hypertension: age, gender, and anthropometric features at diagnosis in a large, retrospective, multisite cohort. Ophthalmology. 2016;123:2424-31.

Capítulo 23

As doenças reumáticas podem prejudicar os olhos e a visão?

Heloisa Nascimento
Carlos Eduardo de Souza

Objetivos do texto

O objetivo deste capítulo é resumir as manifestações oftalmológicas associadas às doenças reumatológicas pediátricas mais frequentes, como e quando o pediatra deve referenciar as crianças para avaliação oftalmológica e os recentes avanços na terapêutica para essas condições.

Introdução

As doenças reumatológicas pediátricas podem afetar o olho, a periórbita e a órbita, o que representa uma séria ameaça à visão. Manifestações oculares incluem conjuntivite, esclerite, ceratite, uveíte, vasculite retiniana e neurite óptica. Desses achados, a uveíte é a mais comum,[1,2] sua incidência geral na população pediátrica, relatada em um estudo da Finlândia, foi de 4,3 por 100.000/ano e prevalência de 27,9 por 100.000.[2-5]

Embora a incidência e a prevalência de uveíte em crianças sejam menores que em adultos,[6-8] a uveíte pediátrica merece atenção especial em virtude de seus desafios diagnósticos. Além disso, as crianças são propensas a complicações e podem silenciosamente desenvolver catarata, glaucoma, ceratopatia em faixa ou ambliopia, resultando em cegueira em idade precoce se o problema não for tratado adequadamente. Como as crianças são assintomáticas, muitas vezes não cooperativas ou pré-verbais, a uveíte pode ser descoberta apenas quando o paciente fizer um exame de rotina, o que pode provocar dificuldades diagnósticas.[9,10]

A artrite idiopática juvenil (AIJ) é a causa sistêmica mais comum de uveíte pediátrica. Trata-se de uma doença autoimune sistêmica que ocorre antes dos 16 anos de idade e persiste por pelo menos 6 semanas, com pico de idade de início entre 6 meses e 4 anos. A AIJ afeta cerca de 70 mil crianças nos Estados Unidos.[6,11,12] A manifestação extra-articular mais comum é a inflamação intraocular. A prevalência de uveíte pode variar de 4% a 38% e muda de acordo com o subtipo de AIJ, sendo o mais comum o início oligoarticular.[6,13,14]

A uveíte pode apresentar sintomas evidentes, como dor nos olhos, vermelhidão, dores de cabeça, fotofobia e alterações visuais. No entanto, a uveíte anterior crônica, mais comumente observada na AIJ, em geral é completamente assintomática. Portanto, a triagem oftalmológica regular em pacientes com AIJ é essencial para detectar doenças clinicamente silenciosas, mas potencialmente ameaçadoras da visão.

As diretrizes da Academia Americana de Pediatria recomendam a triagem oftalmológica a cada 3 a 4 meses em crianças com artrite oligoarticular ou poliarticular com fator reumatoide (FR) negativo e fator antinuclear (FAN) positivo, menores de 7 anos de idade, com diagnóstico de artrite há menos de 4 anos, e pacientes que apresentam alto risco de desenvolver uveíte.[15-21] Os fatores de risco para perda de visão e/ou complicações oculares incluem sexo masculino, curta duração entre os diagnósticos de artrite e uveíte, diagnóstico de uveíte antes do diagnóstico de artrite, idade precoce no início da uveíte, escore de células da câmara anterior ≥ 1+, acuidade visual inicial (AV) de 20/200 ou pior e presença de complicações no primeiro exame oftalmológico.[22-25]

Perda de visão e complicações oculares foram relatadas em 3% a 66% das crianças. A principal causa de deficiência visual na AIJ é a catarata complicada e a ceratopatia em faixa. Outras complicações associadas compreendem glaucoma secundário, formação de membrana epirretiniana, buraco macular, hipotonia por falência ou atrofia do corpo ciliar.[13,14,16,17,21,23,26,27]

Caso clínico

Criança de 4 anos, sexo feminino, natural e procedente de São Paulo, procurou atendimento oftalmológico de rotina, sem queixa de dor ou baixa acuidade visual. Mãe negava comorbidades, mas referia discreto edema e hiperemia de joelho esquerdo e tornozelo direito, acompanhados de dor ao toque, que já persistiam por cerca de 4 meses. Nega trauma ou outros sinais e sintomas sistêmicos. Ao exame oftalmológico, apresentava acuidade visual corrigida de 20/32 em ambos os olhos. Bilateralmente, foram evidenciados conjuntiva clara, córnea com discreta ceratopatia em faixa no limbo temporal e nasal, reação de câmara anterior 1+, sinéquias posteriores (adesão da íris ao cristalino decorrente de inflamações repetidas na íris) setoriais, cristalino transparente e sem alterações no segmento posterior (Figura 23.1). Os achados oftalmológicos revelam um quadro de uveíte anterior bilateral sinequiante, com sinais de cronicidade.

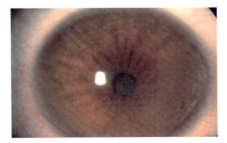

Figura 23.1 – *Segmento anterior do olho esquerdo evidenciando a ceratopatia em faixa e sinéquias posteriores setoriais.*

Fonte: Setor de Uveíte do Ambulatório de Uveíte da Universidade Federal de São Paulo (Unifesp).

Discussão

Existe uma ampla variedade de diagnósticos diferenciais em uveíte, e a primeira conduta do médico consiste em garantir que o paciente não tenha uma causa infecciosa antes de considerar uma causa não infecciosa sistêmica. Uma vez excluídas as síndromes infecciosas, pode-se considerar condições sistêmicas não infecciosas. Entre as principais causas sistêmicas de uveítes crônicas bilaterais na criança, têm-se AIJ, doença de Behçet, sarcoidose, síndrome de Blau, síndrome nefrite tubulointersticial aguda e uveíte (TINU) e síndrome de Vogt-Koyanagi-Harada (VKH). É muito importante, também, descartar síndromes mascaradas capazes de simular uveítes, como leucemia, linfoma ou neuroblastoma.

Na doença de Behçet, o envolvimento ocular ocorre em 30% a 61% das crianças, mas costuma acometer crianças mais velhas. Em geral, é bilateral, envolve todo o trato uveal (panuveíte), diferentemente do quadro clínico exposto, e pode não se resolver completamente entre os episódios. Hipópio, uma uveíte anterior grave com material purulento na câmara anterior, é caracteristicamente evidenciado nesses pacientes. O envolvimento ocular pode ainda incluir vasculite retiniana e neurite óptica.[28]

Em sarcoidose, assim como na síndrome de Blau, a uveíte pode ser mais comum na doença de início precoce do que na doença de início tardio, o envolvimento ocular, diferentemente da AIJ, pode acometer todos os segmentos do olho, incluindo uveíte anterior (mais comum), uveíte posterior, vasculite retiniana e ceratoconjuntivite. Além disso, pode ocorrer comprometimento extraocular do tecido orbital, afetando as glândulas lacrimais, os músculos extraoculares e a bainha do nervo óptico, podendo apresentar-se como uma massa orbital dos tecidos moles.[29,30]

A TINU é uma doença rara, composta por nefrite tubulointersticial aguda idiopática e uveíte, que pode estar associada a outros achados sistêmicos, incluindo febre, perda de peso, fadiga, mal--estar, anorexia, artralgia, mialgia e dor de cabeça. A uveíte é predominantemente anterior, embora possa ocorrer uveíte posterior. A uveíte é tipicamente bilateral, embora tenha sido observada uveíte unilateral ou alternada. A TINU ocorre em todos os espectros etários, mas é mais comum em mulheres adolescentes com prognóstico favorável. A nefrite tende a ser autolimitada, enquanto a uveíte costuma recidivar e as recorrências tendem a ser mais graves que a uveíte inicial. Portanto, são necessários exames oftalmológicos de rotina para evitar complicações oculares secundárias.[29]

VKH é uma doença sistêmica rara que envolve vários órgãos contendo melanócitos. Essa síndrome se caracteriza por panuveíte granulomatosa bilateral associada a uma variedade de manifestações extraoculares, abrangendo envolvimento do sistema nervoso central, sistema auditivo e tegumentar. A uveíte associada à VKH tende a ser mais agressiva em crianças que em adultos.[31]

Diante do exposto e voltando ao caso clínico, está-se diante de uma criança com sinais de uveíte anterior bilateral crônica e queixas articulares. Ela foi encaminhada à pediatra, que confirmou o diagnóstico de AIJ, a principal etiologia entre as causas sistêmicas de uveíte na infância. Seguindo as diretrizes da British Society for Paediatric and Adolescent Rheumatology – BSPAR (apresentada a seguir), essa criança será acompanhada a cada 3 a 4 meses por pelo menos 6 anos.[32] A importância do acompanhamento oftalmológico deve ser amplamente discutida com os pais ou responsáveis, explicando que, mesmo na ausência de sintomas, a criança pode estar em atividade inflamatória da doença e o tratamento rápido e eficaz diminuirá o risco de perda irreversível da visão. Não é incomum crianças comparecerem à consulta já com ambliopia e perda visual por catarata ou outras complicações advindas da AIJ.

Algoritmo diagnóstico

As Diretrizes da BSPAR/Royal College of Ophthalmologists para o rastreio de uveíte na AIJ preconizam:[32]

- Encaminhamento: os pacientes devem ser encaminhados no momento do diagnóstico, ou da suspeita, de AIJ.
- Exame de triagem inicial: deve ocorrer o mais rapidamente possível e o mais tardar 6 semanas após o encaminhamento; pacientes sintomáticos devem ser atendidos dentro de 1 semana após o encaminhamento.
- Rastreio em curso: triagem em intervalos de 2 meses, desde o início da artrite por 6 meses; seguimento a cada 3 a 4 meses para o cronograma descrito a seguir.
- AIJ oligoarticular, artrite psoriática e artrite relacionada com a entesite (inflamação das enteses – cápsula que envolve as articulações) independentemente do *status* do FAN com início em menores de 11 anos:

Idade de início	Duração do seguimento
< 3 anos	8 anos
3 a 4 anos	6 anos
5 a 8 anos	3 anos
9 a 10 anos	1 ano

- Poliarticular, AIJ FAN+, início em menores de 10 anos:

Idade de início	Duração do seguimento
< 6 anos	5 anos
6 a 9 anos	2 anos

- Poliarticular, AIJ FAN−, início em menores de 7 anos: acompanhamento por 5 anos para todas as crianças.
- AIJ sistêmica e FR+ poliarticular AIJ: risco de uveíte é baixo; no entanto, a incerteza diagnóstica nos estágios iniciais e a sobreposição de sintomas podem significar a indicação do rastreamento inicial.
- Todas as categorias, início em maiores de 11 anos: acompanhamento por 1 ano para todas as crianças.
- Depois de parar a imunossupressão: avaliações a cada 2 meses por 6 meses e, em seguida, voltar à frequência de triagem anterior, como citado.
- Após a alta da triagem:
  - Pacientes devem receber conselhos sobre automonitoramento regular, verificando a visão unioccularmente 1 vez por semana, e quando procurar orientação médica.
  - A triagem pode precisar continuar indefinidamente em situações em que o jovem pode não conseguir detectar uma mudança na visão ou não querer procurar uma referência novamente.

Conclusão e tratamento recomendado

O tratamento da uveíte é complexo e envolve um exame físico e ocular adequado que deve ser direcionado de acordo com a causa da uveíte, o sítio da inflamação e a lateralidade ocular (uni ou bilateral). Em crianças, ele se torna um universo à parte, uma vez que as manifestações clínicas, os tipos e as taxas de complicações podem divergir entre as faixas pediátrica e adulta. É importante considerarmos também que os efeitos das medicações podem ser mais exuberantes e menos tolerados e que a perda da visão tem um impacto muito maior na vida útil dessa população.[33,34]

Considerando o tratamento das uveítes não infecciosas, o corticosteroide é considerado o pilar e a primeira escolha nos casos agudos de uveíte.

- Corticosteroide local: o corticosteroide tópico representa a primeira escolha no tratamento das inflamações do segmento anterior. O acetato de prednisona 1% é o mais comumente utilizado, sua frequência de administração varia de acordo com a intensidade da inflamação, podendo ser aplicada até mesmo de 1/1 hora nos casos graves. O corticosteroide periocular ou intraocular pode ser usado nos casos de uveíte intermediária, posterior ou panuveíte, principalmente em casos unilaterais. No Brasil, dispõem-se de duas opções de corticosteroide intraocular com liberação lenta e prolongada – o implante de dexametasona (Ozurdex®), que dura em torno de 6 meses, e a injeção intraocular de triancinolona acetonida, que costuma ter uma duração em torno de 3 meses. Apesar de menores efeitos colaterais sistêmicos e a possibilidade de ser realizada somente com anestesia local, é importante considerar que, pela idade, muitos desses pacientes necessitam de anestesia geral, a qual agrega riscos ao paciente.[33,35,36]
- Corticosteroide sistêmico: compreende uma excelente opção nos casos agudos refratários a terapia local ou em casos graves, especialmente nas uveítes intermediárias, nas posteriores ou na panuveíte. A prednisona pode ser usada na dose de 1 mg/kg e reduzida de acordo com a resposta inflamatória. Em casos muito graves, como doença de Behçet ou envolvimento do nervo óptico, o corticosteroide intravenoso representa uma opção.[33,35,36] Com o intuito de minimizar os efeitos colaterais sistêmicos e locais dos corticosteroides, drogas antirreumáticas modificadoras de doenças (DMARDs) e biológicos têm sido utilizados cada vez mais precocemente. Sabe-se que o corticosteroide oral, quando utilizado por longos períodos, além de aumentar o risco de desenvolver catarata ou glaucoma, pode promover outras complicações do corticosteroide sistêmico, como hiperglicemia, hipertensão, osteoporose e ganho de peso.[33-36]
- Metotrexato: é um antimetabólito, análogo do folato, conhecido por ter um profundo efeito no metabolismo celular, inibindo a atividade da di-hidrofolato redutase. Trata-se do medicamento poupador de corticosteroide mais frequentemente usado na faixa pediátrica, com diversos estudos demonstrando o seu uso em uveíte. É considerado a primeira linha no tratamento da AIJ e das uveítes crônicas não infecciosas de maneira geral. A dose recomendada é de 10 a 15 mg/m² até 30 mg/m², 1 vez por semana, via oral ou subcutânea. Existe pouca evidência sobre a via preferencial de administração, mas, caso haja intolerância gástrica, a via subcutânea deve ser considerada. Em razão da toxicidade gástrica, como úlceras orais, vômitos e náuseas, e da toxicidade hepática, esses pacientes precisam de controle laboratorial com hemograma e função hepática. O ácido fólico deve ser suplementado no dia após a administração do metotrexato. Mais recentemente, um estudo prospectivo com injeções intravítreas de metotrexato, (400 mcg) para tratamento de uveítes refratárias ou edema macular relacionado com uveíte, demonstrou redução da inflamação e do edema, assim como uma menor necessidade de terapia imunossupressora sistêmica.[34,36-38]
Existe uma menor experiência no uso de outros antimetabólitos na faixa pediátrica, como azatioprina, leflunomida e micofenolato de mofetila. Contudo, tem crescido o interesse no uso do micofenolato nessa faixa etária.
- Micofenolato de mofetila: inibe tanto a inosina monofosfato desidrogenase quanto a replicação do DNA. A dose ideal para o tratamento da uveíte ainda é desconhecida, mas muitos reumatologistas pediátricos iniciam com uma semelhante às usadas em crianças receptoras de transplante renal: 600 mg/m², 2 vezes ao dia ou 2 a 3 g/dia, divididos em doses. Existem pouquíssimos relatos sobre o seu uso em uveíte na faixa etária pediátrica e, apesar de terem obtido bons resultados quanto ao controle da

inflamação e da acuidade visual (eficácia de 88%), o seu efeito na artrite não parece ser tão eficaz em comparação a outros medicamentos. Como efeitos adversos, pode-se esperar leucopenia, fadiga, perda de cabelo e desconforto gastrintestinal, que costumam melhorar com a redução da dose.[34,36,39,40]

- Ciclosporina A: é um inibidor da calcineurina, enzima que facilita a expressão da IL-2 e de outras citoquinas. Seu uso é infrequente na faixa etária pediátrica, mas alguns estudos demonstram bons resultados em crianças com uveíte. A dose administrada é semelhante à usada nos adultos: 3 a 5 mg/kg/dia.[34-36]
- Agentes citotóxicos: por seu potencial de efeitos colaterais graves em longo prazo, o uso desses agentes é restrito a doenças que ameaçam a vida, como lúpus eritematoso sistêmico grave, amiloidose, doença de Behçet ou outras vasculites sistêmicas, com pouquíssimas evidências na literatura para uso em crianças com uveíte.[33,34,36]
- Biológicos: representam uma nova classe de medicação para tratar a inflamação ocular, tendo como alvo moléculas no sistema imunológico que desempenham um papel fundamental na cadeia inflamatória. Inicialmente, foram usados para tratar artrite em crianças e obtiveram um resultado extremamente satisfatório em muitos casos. Essas medicações têm um custo muito maior que os demais imunossupressores, por isso, muitas vezes, somente são escolhidas quando há falha na terapia prévia. É importante, antes de iniciar a medicação, fazer uma pesquisa para hepatite e tuberculose. Os agentes anti-TNF alfa, especificamente o infliximabe e o adalimumabe, são os mais comumente usados com excelentes resultados. O infliximabe é administrado via intravenosa, com dose de ataque de 3 a 5 mg/kg nas semanas 0, 2 e 6, e, depois, dose de manutenção de 3 a 10 mg/kg a cada 4 a 8 semanas. Nas uveítes refratárias, um aumento até 20 mg/kg foi usado com sucesso. O metotrexato é recomendado em associação para evitar a formação de anticorpos anti-TNF. O adalimumabe é administrado na dose de 24 mg/m^2 até uma dose máxima de 40 mg, subcutâneo, a cada 2 semanas. Nos casos de uveíte grave, a dose pode ser 40 mg, com intervalo a cada semana para aumentar a eficácia. Os efeitos colaterais são semelhantes entre eles, maior suscetibilidade a infecções e reativação da tuberculose ou histoplasmose.[34-36,38,41,42]

É importante compreender que o tratamento da uveíte e das doenças associadas deve ser individualizado e avaliado de acordo com o grau de acometimento (gravidade, localização e lateralidade), resposta do paciente e custo. Com relação à AIJ, a principal doença que acomete a faixa etária pediátrica, é importante ressaltar alguns pontos: uma vez que a uveíte se desenvolve, o *flare* crônico é esperado. Logo, é a presença de células na câmara anterior que deve ser usada para determinar a gravidade da doença e a necessidade de tratamento. A gravidade da uveíte não se relaciona com a do quadro articular. A doença articular costuma ter melhora com a progressão da idade, enquanto a doença ocular, frequentemente, persiste na idade adulta. O tratamento multidisciplinar e o diálogo entre oftalmologista, pediatra e reumatologista são fundamentais para diminuir o impacto dessas doenças na qualidade de vida das crianças.

Pontos de destaque

- Uveítes pediátricas podem ser quadros assintomáticos, sem associação necessária com olho vermelho.
- Trata-se de um quadro potencialmente grave com risco de baixa acuidade visual e cegueira.
- A AIJ é a causa sistêmica mais comum de uveíte pediátrica.

- A gravidade da uveíte não se relaciona com a gravidade do quadro articular.
- Os pacientes devem ser encaminhados ao oftalmologista no momento do diagnóstico, ou da suspeita de doença reumatológica sistêmica.
- O tratamento deve ser realizado de forma multidisciplinar. Pelo fato de haver um amplo arsenal terapêutico disponível, este deve individualizado.

Questões

1. **Na artrite idiopática juvenil, é correto afirmar que:**

   A. A uveíte anterior crônica e assintomática é a manifestação ocular mais comum.

   B. O acometimento ocular é frequente na forma mais grave, conhecida como doença de Still.

   C. A gravidade da uveíte está relacionada com o grau de acometimento articular.

   D. A imunossupressão com azatioprina é usada no tratamento inicial da doença, mesmo nos casos leves.

2. **Com relação à doença de Behçet e o envolvimento ocular na infância, qual das alternativas está correta?**

   A. O quadro é geralmente unilateral.

   B. O envolvimento de todos os tecidos oculares (panuveíte) é raro, sendo mais comum o envolvimento anterior exclusivo.

   C. Vasculite retiniana e neurite óptica podem fazer parte do quadro clínico.

   D. O acometimento ocular na doença de Behçet na infância é raro, envolvendo entre 2% e 5% dos pacientes.

3. **Com relação às doenças reumatológicas e o acometimento ocular, assinale a alternativa correta:**

   A. Pacientes assintomáticos e com envolvimento ocular são comuns. Os responsáveis deverão ser orientados a procurar o oftalmologista anualmente ou se houver hiperemia ocular e queixa de baixa visão.

   B. Na artrite idiopática juvenil (AIJ), a presença de FAN reagente implica maior chance de envolvimento ocular.

   C. Na sarcoidose, a uveíte é mais frequente na doença de início tardio.

   D. Na AIJ, crianças em uso de medicação sistêmica e com controle articular adequado deverão ser referenciadas ao oftalmologista se houver hiperemia ou dor ocular.

4. **Paciente do sexo masculino, 5 anos de idade, diagnóstico de artrite idiopática juvenil há 2 meses, fator reumatoide positivo e FAN negativo. Era assintomático do ponto de vista ocular e foi atendido em consulta oftalmológica de rotina apresentando sinais de uveíte anterior bilateral, com sinais de cronicidade. De acordo com a Academia Americana de Pediatria, esse paciente apresenta como fatores de risco para perda de visão e/ou complicações oculares:**

   A. Esse paciente não apresenta risco, pois é assintomático.

   B. O sexo masculino e a presença de complicações no primeiro exame oftalmológico.

   C. FAN negativo e idade de início antes dos 7 anos.

   D. Fator reumatoide positivo e idade precoce no início da uveíte.

5. **Com relação ao uso dos corticosteroides nas uveítes, qual das alternativas está incorreta?**

   A. O corticosteroide costuma ser a primeira linha no tratamento dos casos agudos de uveíte.

   B. O corticosteroide tópico pode apresentar complicações como glaucoma e catarata.

   C. O corticosteroide tópico é a primeira escolha no tratamento das inflamações do segmento posterior do olho.

   D. O corticosteroide sistêmico usado em longo prazo pode causar complicações como o retardo no crescimento por fechamento precoce das epífises.

Respostas:

1. Alternativa: A. A manifestação ocular mais frequente na AIJ é a uveíte anterior crônica bilateral, geralmente assintomática. O acometimento ocular é mais frequente na forma oligoarticular, e não na forma sistêmica (doença de Still). A importância do acompanhamento oftalmológico rigoroso, mesmo em casos assintomáticos, deve-se também ao fato de que a gravidade da uveíte não está relacionada com o grau de acometimento articular, inclusive, em até 10% dos casos de AIJ, o acometimento ocular precede o quadro articular. O tratamento inicial da doença se dá com corticosteroides tópico, reservando o tratamento com imunossupressores para casos graves refratários.

2. Alternativa: C. Na doença de Behçet, o envolvimento ocular não é raro e pode acometer até 60% das crianças. A doença é bilateral e a panuveíte é comum. A vasculite retiniana e a neurite óptica fazem parte do quadro clínico.

3. Alternativa: B. Pacientes pediátricos, com doenças reumatológicas, deverão ser avaliados rotineiramente pelo oftalmologista, mesmo que assintomáticas ou com controle da doença sistêmica, visto que o quadro oftalmológico pode não acompanhar o quadro articular. Na sarcoidose, a uveíte é mais comum na doença de início precoce. Na AIJ, FAN reagente implica maior chance de envolvimento ocular.

> 4. Alternativa: B. As diretrizes da Academia Americana de Pediatria reportam como fatores de risco para perda de visão e/ou complicações oculares: sexo masculino, curta duração entre os diagnósticos de artrite e uveíte, diagnóstico de uveíte antes do diagnóstico de artrite, idade precoce no início da uveíte, escore de células da câmara anterior ≥ 1+, acuidade visual inicial (AV) de 20/200 ou pior e presença de complicações no primeiro exame oftalmológico.
>
> 5. Alternativa: C. Com exceção da alternativa C, todas as demais afirmativas estão corretas. O corticosteroide tópico representa a primeira escolha nas inflamações do segmento anterior do olho, pois não há uma penetração importante na parte posterior do olho. Quando há uma inflamação que acomete o segmento posterior, pode-se lançar mão do corticosteroide local pelas injeções perioculares ou intravítreas.

Agradecimentos especiais às doutoras Alléxya Affonso Antunes Marcos e Camila Mendes Costa Campelo, que muito contribuíram para a produção deste capítulo (Escola Paulista de Medicina/Universidade Federal de São Paulo – EPM/Unifesp).

Referências bibliográficas

1. Reiff A. Ocular complications of childhood rheumatic diseases: nonuveitic inflammatory eye diseases. Curr Rheumatol Rep. 2009;11(3):226-32.
2. Palejwala NV, Yeh S, Angeles-Han ST. Current perspectives on ophthalmic manifestations of childhood rheumatic diseases. Curr Rheumatol Rep. 2013;15(7):341.
3. Cann M, Ramanan AV, Crawford A, Dick AD, Clarke SLN, Rashed F, et al. Outcomes of non-infectious Paediatric uveitis in the era of biologic therapy. Pediatr Rheumatol Online J. 2018;16(1):51.
4. Paivonsalo-Hietanen T, Tuominen J, Saari KM. Uveitis in children: population-based study in Finland. Acta Ophthalmol Scand. 2000;78(1):84-8.
5. Zierhut M, Michels H, Stubiger N, Besch D, Deuter C, Heiligenhaus A. Uveitis in children. Int Ophthalmol Clin. 2005;45(2):135-56.
6. Wentworth BA, Freitas-Neto CA, Foster CS. Management of pediatric uveitis. F1000Prime Rep. 2014;6:41.
7. Gritz DC, Wong IG. Incidence and prevalence of uveitis in Northern California; the Northern California Epidemiology of Uveitis Study. Ophthalmology. 2004;111(3):491-500; discussion.
8. Acharya NR, Tham VM, Esterberg E, Borkar DS, Parker JV, Vinoya AC, et al. Incidence and prevalence of uveitis: results from the Pacific Ocular Inflammation Study. JAMA Ophthalmol. 2013;131(11):1405-12.
9. Malinowski SM, Pulido JS, Folk JC. Long-term visual outcome and complications associated with pars planitis. Ophthalmology. 1993;100(6):818-24; discussion 25.
10. Rosenberg KD, Feuer WJ, Davis JL. Ocular complications of pediatric uveitis. Ophthalmology. 2004;111(12):2299-306.
11. Gregory AC, 2nd, Kempen JH, Daniel E, Kacmaz RO, Foster CS, Jabs DA, et al. Risk factors for loss of visual acuity among patients with uveitis associated with juvenile idiopathic arthritis: the Systemic Immunosuppressive Therapy for Eye Diseases Study. Ophthalmology. 2013;120(1):186-92.
12. Foster CS VAT, Kump L. Pediatric uveitis. Diagnosis and treatment of uveitis. 2. ed. New Delhi; London: Jaypee Brothers Medical; 2013. p. 1214-53.

13. Chalom EC, Goldsmith DP, Koehler MA, Bittar B, Rose CD, Ostrov BE, et al. Prevalence and outcome of uveitis in a regional cohort of patients with juvenile rheumatoid arthritis. J Rheumatol. 1997;24(10):2031-4.
14. Kotaniemi K, Kautiainen H, Karma A, Aho K. Occurrence of uveitis in recently diagnosed juvenile chronic arthritis: a prospective study. Ophthalmology. 2001;108(11):2071-5.
15. Heiligenhaus A, Niewerth M, Ganser G, Heinz C, Minden K. Prevalence and complications of uveitis in juvenile idiopathic arthritis in a population-based nation-wide study in Germany: suggested modification of the current screening guidelines. Rheumatology (Oxford). 2007;46(6):1015-9.
16. Edelsten C, Lee V, Bentley CR, Kanski JJ, Graham EM. An evaluation of baseline risk factors predicting severity in juvenile idiopathic arthritis associated uveitis and other chronic anterior uveitis in early childhood. Br J Ophthalmol. 2002;86(1):51-6.
17. Dana MR, Merayo-Lloves J, Schaumberg DA, Foster CS. Visual outcomes prognosticators in juvenile rheumatoid arthritis-associated uveitis. Ophthalmology. 1997;104(2):236-44.
18. American Academy of Pediatrics Section on Rheumatology and Section on Ophthalmology. Guidelines for ophthalmologic examinations in children with juvenile rheumatoid arthritis. Pediatrics. 1993;92(2):295-6.
19. Thorne JE, Woreta F, Kedhar SR, Dunn JP, Jabs DA. Juvenile idiopathic arthritis-associated uveitis: incidence of ocular complications and visual acuity loss. Am J Ophthalmol. 2007;143(5):840-6.
20. Angeles-Han ST, Pelajo CF, Vogler LB, Rouster-Stevens K, Kennedy C, Ponder L, et al. Risk markers of juvenile idiopathic arthritis-associated uveitis in the Childhood Arthritis and Rheumatology Research Alliance (CARRA) Registry. J Rheumatol. 2013;40(12):2088-96.
21. Cassidy J, Kivlin J, Lindsley C, Nocton J. Ophthalmologic examinations in children with juvenile rheumatoid arthritis. Pediatrics. 2006;117(5):1843-5.
22. Holland GN, Denove CS, Yu F. Chronic anterior uveitis in children: clinical characteristics and complications. Am J Ophthalmol. 2009;147(4):667-78.e5.
23. Saurenmann RK, Levin AV, Feldman BM, Laxer RM, Schneider R, Silverman ED. Risk factors for development of uveitis differ between girls and boys with juvenile idiopathic arthritis. Arthritis Rheum. 2010;62(6):1824-8.
24. Kalinina Ayuso V, Ten Cate HA, van der Does P, Rothova A, de Boer JH. Male gender and poor visual outcome in uveitis associated with juvenile idiopathic arthritis. Am J Ophthalmol. 2010;149(6):987-93.
25. Angeles-Han ST, Yeh S, Vogler LB. Updates on the risk markers and outcomes of severe juvenile idiopathic arthritis-associated uveitis. Int J Clin Rheumtol. 2013;8(1).
26. Kanski JJ. Juvenile arthritis and uveitis. Surv Ophthalmol. 1990;34(4):253-67.
27. Paroli MP, Speranza S, Marino M, Pirraglia MP, Pivetti-Pezzi P. Prognosis of juvenile rheumatoid arthritis-associated uveitis. Eur J Ophthalmol. 2003;13(7):616-21.
28. Bahabri SA, al-Mazyed A, al-Balaa S, el-Ramahi L, al-Dalaan A. Juvenile Behçet's disease in Arab children. Clin Exp Rheumatol. 1996;14(3):331-5.
29. Miceli-Richard C, Lesage S, Rybojad M, Prieur AM, Manouvrier-Hanu S, Häfner R, et al. CARD15 mutations in Blau syndrome. Nat Genet. 2001;29(1):19-20.
30. Joyce E, Glasner P, Ranganathan S, Swiatecka-Urban A. Tubulointerstitial nephritis: diagnosis, treatment, and monitoring. Pediatr Nephrol. 2017;32(4):577-87.
31. Tabbara KF, Chavis PS, Freeman WR. Vogt-Koyanagi-Harada syndrome in children compared to adults. Acta Ophthalmol Scand. 1998;76(6):723-6.
32. British Society for Paediatric and Adolescent Rheumatology. Guidelines for screening for Uveitis in Juvenile idiopathic arthritis 2006 [acesso em 23 out. 2020]. Disponível em: http://www.bspar.org.uk/DocStore/FileLibrary/PDFs/BSPAR% 20Guidelines%20for%20Eye%20 Screening%202006.pdf.

33. Nusemblatt RB. Uveitis fundamentals and clinical practice. 4. ed. British: Elsevier; 2010. p. 76-100.
34. Holland GN, Stiehm ER. Special considerations in the evaluation and management of uveitis in children. Am J Ophthalmol. 2003;135(6):867-78.
35. Sood AB, Angeles-Han ST. An update on treatment of pediatric chronic non-infectious uveitis. Curr Treatm Opt Rheumatol. 2017;3(1):1-16.
36. Ophthalmology AAo. Basic and clinical science course clinical approach to uveitis. 2016-2017.
37. Ferrara G, Mastrangelo G, Barone P, La Torre F, Martino S, Pappagallo G, et al. Methotrexate in juvenile idiopathic arthritis: advice and recommendations from the MARAJIA expert consensus meeting. Pediatr Rheumatol Online J. 2018;16(1):46.
38. Henderson LA, Zurakowski D, Angeles-Han ST, Lasky A, Rabinovich CE, Lo MS. Medication use in juvenile uveitis patients enrolled in the Childhood Arthritis and Rheumatology Research Alliance Registry. Pediatr Rheumatol Online J. 2016;14(1):9.
39. Doycheva D, Zierhut M, Blumenstock G, Sobolewska B, Voykov B, Hohmann J, et al. Mycophenolate sodium for the treatment of chronic non-infectious uveitis of childhood. Br J Ophthalmol. 2016;100(8):1071-5.
40. Chang PY, Giuliari GP, Shaikh M, Thakuria P, Makhoul D, Foster CS. Mycophenolate mofetil monotherapy in the management of paediatric uveitis. Eye (Lond). 2011;25(4):427-35.
41. Hiyama T, Harada Y, Doi T, Kiuchi Y. Early administration of adalimumab for paediatric uveitis due to Behçet's disease. Pediatr Rheumatol Online J. 2019;17(1):29.
42. Jari M, Shiari R, Salehpour O, Rahmani K. Epidemiological and advanced therapeutic approaches to treatment of uveitis in pediatric rheumatic diseases: a systematic review and meta-analysis. Orphanet J Rare Dis. 2020;15(1):41.

Capítulo 24

Quais são os tumores oculares na criança? Quando devo me preocupar?

Luiz Fernando Teixeira
Monique Kling Mangeon

Objetivo do texto

Identificação de sinais e sintomas de alarme que incluam os tumores oculares como diagnóstico diferencial, além da revisão dos tumores oculares mais comuns da infância.

Introdução

Em termos didáticos, é possível dividir anatomicamente as neoplasias oculares em tumores da superfície ocular, tumores intraoculares e tumores orbitários. Neste capítulo, serão abordados os tumores oculares mais prevalentes da infância.

Nas crianças, as neoplasias mais frequentes da superfície ocular são o coristoma, o nevo e o papiloma de conjuntiva; as intraoculares, o retinoblastoma, a leucemia, o xantogranuloma juvenil, o hamartoma astrocítico de retina e o meduloepitelioma; e as orbitárias, o cisto dermoide, o hemangioma infantil, o rabdomiossarcoma, o astrocitoma pilocítico juvenil, o linfangioma, o sarcoma granulocítico e o neuroblastoma. Entre esses tumores, é importante ressaltar que o retinoblastoma constitui a neoplasia intraocular maligna mais comum na infância.

Alguns sinais e sintomas oftalmológicos implicam a exclusão de causas oncológicas, principalmente em crianças com menos de 5 anos. Portanto, é fundamental que o pediatra os conheça, pois auxilia no encaminhamento da criança ao oftalmologista e contribui para um melhor prognóstico da neoplasia com o diagnóstico mais precoce.

Achados clínicos que sugerem tumor ocular na infância
Caso clínico 1

- Criança, sexo masculino, 10 anos de idade, vem para consulta oftalmológica após a mãe observar uma mancha escurecida no olho esquerdo há 2 meses. A mãe refere que a criança também apresenta episódios de hiperemia ocular.
- História patológica pregressa: sem alterações, desenvolvimento neuropsicomotor normal para a idade.
- História familiar pregressa: nega doenças oculares e história familiar de câncer.
- Exame oftalmológico com biomicroscopia anterior mostrou uma lesão sobrelevada, com áreas de pigmentação, bem delimitada, localizada em conjuntiva bulbar do olho esquerdo, compatível com nevo de conjuntiva (Figura 24.1).

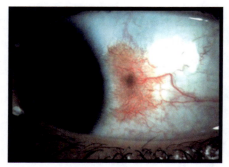

Figura 24.1 – *Nevo de conjuntiva: lesão sobrelevada, com áreas de pigmentação variada.*
Fonte: Acervo dos autores.

Discussão

Os tumores da superfície ocular podem causar sinais e sintomas, como fechamento palpebral incompleto, sensação de corpo estranho, produção de muco e lágrima sanguinolenta. A inflamação secundária do nevo de conjuntiva pode simular um processo inflamatório como conjuntivite ou episclerite.

Caso clínico 2

- Criança a termo, sexo feminino, com 2 meses de vida, encaminhada pelo pediatra após a mãe observar um reflexo pupilar branco no olho esquerdo.
- História gestacional: nascida a termo, de cesariana, peso de 3.240 g, pré-natal sem intercorrências e sorologias negativas.
- História patológica pregressa: sem alterações, desenvolvimento neuropsicomotor normal para a idade.
- Apgar: 9/10.
- História familiar pregressa: nega doenças oculares e história familiar de câncer.
- Exame oftalmológico com fundo de olho sob midríase mostrou uma massa tumoral retiniana, brancacenta, vascularizada, localizada na mácula do olho esquerdo e cujo diagnóstico clínico foi retinoblastoma (Figura 24.2).

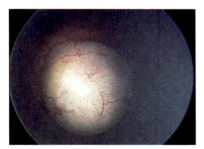

Figura 24.2 – *Retinoblastoma: observa-se massa tumoral retiniana, brancacenta, vascularizada e localizada na mácula do olho esquerdo.*

Fonte: GRAACC/Unifesp.

Discussão

Anormalidades no reflexo vermelho pupilar como a leucocoria (reflexo pupilar branco ou reflexo do "olho do gato"; Figura 24.3) são sinais importantes de neoplasia intraocular na infância, mais frequentemente, o retinoblastoma. Outras alterações no reflexo pupilar, como o reflexo amarelado (xantocoria), podem ocorrer em alguns tumores intraoculares acompanhados de exsudação lipídica sub-retiniana e, nos casos de hemorragia vítrea em tumores avançados, o reflexo pupilar pode estar escurecido.

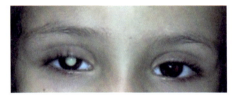

Figura 24.3 – *Criança com reflexo pupilar branco do olho direito (leucocoria) e reflexo pupilar normal do olho esquerdo.*

Fonte: Acervo dos autores.

Caso clínico 3

- Criança nascida a termo, sexo masculino, com 1 ano e 3 meses de vida, encaminhada por apresentar quadro de irritabilidade, perda do apetite e olho direito vermelho. A mãe referia que, aos 5 meses de vida da criança, observou o desvio do olho direito, porém não a levou para avaliação do pediatra ou oftalmologista.
- História gestacional: nascido a termo, parto normal, peso de 3.850 g, pré-natal sem intercorrências e sorologias negativas.
- História patológica pregressa: sem alterações, desenvolvimento neuropsicomotor normal para a idade.
- Apgar: 9/10.
- História familiar pregressa: nega doenças oculares e história familiar de câncer.
- Exame oftalmológico: ectoscopia; esotropia à esquerda.
- Biomicroscopia: olho esquerdo com hiperemia conjuntival, ectrópio uveal e opacidade retrocristaliana (Figura 24.4).

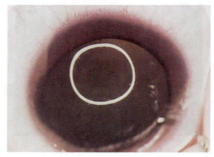

Figura 24.4 – *Exame de biomicroscopia mostra ectrópio uveal e opacidade retrocristaliniana.*
Fonte: GRAACC/Unifesp.

Fundo de olho sob midríase: olho esquerdo com massa tumoral comprometendo grande parte do globo ocular, brancacenta, vascularizada, acompanhada de hemorragia vítrea e sementes vítreas difusas, compatível com retinoblastoma (Figura 24.5).

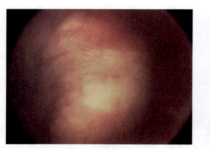 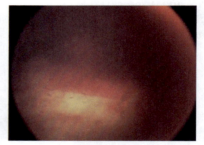

Figura 24.5 – *Retinoblastoma comprometendo grande parte do globo ocular com hemorragia vítrea e sementes vítreas difusas.*
Fonte: GRAACC/Unifesp.

Discussão

O estrabismo constitui outro sinal importante de tumor intraocular ou orbitário. É a segunda manifestação mais frequente do retinoblastoma intraocular. E, embora até o 6º mês de vida a criança às vezes apresente o desvio dos olhos, visto que o reflexo de fusão está em amadurecimento nesse período, é recomendada a avaliação oftalmológica com fundo de olho e midríase farmacológica nesses pacientes.

A hiperemia ocular pode sinalizar uma inflamação ocular secundária ao processo de necrose tumoral ou ao glaucoma neovascular; portanto, a criança com olho vermelho tem como diagnóstico diferencial as causas tumorais. O ectrópio uveal é um sinal de neovascularização do segmento anterior do olho. Em alguns casos, a liberação de mediadores inflamatórios pode ser intensa e provocar uma celulite orbitária asséptica. A infiltração orbitária pelo tumor ou a presença de uma neoplasia primária da órbita também podem resultar em hiperemia ocular acompanhada de proptose ou distopia do globo ocular.

Outros achados que sugerem tumor ocular na infância

Tumores intraoculares também podem apresentar vasos episclerais dilatados, tortuosos e nutridores (vasos sentinelas), casos nos quais a hipótese de uma neoplasia deve ser sempre afastada. Este achado geralmente está relacionado com os tumores de corpo ciliar, mais frequentemente ao melanoma de corpo ciliar. No entanto, o melanoma uveal posterior é um tumor raro em crianças e ocorre em cerca de 1% dos casos de melanoma em pacientes com menos de 20 anos.

A assimetria do globo ocular com o crescimento anormal do olho (olho buftálmico, Figura 24.6) ou a redução do volume do bulbo ocular na atrofia bulbar ou microftalmia (malformação ocular) são sinais capazes de indicar a presença de um tumor intraocular. Atrofia bulbar com redução no tamanho do globo ocular e desorganização do conteúdo bulbar representam um estágio avançado da doença. O crescimento do globo ocular frequentemente está relacionado ao glaucoma secundário com o aumento da pressão intraocular.

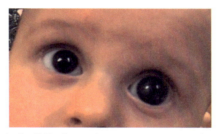

Figura 24.6 – *Olho esquerdo buftálmico: observa-se o crescimento anormal do olho comparado ao olho contralateral.*
Fonte: Acervo dos autores.

A neovascularização de íris secundária a alguns tumores intraoculares pode provocar assimetria da cor dos olhos (heterocromia) e, em alguns casos, hemorragia na câmara anterior (hifema, Figura 24.7). Esses sinais também sugerem neoplasias em estágios mais avançados. Além desses achados, as células tumorais na câmara anterior podem formar grumos brancacentos (pseudo-hipópio, Figura 24.8) que simulam um processo inflamatório, como nas uveítes pediátricas.

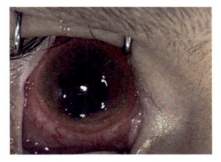

Figura 24.7 – *Hifema: presença de hemorragia na câmara anterior.*
Fonte: GRAACC/Unifesp.

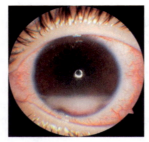

Figura 24.8 – *Criança com recidiva intraocular de leucemia linfocítica aguda apresentando pseudo-hipópio na câmara anterior.*

Fonte: Acervo dos autores.

A observação de hemorragias retinianas com centros brancos (manchas de Roth) pode ter vários significados patológicos, entre os quais a leucemia faz parte do diagnóstico diferencial. E a hemorragia vítrea pode estar relacionada com a neovascularização e isquemia retinianas secundárias a neoplasia ou em decorrência de necrose tumoral.

Além das manifestações oftalmológicas, o comprometimento sistêmico com anormalidades de face e lesões de pele pode sugerir a presença de tumores oculares na infância. Em pacientes com a síndrome da deleção do cromossoma 13q, podem estar presentes malformações oculares como a microftalmia e outros achados, como o retardo no crescimento e no desenvolvimento, déficit intelectual, malformações cerebrais e dismorfismo facial, sinais estes que contribuem para a suspeita clínica do distúrbio genético e do retinoblastoma.

Tumores mais comuns na criança
Tumores da superfície ocular

Coristoma é um tumor congênito e formado por tecidos que não estão presentes normalmente no sítio envolvido. O dermoide e o dermolipoma são os coristomas mais comuns, os quais podem fazer parte da síndrome de Goldenhar acompanhados de outras anomalias vertebrais e auriculares. As lesões pequenas podem ser assintomáticas, mas lesões maiores são capazes de causar astigmatismo, irritação ocular e fechamento palpebral incompleto. Clinicamente, apresentam-se como uma massa epibulbar, branco-amarelada e de tamanho variável.

Nevo é o mais frequente tumor melanocítico da conjuntiva. Comumente, a lesão torna-se clinicamente aparente na 1ª ou 2ª década de vida. Localiza-se na conjuntiva bulbar, com um achado de cistos intralesionais bastante característico e podendo apresentar graus variáveis de pigmentação com tumores pigmentados ou completamente amelanóticos. A inflamação da conjuntiva bulbar secundária a um nevo pode estar presente.

Papiloma é uma lesão conjuntival associada a uma infecção viral e que afeta crianças e adultos jovens. Na infância, o tumor se apresenta com coloração avermelhada, de configuração séssil ou pedunculada, localizado mais frequentemente na conjuntiva bulbar ou na conjuntiva tarsal.

Tumores intraoculares

Retinoblastoma é a neoplasia intraocular mais comum da infância, com uma incidência de cerca de 1 a cada 15.000 nascidos vivos. Inicialmente, o tumor localiza-se na retina neurossensorial e caracteriza-se por uma lesão transparente e pequena, podendo passar despercebida se a avaliação do fundo de olho não for realizada com adequada midríase farmacológica. Com o crescimento do tumor, este torna-se brancacento, vascularizado, e achados clínicos como alterações do reflexo pupilar e o estrabismo podem auxiliar na suspeita clínica e no diagnóstico. Casos avançados podem cursar com catarata e glaucoma secundários, buftalmia ou atrofia bulbar, além do comprometimento tumoral extraocular. Fabian *et al.* observaram em termos mundiais que os sinais mais frequentes de retinoblastoma apresentados ao diagnóstico são leucocoria (62,8%), estrabismo (10,2%) e proptose (7,4%).

Nas infiltrações leucêmicas intraoculares, íris, corpo ciliar, coroide, retina, vítreo ou nervo óptico podem ser envolvidos. Clinicamente, a leucemia pode promover hifema espontâneo pelo envolvimento da íris, além da inflamação do segmento anterior com a formação do pseudo- -hipópio. Hemorragia retiniana extensa, infiltração do disco óptico e vasculopatia são outros possíveis sinais encontrados durante o exame de fundo de olho. Na leucemia crônica, os sinais decorrentes da hiperviscosidade no sangue são mais comuns, como a oclusão vascular e/ou a ausência de perfusão com neovascularização secundária.

Xantogranuloma juvenil é uma doença rara, proliferativa benigna e que pertence ao grupo das histiocitoses de células não Langerhans. Pode se apresentar ao nascimento ou, na maioria das vezes, na 1ª década de vida. A doença afeta predominantemente a pele na forma de pápulas ou nódulos de coloração amarelada ou avermelhada, lesões geralmente autolimitadas e de tamanho variado. Na íris, pode se formar um nódulo amarelado ou ocorrer o seu espessamento difuso. Neovascularização da íris com hifema espontâneo e glaucoma secundário são outros achados oculares da doença.

Hamartoma astrocítico de retina é um tumor retiniano benigno que se origina das células da glia. A associação com a síndrome de esclerose tuberosa é frequente. O complexo de esclerose tuberosa é um distúrbio genético, de caráter autossômico dominante, geralmente identificado na infância. Caracteriza-se pela formação de tumores benignos hamartomatosos em múltiplos órgãos, incluindo cérebro, coração, olho e rim, além da presença de lesões de pele e sintomas causados por distúrbios neurológicos, como autismo, epilepsia e déficit de aprendizado. Na retina, esses tumores apresentam-se transparentes ou de coloração amarelo-acinzentada; calcificações intralesionais podem estar presentes e lesões maiores com eventual evolução com tração retiniana.

Meduloepitelioma é um tumor congênito, originário do epitélio não pigmentado do corpo ciliar, cujo diagnóstico, em geral, é realizado na 1ª década da infância. Os pacientes podem apresentar perda da visão, leucocoria, dor ou hiperemia ocular. O tumor localiza-se no corpo ciliar, tem coloração rósea ou nacarada, com cistos intralesionais muito característicos. Neovascularização de íris, glaucoma secundário, alterações do cristalino como o *notch* do cristalino, catarata e o desenvolvimento de uma membrana ciclítica retrolental podem estar presentes. A mutação do gene *DICER 1* com a presença de pleuroblastoma foi documentada em 5% dos casos.

Tumores orbitários e de anexos

Cisto dermoide compreende uma lesão cística congênita caracterizada por uma massa subcutânea de consistência fibroelástica de crescimento lento, indolor e localizada próxima a uma sutura óssea, mais frequentemente na sutura frontozigomática. O crescimento do tumor manifesta-se com deformidades estéticas, ptose mecânica e proptose quando está localizado mais profundamente na órbita. A ruptura do cisto pode resultar em inflamação orbitária e faz diagnóstico diferencial com doenças inflamatórias e infecciosas da órbita.

Hemangioma infantil é a lesão vascular benigna mais comum da pálpebra e da órbita na infância. A história natural é de um rápido crescimento da neoplasia nos primeiros meses de vida, uma fase de estabilidade e, posteriormente, uma involução espontânea. Com frequência, a lesão apresenta-se como uma massa de consistência mole, de coloração vermelha ou azulada superficial ou profunda na pele e que se torna mais acentuada durante o choro. Também pode estar presente na órbita posterior e sem massa aparente na pele, provocando proptose ou distopia do globo ocular. Hemangiomas viscerais podem estar presentes e ocasionar uma trombocitopenia (síndrome de Kasabach-Merritt). Associações de hemangiomas da infância com alterações sistêmicas cardíacas, oculares e cerebrais fazem parte da síndrome PHACES. As principais complicações do hemangioma infantil são a ambliopia e o estrabismo.

Rabdomiossarcoma é uma neoplasia maligna rara, originária do tecido conectivo, que ocorre geralmente nas duas primeiras décadas de vida e com uma média de idade ao diagnóstico de 8 anos. As manifestações clínicas da doença podem variar em cada paciente, mas, geralmente, são de instalação aguda, simulando quadros de inflamação, infeção ou mesmo hemorragias. A criança pode apresentar proptose, distopia do globo ocular, blefaroptose, edema palpebral ou conjuntival, massa palpável e dor. É importante lembrar que, diferentemente de outras condições inflamatórias, cujo estado geral da criança muitas vezes encontra-se comprometido, o rabdomiossarcoma orbitário provoca uma proptose indolor e sem outros sinais sistêmicos.

Astrocitoma pilocítico juvenil (glioma) representa um importante tumor cerebral ou do nervo óptico na infância. Alguns casos estão associados à neurofibromatose tipo 1, quando o tumor tende a ser menos agressivo. O diagnóstico é feito frequentemente na 1ª ou 2ª década de vida, quando o paciente evolui com perda visual ou proptose axial. Outros sinais clínicos presentes na neurofibromatose tipo 1 devem ser pesquisados, como manchas café com leite, sardas axilares ou na região inguinal, neurofibromas ou nódulos de Lish.

Linfangioma é uma malformação linfática, congênita, que afeta frequentemente a órbita. A lesão não sofre regressão espontânea, como o hemangioma da infância, e a criança pode apresentar proptose, distopia do globo ocular, ptose e restrição do movimento ocular. Podem ocorrer hemorragias intralesionais, resultando em súbita proptose, blefaroptose ou edema de tecidos moles perioculares, com eventual perda de visão. É comum serem observados cistos conjuntivais claros ou hemorrágicos nas formas superficiais dos linfangiomas.

Sarcoma granulocítico (cloroma) é um tumor sólido raro que corresponde ao comprometimento extramedular da leucemia mieloide, podendo ocorrer na cavidade orbitária. Surge em crianças na 1ª década de vida que apresentam edema unilateral ou bilateral, proptose ou distopia do globo ocular.

Neuroblastoma é um tumor maligno neuroendócrino, originário do sistema nervoso simpático, mais frequentemente na glândula suprarrenal. A criança pode apresentar proptose, blefaroptose e equimose periorbitária (Figura 24.9). Raramente, a metástase orbitária torna-se aparente antes da massa intra-abdominal.

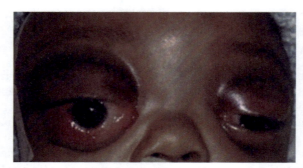

Figura 24.9 – *Neuroblastoma metastático com o bebê apresentando proptose, blefaroptose e equimose periorbitária bilateral.*

Fonte: Acervo dos autores.

Conclusão

A presença de uma neoplasia benigna ou maligna deve ser afastada nos casos de patologia ocular na infância. O conhecimento pelo pediatra dos sinais e sintomas apresentados por essas neoplasias e o acompanhamento regular da criança com o oftalmologista são fundamentais para o diagnóstico precoce e, consequentemente, a maior sobrevida dessas crianças.

Pontos de destaque

- Anormalidade no reflexo vermelho pupilar, como a leucocoria (reflexo pupilar branco ou reflexo do "olho do gato"), é um sinal importante de retinoblastoma.
- O estrabismo é a segunda manifestação mais frequente do retinoblastoma e sempre deve ser avaliado pelo oftalmologista em qualquer idade de apresentação.
- Neoplasias oculares podem se apresentar com olho vermelho ou simular um quadro de celulite infecciosa em crianças.
- Tumores intraoculares na população pediátrica podem simular um quadro de glaucoma congênito com os sinais e sintomas clássicos de lacrimejamento, hiperemia conjuntival, opacidade e/ou aumento corneano, buftalmia e fotofobia.

Questões

1. **Em termos globais, os sinais clínicos mais frequentes no retinoblastoma são, respectivamente:**

   A. Leucocoria e buftalmia.

   B. Proptose e leucocoria.

   C. Leucocoria e estrabismo.

   D. Estrabismo e hifema.

2. **Uma menina de 4 anos com história de crises convulsivas e apresentando múltiplas lesões papulares na face e algumas lesões cutâneas maculares e hipomelanóticas foi encaminhada para avaliação oftalmológica. O exame de ressonância nuclear magnética de crânio mostrava lesões intraventriculares sugestivas de nódulos subependimários. O tumor intraocular a ser pesquisado é o:**

   A. Retinoblastoma.

   B. Meduloepitelioma.

   C. Hamartoma astrocítico de retina.

   D. Melanoma uveal.

3. **Bebê de 8 meses apresentando um hemangioma infantil na órbita esquerda associado a malformação ocular e cerebral. A síndrome que também está associada a anomalias cardíacas e que precisa ser pesquisada é a:**

   A. Síndrome de Kasabach-Merritt.

   B. Síndrome de von Recklinghausen.

   C. Síndrome de Vogt-Koyanagi-Harada.

   D. Síndrome PHACES.

4. **O tumor de superfície ocular mais comum na infância, cuja lesão torna-se clinicamente aparente na 1ª ou na 2ª década de vida é o:**

   A. Nevo.

   B. Coristoma.

   C. Melanoma.

   D. Papiloma.

5. **Entre as manifestações clínicas e oftalmológicas que podem ser encontradas na síndrome da deleção do cromossoma 13q, é possível assinalar, exceto:**

   A. Retinoblastoma.

   B. Dismorfismo facial.

   C. Déficit intelectual.

   D. Dermoide epibulbar.

Respostas:

1. Alternativa: C. A leucocoria ou outras alterações do reflexo pupilar e o estrabismo, alteração em que os olhos não estão alinhados adequadamente com perda do paralelismo e fazendo com que os dois olhos não fixem o mesmo ponto ou objeto ao mesmo tempo, são os sinais mais comuns do retinoblastoma. Buftalmia, proptose e hifema são sinais clínicos no retinoblastoma em estágios avançados.

2. Alternativa: C. O hamartoma astrocítico de retina é um tumor retiniano benigno que frequentemente tem associação com a síndrome de esclerose tuberosa. Lesões cutâneas e tumores no sistema nervoso central fazem parte da síndrome. Retinoblastoma, meduloepitelioma e melanoma uveal não se apresentam dessa forma.

3. Alternativa: D. Associações de hemangiomas da infância com alterações sistêmicas cardíacas, oculares e cerebrais fazem parte da síndrome PHACES. Essas alterações cardíacas devem ser pesquisadas antes da escolha do uso de betabloqueador no tratamento do hemangioma. A síndrome de Kassabach-Merritt é uma associação de hemangioma capilar e trombocitopenia, ocasionando sangramentos com petéquias, equimoses e hematomas espontâneos. A neurofibromatose tipo I (síndrome de Von Recklinghause) é uma doença hereditária caracterizada por múltiplos tumores nervosos (neurofibromas), manchas pigmentadas na pele, alterações esqueléticas, manifestações oculares como os nódulos de Lisch, além de defeitos congênitos e mentais. A síndrome de Vogt-Koyanagi-Harada é uma doença rara que atinge os tecidos que contêm melanócitos, como olhos, sistema nervoso central, ouvido e pele.

4. Alternativa: A. O nevo é o mais frequente tumor melanocítico da conjuntiva, é benigno, localiza-se na conjuntiva bulbar, pode apresentar graus variáveis de pigmentação e o achado de cistos intralesionais são bastante característicos. O coristoma é uma lesão congênita e o melanoma e o carcinoma são incomuns na infância.

5. Alternativa: D. O dermoide epibulbar é um coristoma e frequentemente faz parte da síndrome de Goldenhar, associada a anomalias vertebrais e auriculares. Na síndrome da deleção do cromossoma 13q, podem estar presentes malformações oculares como a microftalmia, a presença do retinoblastoma, e outros achados, como o retardo no crescimento e no desenvolvimento, déficit intelectual, malformações cerebrais e dismorfismo facial.

Referências bibliográficas

1. Shields JA, Shields CL. Intraocular tumors: Text and atlas Shields. 3. ed. Philadelphia: Wolters Kluwer Health; 2015.
2. Shields JA, Shields CL. Eyelid, conjunctival, and orbital tumors: Text and atlas Shields. 3. ed. Philadelphia: Wolters Kluwer Health; 2015.
3. Global Retinoblastoma Study Group; Fabian ID, Abdallah E, Abdullahi SU, Abdulqader RA, Boubacar SA, Ademola-Popoola DS, et al. Global Retinoblastoma Presentation and Analysis by National Income Level. JAMA Oncol. 2020 May 1;6(5):685-95.
4. Dias CS, Goldchmit M. Os estrabismos: Teoria e casos comentados. Rio de Janeiro: Guanabara Koogan; 2011.
5. Ejzenbaum F, Nakanami CR, Vasconcelos GC, Rossetto JD, Hopker LM, Solé D, Silva LR. Documento científico: Teste do reflexo vermelho. Grupo de Trabalho em Oftalmologia Pediátrica. Sociedade Brasileira de Pediatria. N. 1, Setembro de 2018.
6. Vasanthapuram VH, Mishra DK, Kaliki S. Choroidal melanoma with optic nerve infiltration presenting as orbital pseudocellulitis. Ophthalmic Plast Reconstr Surg. 2019;35(4).
7. Shields CL, Kaliki S, Arepalli S, Atalay HT, Manjandavida FP, Pieretti G, et al. Uveal melanoma in children and teenagers. Saudi J Ophthalmol. 2013 Jul;27(3):197-201.
8. Nalcı H, Gündüz K, Erden E. Necrotic intraocular retinoblastoma associated with orbital cellulitis. Surv Ophthalmol. 2018 Jan-Feb;63(1):114-18. Epub 2017 Feb 28.
9. Das A, Singh U, Bansal D. Retinoblastoma mimicking orbital cellulitis. Indian Pediatr. 2016 Nov. 15;53(11):1037.
10. Pushker N, Bajaj MS, Singh AK, Lokdarshi G, Bakhshi S, Kashyap S. Intra-ocular medulloepithelioma as a masquerade for PHPV and panophthalmitis: a Diagnostic Dilemma. Saudi J Ophthalmol. 2017 Apr-Jun;31(2):109-11.
11. Hadjistilianou T, Francesco S de, Marconcini S, Mastrangelo D, Galluzzi P, Toti P. Phthisis bulbi and buphthalmos as presenting signs of retinoblastoma: A report of two cases and literature review. European Journal of Ophthalmology. 2006;16(3):465-9.
12. Franzco GAW, Devaux A, Aroichane M. Retinoblastoma, microphthalmia and the chromosome 13q deletion syndrome. Clinical and Experimental Ophthalmology. 2004;32:101-18.
13. Shocket LS, Beaverson KL, Rollins IS, Abramson DH. Bilateral retinoblastoma, microphthalmia, and colobomas in the 13 q deletion syndrome. Arch Ophthalmol. 2003;121.
14. Jakobiec FA, Rai R, Rashid A, Kanoff J, Mukai S. Dystrophic hyaloid artery remnants and other abnormalities in a buphthalmic eye with retinoblastoma. Survey of Ophthalmology. 2014;59(6):636-42.

15. Taha H, Amer HZ, El-Zomor H, Alieldin A, Nour R, Konsowa R, et al. Phthisis bulbi: Clinical and pathologic findings in retinoblastoma. Fetal and Pediatric Pathology. 2015;1-9.
16. Anca P, Tudor Ș, Mihai D, Sabina Z, Dorin C. Iris juvenile xanthogranuloma in an infant – Spontaneous hyphema and secondary glaucoma. Romanian Journal of Ophthalmology. 2017;61(3):229-36.
17. Talcotta KE, Gargb RJ, Garga SJ. Ophthalmic manifestations of leukemia. Current Opinion. 2016;27(6).
18. Tomida M, Mitamura Y, Katome T, Eguchi H, Naito T, Harada T. Aggressive retinal astrocytoma associated with tuberous sclerosis. Clinical Ophthalmology. 2012;6:715-20.
19. Tadepalli SH, Shields CL, Shields JA, Honavar SG. Intraocular medulloepithelioma – a review of clinical features, DICER 1 mutation, and management. Indian Journal of Ophthalmology. 2019. June;67(6).
20. Peshtani A, Kaliki S, Eagle RC, Shields CL. Medulloepithelioma: A triad of clinical features. Oman J Ophthalmol. 2014 May;7(2):93-5.
21. Bajric J, Griepentrog GJ, Mohney BG. Pediatric periocular dermoid cysts: Incidence, clinical characteristics, and surgical outcomes. Ophthalmic Epidemiol. 2019 April;26(2):117-20.
22. Ke Y, Hao R, He Y, Tam ES, Li X. The value of color Doppler imaging and intralesional steroid injection in pediatric orbital capillary hemangioma. Journal of the Chinese Medical Association. 2014;77:258-64.
23. Callahan AB, Yoon MK. Infantile hemangiomas: A review. Saudi J Ophthalmol. 2012 Jul;26(3):283-91.
24. Kim J, Ussher JG. Orbital rhabdomyosarcoma: A rare ophthalmic condition. Medical Journal of Australia, 2019 Nov;211(9):398-9.
25. Lobbous M, Bernstock JD, Coffee E, Friedman GK, Metrock LK, Chagoya G, et al. An update on neurofibromatosis type 1-associated gliomas. Cancers. 2020;12:114.
26. Hirbe AC, Gutmann DH. Neurofibromatosis type 1: A multidisciplinary approach to care. Lancet Neurol 2014;13:834-43.
27. Kumar A, L, Chaturvedi J, Hussain N. Retrobulbar lymphangioma: A rare case report. Asian J Neurosurg. 2018 Oct-Dec;13(4):1292-94.
28. Yang W-J, Zhou Y-Y, MD, Zhao F, Mei Z-M, Li S, Xiang Y. Orbital neuroblastoma metastasis. A case report and literature review. Medicine. 2019;98:36.

Capítulo 25

Meu filho bateu o olho!
Será que machucou?

Nilva S. B. Moraes

Objetivo do texto

O texto mostra detalhes de como abordar trauma ocular em crianças. No final do capítulo será possível analisar os tópicos inerentes aos acidentes oculares na infância.

Introdução

Trauma ocular representa a principal causa de cegueira em crianças. As consequências das lesões oculares causadas na infância, em decorrência da cegueira permanente ou limitação visual, interferem nas atividades sociais, econômicas e até mesmo no desenvolvimento emocional da criança. Na literatura, 8 a 14% dos traumas oculares estão relacionados com as crianças. Os traumas oculares podem ser abertos ou fechados, dependendo se existe ou não solução de continuidade das paredes oculares. O trauma fechado pode, por vezes, causar uma lesão mais grave que o trauma aberto.

Mesmo com todo o tratamento realizado no momento adequado e com a correção do trauma ter sido reparada com todos os aparatos necessários, a criança com menos de 7 anos de idade estará no período de desenvolvimento visual. Assim, além de toda a correção do trauma, deverá ser realizada a reabilitação visual para tratamento da ambliopia.

Traumas oculares envolvendo acidentes automobilísticos devem motivar a avaliação médica. Para isso, é preciso informar sobre os detalhes do incidente: se a criança que bateu os olhos no para-brisa estava ou não adequadamente posicionada no carro, se estava de cinto de segurança ou sentada na cadeira veicular apropriada para a idade.

É possível analisar o trauma a partir de dois aspectos: se houve comprometimento de órbita e anexos oculares ou se houve comprometimento ocular propriamente dito.

No envolvimento das pálpebras, é possível observar edema, equimose ou mesmo lesão cortocontusa, que deverão ser analisados pelo profissional médico. Se houver contusão com edema ou equimose na região palpebral ou orbitária, compressas geladas deverão ser preconizadas após o trauma (o mais precocemente possível). Se houver lesão cortocontusa, a criança precisará ser submetida à correção cirúrgica, se descartada lesão ocular.

Porém, o traumatismo pode acarretar sangramento ou fratura orbitária. Para suspeitar de lesão orbitária, pede-se para a criança olhar nas diferentes posições para identificar possível restrição da musculatura extraocular. Na literatura, 35% das fraturas ocorrem em acidentes automobilísticos e 81% são do assoalho orbitário.

As fraturas do assoalho orbitário em crianças apresentam características e padrões de fratura que as distinguem das lesões orbitárias observadas em adultos, com apresentações clínicas que se diferenciam do habitual. Isso ocorre em virtude das características anatômicas e mecânicas dos ossos orbitais em crianças. A imaturidade do esqueleto facial pediátrico serve para proteger contra as fraturas, com maior proporção de osso esponjoso em crianças, e as suturas em crescimento mantêm uma estrutura cartilaginosa. Assim, os ossos faciais nas crianças absorvem mais energia durante o impacto sem resultar em fratura. Nas crianças muito pequenas, as fraturas de assoalho de órbita são incomuns, com o maior envolvimento do teto da órbita.

Uma complicação bem reconhecida das fraturas pediátricas de assoalho de órbita, pela elasticidade dos ossos, e que exige reparo cirúrgico urgente, é a fratura alçapão, na qual a fratura deslocada inferior recua de volta à sua posição original e prende o conteúdo orbitário. Náuseas, vômitos e bradicardia pelo reflexo oculocardíaco são pistas do aprisionamento dos músculos extraoculares, acarretando enoftalmo e diplopia.

No caso de envolvimento ocular, é possível estar diante de um caso de trauma aberto ou fechado. Na literatura internacional, 27% das crianças apresentaram trauma aberto e 3% relacionado com acidentes automobilísticos. No Brasil, 17,5% de todos os traumas acometem crianças e 2,2% estão relacionados com acidentes de automóvel.

Mesmo que a criança consiga informar visão, o próprio trauma pode acarretar embaçamento visual sem que tenha havido lesão do globo ocular.

No trauma fechado, é possível ocorrer lesão do esfíncter da íris, uveíte traumática, hifema, luxação ou subluxação de cristalino e recessão angular.

Alterações do reflexo pupilar ou corectopia ou discoria podem ser observadas com a iluminação do olho com uma lanterna, assim como o hifema com a detecção do nível de sangue na câmara anterior. Quando se observa alteração do reflexo pupilar, é mandatório descartar lesão do sistema nervoso central.

Nos casos em que o trauma acarreta uma lesão penetrante, pode-se observar hemorragia subconjuntival volumosa, dificuldade para identificar a íris, quemose e edema de córnea. Traumas oculares abertos têm um potencial maior de baixa visual grave ou até mesmo cegueira em comparação aos traumas fechados. Quando existe comprometimento do seguimento posterior relacionado com o trauma contuso, a acuidade visual tende a ser pior. Os traumas abertos podem, ainda, apresentar endoftalmites, além de todas as complicações relacionadas com o trauma (glaucoma, descolamento de retina, entre outras).

Exemplos de casos clínicos

Mãe telefona para o pediatra e diz que o filho bateu o olho no para-brisa do carro quando ela brecou. Criança está consciente, sem vômitos, referindo dor no olho acometido. No consultório, o pediatra observa que, comparando a acuidade visual (contar dedos a uma distância de 2 m), não houve diferença entre os dois olhos, edema bipalpebral, hemorragia subconjuntival, reflexos pupilares normais e motilidade ocular extrínseca sem alterações. Não se observou presença de sangue na câmara anterior ou qualquer alteração na anatomia da íris. Com esses achados, é possível indicar compressas geladas e anti-inflamatório via oral (como ibuprofeno) até a consulta com o oftalmologista.

Considerando o mesmo caso, mas agora tendo sido observado, ao exame externo com iluminação do olho comprometido, um nível de hemorragia que impede a observação de detalhes da íris. Nessa situação, deve-se fazer uma avaliação do hifema. É possível existir uma lesão penetrante do globo ocular; assim, não se pode indicar nenhum colírio antes do exame com lâmpada de fenda pelo oftalmologista. Porém, compressas geladas sem compressão ocular e o anti-inflamatório sistêmico podem ser prescritos. Nesse caso, a consulta com o oftalmologista deve ser realizada o quanto antes.

A mãe liga para o pediatra dizendo que a criança bateu o olho no para-brisa do carro, vomitou e está um pouco sonolenta. Ela não conseguiu abrir o olho da criança para dizer o que está vendo. Nessa situação, o ideal seria levar a criança ao pronto-socorro, onde seria possível fazer o exame oftalmológico e a avalição por imagem do crânio.

Em outro cenário, a criança não se queixa de dor de cabeça, mas apenas dor no olho e refere que está enxergando apenas vultos. A mãe afirma que as pálpebras estão inchadas e parece que o olho está menor em relação ao olho não traumatizado. Nessa situação, é melhor orientar a mãe a usar analgésico (dipirona ou similar) e ir direto ao pronto-socorro. O olho menor pode ser hipotonia ocular (e seria necessário descartar trauma aberto) ou poderia ser enoftalmia, com fratura orbitária, situação em que o exame de imagem seria mandatório.

A mãe comparece com a criança ao consultório pediátrico referindo o trauma no para-brisa do carro há 5 dias e que, como a criança não se queixou de nada, ela não valorizou o traumatismo. No exame de acuidade visual, observa-se a mesma informação nos dois olhos, o teste reflexo pupilar mostra-se normal bilateral, a motilidade ocular extrínseca não exibiu alterações e não se observaram alterações no exame da íris e da córnea com a iluminação indireta. Nessa situação, a avaliação do oftalmologista seria necessária, porém com urgência relativa, já que após dias do trauma o quadro permanece estável. Vale ressaltar que qualquer trauma deverá ser avaliado pelo oftalmologista para complementação do exame, em especial do fundo de olho. Muitos traumas fechados acometem a retina e o sintoma de alteração do campo visual é difícil de ser reconhecido pela criança.

Mãe leva a criança vítima de trauma ocular no para-brisa do carro imediatamente ao pediatra para avaliação. Criança chora muito e não é possível avaliar se a visão está igual nos dois olhos. A criança não está abrindo os olhos, reclama de fotofobia e não se consegue analisar os olhos com lanterna. Como não é possível examinar os olhos sem abrir as pálpebras com esforço do médico, seria melhor encaminhar para o exame oftalmológico sob narcose. Pode existir uma perfuração do globo ocular, e o esforço para a abertura palpebral é capaz de acarretar saída do conteúdo intraocular e piora do quadro. Pode-se deixar a criança em jejum, usar analgésico injetável, se necessário, e checar a vacinação.

No caso de trauma ocular em qualquer local – casa, carro, prática esportiva, brinquedoteca –, a orientação é não comprimir o olho, usar analgésicos ou anti-inflamatórios (que não interfiram na coagulação) e analisar os olhos separada e comparativamente, com medida da acuidade visual mesmo que grosseiramente, reflexos pupilares, motilidade ocular extrínseca e análise do globo ocular com iluminação indireta.

Nos casos em que a lesão acomete apenas os anexos oculares (p. ex., cílios, pálpebras), o tratamento é apenas local com compressas frias e analgésicos ou anti-inflamatórios via oral. Porém, se existir dúvida quanto ao olho estar ou não perfurado, o melhor é evitar qualquer uso de colírios ou pomadas para que esses medicamentos não adentrem o olho aberto. A demora para diagnóstico de uma perfuração ocular pode provocar risco aumentado de infecção (endoftalmite).

No caso de trauma ocular, será necessária a avaliação do oftalmologista, mas nem sempre na urgência. Casos com alteração do nível de consciência da criança, mudança na coloração da íris em comparação ao olho não traumatizado, alteração do reflexo pupilar ou do formato da pupila, hemorragia subconjuntival volumosa e baixa da acuidade visual são indicativos para consulta oftalmológica na urgência.

Caso clínico

- Quadro clínico: mãe refere trauma com lápis em olho esquerdo há 3 horas.
- História pregressa da moléstia atual: Criança do sexo masculino, 11 meses de idade, estava com a irmã de 6 anos brincando. A irmã estava desenhando para o bebê e atingiu o olho esquerdo dele com o lápis. O bebê chorou muito e a mãe não conseguiu abrir os olhos dele para identificar o que havia ocorrido com os olhos. Procurou um pronto atendimento pediátrico.
- Ao exame externo: o pediatra de plantão notou uma escoriação da pálpebra superior, com hemorragia subconjuntival temporal, além de fotofobia e lacrimejamento. Medicou com anti-inflamatório sistêmico e encaminhou ao oftalmologista.
- Ao exame oftalmológico, observou-se que a criança fixava e seguia objetos a 1 m, e apresentava fotofobia e lacrimejamento reacional, quemose temporal, hemorragia sub-conjuntival no mesmo local, com reflexos pupilares presentes e normais. Observou-se ceratite linear com a utilização de corante (fluoresceína). A oftalmoscopia binocular indireta mostrou-se normal.
- A conduta consistiu na oclusão do olho com pomada antibiótica por 24 horas e reavaliação.
- Houve resolução completa do quadro em 1 dia.

Comentários sobre o caso

Nesse caso, no pronto-socorro geral, não seria possível identificar a lesão corneana sem a utilização de corantes tópicos (fluoresceína). A conduta realizada no pronto atendimento foi de acordo com o preconizado. O objetivo da consulta oftalmológica consistiu em identificar o grau da lesão ocular (superficial, anterior ou posterior ou ambas) e realizar o tratamento. Ceratite evolui muito bem com a oclusão, porém poderia existir um trauma aberto induzido pela ponta do lápis, caso no qual haveria necessidade de correção cirúrgica e uso de antibiótico sistêmico. Nesse caso, a avaliação oftalmológica deve ser com a maior brevidade.

Conclusão

A análise do trauma ocular pelo pediatra é fundamental para o tratamento precoce das lesões inerentes ao trauma para preservar a acuidade visual da criança.

Pontos de destaque

- Qualquer trauma envolvendo olhos e anexos deve ser conduzido com rapidez. Na dificuldade de realização do exame, este deverá ser feito sob narcose.
- Na dúvida quanto a um trauma aberto ou fechado, ocluir o olho acometido sem pressão e encaminhar o paciente para exame oftalmológico na urgência.

Seção 3 – Casos clínicos comentados sobre temas comuns na criança 235

- No caso de qualquer produto que cai dentro do olho, iniciar lavagem copiosa com soro fisiológico ou mesmo água mineral ou da torneira. A redução do tempo de contato do químico com os olhos faz diferença para um menor dano ocular.
- O exame externo com lanterna pode nortear a gravidade do caso, por exemplo, pupila desviada, impossibilidade de observar a íris ou sangue na frente da íris. Nesses casos, há urgência em iniciar o tratamento.

Questões

1. **Com relação ao trauma ocular, qual das alternativas está correta?**

   A. A lesão ocular não interfere na acuidade visual final do paciente.

   B. O trauma fechado pode causar lesões oculares mais graves que o aberto.

   C. Se a criança não se queixar de baixa visual, não há necessidade de consultar oftalmologista.

   D. Corectopia pode não ser um sinal de lesão intraocular.

2. **São consideradas alterações de alerta para urgência em trauma ocular:**

   A. Edema bipalpebral, hemorragia subconjuntival volumosa e hifema.

   B. Sonolência, enoftalmo e motilidade ocular limitada.

   C. Mudança da coloração da íris, corectopia e reflexos pupilares alterados.

   D. Todas as anteriores.

3. **Assinale a alternativa correta:**

   A. A mudança na cor da íris pode se dar pela presença de sangue na câmara anterior (hifema).

   B. A restrição da motilidade ocular extrínseca pode ser edema muscular e não precisa de avaliação oftalmológica na urgência.

   C. Como o trauma ocular aberto é mais grave que o fechado, pode-se aguardar 1 semana para avaliação do trauma ocular fechado.

   D. No caso de um trauma ocular, a primeira conduta consistirá em fazer compressas geladas e usar anti-inflamatório via oral.

4. **Assinale a alternativa incorreta:**

   A. Na suspeita de trauma ocular aberto, a avalição oftalmológica precisa ser imediata e nenhum colírio deverá ser prescrito.

   B. O trauma orbitário pode acarretar diplopia, estrabismo e enoftalmo.

C. Trauma ocular indireto pode causar lesão na retina e descolamento retiniano, sendo necessária a cirurgia na urgência.

D. Nos traumas oculares abertos, a acuidade visual fica comprometida mesmo com o pronto atendimento do caso.

5. No trauma ocular:

A. Hemorragia subconjuntival volumosa pode esconder um trauma aberto, com necessidade de cirurgia reparadora com urgência.

B. A corectopia pode ser um sinal de trauma ocular aberto, com necessidade de cirurgia reparadora com urgência.

C. A dificuldade na elevação do globo ocular pode ser um sinal de fratura de teto da órbita, com necessidade de cirurgia de urgência.

D. O posicionamento do globo ocular na órbita não interfere na acuidade visual final do paciente.

Respostas:

1. Alternativa: B. Dependendo da violência do trauma ocular, mesmo que não haja perfuração do globo, as ondas de força que atingem o olho podem comprometer todas as estruturas oculares, do segmento anterior ao posterior. Por menor que seja o trauma e menor a velocidade de acometimento do globo ocular, a visão estará comprometida principalmente se a criança estiver em idade ambliogênica (alternativa A incorreta); a acuidade visual não é parâmetro para não indicar avaliação oftalmológica. Às vezes, existe um descolamento de retina e a acuidade visual está normal (alternativa C incorreta). Corectopia é um desvio da pupila, geralmente voltado para a área perfurada do globo ocular (alternativa D incorreta).

2. Alternativa: D. Nessa questão, pode-se resumir todas as alterações eventualmente observadas no olho traumatizado, desde a pálpebra até a câmara anterior.

3. Alternativa: A. Quando não é possível observar a coloração da íris em comparação com o olho contralateral, pode ser indicativo de hifema. Alteração da motilidade ocular extrínseca pode apontar fratura orbitária e encarceramento do músculo. Será necessária avaliação com imagem o mais brevemente possível (alternativa B incorreta). Como já discutido anteriormente, o trauma fechado (contuso) pode ser mais grave que o perfurante. Assim, a avalição pelo oftalmologista deverá ser imediata (alternativa C incorreta). No caso de envolvimento ocular no trauma, o melhor é não colocar nada no olho, principalmente se houver risco de perfuração ocular, pois não se pode deixar que nenhum produto externo atinja estruturas internas oculares. No caso do uso de anti-inflamatórios via oral deve-se evitar aqueles que possam agir na coagulação sanguínea (alternativa D incorreta).

4. Alternativa: C. Trauma indireto, como tórax ou abdome, pode acarretar sim alterações retinianas como hemorragias, porém, para acontecer descolamento de retina, o globo ocular deverá ser atingido diretamente. As demais alternativas descrevem que um trauma envolvendo a órbita acomete o olho (alternativa B correta) e, mesmo com o pronto atendimento e correção cirúrgica, se necessário, de maneira adequada, a acuidade visual pode ficar comprometida, dependendo da gravidade do trauma (alternativa D correta).

5. Alternativa: A. Quando a hemorragia subconjuntival é volumosa, pode existir uma lesão penetrante escleral, caso no qual a cirurgia reparadora deverá ser de urgência. Para saber se existe lesão escleral,

será necessário levar a criança ao centro cirúrgico e fazer uma exploração do olho como um todo sob anestesia geral. A corectopia pode ser sinal de trauma ocular aberto, porém também pode representar um sinal de trauma ocular fechado (alternativa B incorreta). Não necessariamente a correção cirúrgica de uma fratura de órbita é urgente, situação que dependerá da localização da fratura. Quando há dificuldade na elevação do globo ocular, a hipótese é fratura de assoalho de órbita e não existe urgência na indicação de cirurgia. Se a fratura é de teto orbitário, pode haver acometimento do cérebro, caso em que a correção deve ser feita na urgência (alternativa C incorreta). Quando há uma fratura orbitária, pode-se observar enoftalmia ou exoftalmia. Os ossos das fraturas podem perfurar o globo ocular ou a presença de uma hemorragia retro-ocular pode comprimir o nervo óptico. Nesses casos, a acuidade visual ficará comprometida (alternativa D incorreta).

Referências bibliográficas

1. Rocha KM, Martins EM, Melo Jr LA, Moraes NSB. Outpatient management of truamatic hyphema in children: prospective evaluation. JAAPOS. 2004 Aug;8(4):357-61.
2. Cariello AJ, Moraes NSB, Mitne S, Oita CS, Fontes BM, Melo Jr LAS. Epidemiological findings of ocular trauma in childhood. Arq Bras Oftalmol. Mar-Apr 2007;70(2):271-5.
3. Rocha KM, Martins EM, Melo Jr LA, Moraes NSB. Outpatient management of truamatic hyphema in children: Prospective evaluation. JAAPOS. 2004;8(4):357-61.
4. Sii F, Barry RJ, Abbott J, Blanch RJ, Mac Ewen, CJ, Shah P. The Uk paediatric ocular trauma study 2 (POTS2): Demographics and mechanisms of injuries. Dove Express Clinical Ophthalmology. 2018 Jan 9;12:105-111.
5. Barry RJ, Sii F, Bruynseels A, Abbott J, Blanch RJ, MAcEwen CJ, Shah P. The Uk paediatric ocular trauma study 2 (POTS3): Clinical features and initial management of injuries. Dove Express Clinical Ophthalmology. 2019 Jul 8;13:1165-72.
6. Madan AH, Joshi RS, Wadekar PD. Ocular trauma in pediatric age group at tertiary eye care center in Central Maharashtra, India. Dove Express Journal Clinical Ophthalmology. 2020 Apr 1;14:1003-9.
7. Shah SM, Shah MA, Singh R, Rathod C, Khanna R. A prospective cohort study on the epidemiology of ocular trauma associated with closed-globe injuries in pediatric age group. Indian J Ophthalmol. 2020 Mar;68(3):500-3.

Capítulo 26

Quando os produtos de limpeza e líquidos quentes comprometem o olho e a face: o que fazer?

Emerson Castro

Objetivos do texto
- Neste capítulo, você terá conhecimento relacionado ao primeiro atendimento de pacientes com queimaduras químicas e térmicas oculares.
- Principais condutas iniciais nessas situações para evitar iatrogenias e melhorar o prognóstico dos pacientes.

Introdução

Mais de 2/3 das queimaduras térmicas faciais acometem os olhos ou a área periocular, e 7,5 a 27% de todos os pacientes tratados por queimaduras têm envolvimento ocular.[1] Queimaduras térmicas e químicas oculares são emergências que requerem avaliação e tratamento imediatos.[2] Embora as sequelas mais devastadoras dessas lesões (opacidades de córnea, sinéquias, deficiência de células-tronco limbares e glaucoma) tendam a ocorrer em longo prazo, o diagnóstico correto e o tratamento inicial geralmente ditam o curso clínico e podem evitar consequências trágicas.

Os principais objetivos do tratamento consistem em restaurar a transparência da córnea, regularizar a superfície ocular e evitar glaucoma.

Mecanismos de lesão
Queimaduras químicas

Queimaduras por ácidos

Em geral, são menos destrutivas que as alcalinas e ocorrem com a exposição a ácidos fortes com um pH menor que 4. O ácido clorídrico (usado para limpar piscinas) e ácido sulfúrico (encontrado em baterias de automóveis) são alguns dos ácidos comuns encontrados em situações de emergência.

Quando entram em contato com os olhos, os ácidos tendem a desnaturar, coagular e precipitar proteínas da córnea, criando uma barreira que impede a penetração mais profunda do ácido. Essa coagulação proteica produz a aparência de vidro fosco da córnea, frequentemente observada em queimaduras graves por ácido. O ácido fluorídrico (usado em soluções antiferrugem e gravação em vidro) representa uma exceção a isso: o íon fluoreto penetra rapidamente toda a espessura da córnea através das membranas celulares, causando destruição significativa da córnea e do segmento anterior.

Queimaduras por álcalis

Os produtos químicos comumente responsáveis por lesões alcalinas do olho incluem hidróxido de sódio (soda cáustica, encontrada em limpadores de esgotos e soluções de limpeza industrial), amônia (encontrada em soluções de limpeza doméstica e fertilizantes) e hidróxido de cálcio (cal, encontrado em cimento e gesso).

Os produtos químicos alcalinos são lipofílicos e penetram nas membranas celulares pela saponificação dos lipídios da membrana. Os íons hidroxila, comuns a muitos produtos químicos alcalinos, desnaturam a matriz de colágeno da córnea e facilitam a penetração química.

Os tecidos afetados podem sofrer necrose liquefativa, na qual a resposta inflamatória desencadeia a liberação de enzimas proteolíticas, levando a uma cascata de danos. Os álcalis potentes podem alcançar a câmara anterior em menos de 15 segundos, causando destruição de tecidos na córnea e na câmara anterior (incluindo a malha trabecular, o cristalino e o corpo ciliar). A penetração pode continuar e ocorrer muito tempo após a exposição inicial.

Danos químicos diretos na conjuntiva podem promover cicatrizes, encurtamento forniceal, formação de simbléfaro e ectrópio (pálpebras viradas para fora) ou entrópio (pálpebras viradas para dentro) cicatricial. A destruição de células caliciformes conjuntivais pode contribuir para o desenvolvimento de olho seco. Queimaduras graves das células-tronco limbares podem resultar em opacificação e eventual neovascularização da córnea pela perda de células progenitoras epiteliais da córnea. Além disso, o glaucoma pode surgir de lesões na rede trabecular, contração das estruturas anteriores do globo e, possivelmente, danos químicos e inflamatórios nas células ganglionares no segmento posterior do olho.

Queimaduras térmicas

Queimaduras térmicas oculares podem ocorrer em decorrência de chamas e líquidos quentes. A maioria das queimaduras por chamas de fogo é superficial em virtude do reflexo de Bell.[3] As queimaduras térmicas líquidas variam em gravidade, dependendo da substância.

Caso clínico

Mãe de criança de 11 anos envia mensagem de texto informando que o amiguinho borrifou produto de limpeza nos olhos do seu filho há 5 minutos.

Recomendo lavar os olhos em abundância com água corrente antes de vir ao consultório. Solicito também tirar fotografia do produto envolvido no acidente e me enviar.

Após 1 hora, criança chega ao consultório com intensa fotofobia, dor e sensação de corpo estranho em olho direito. Instilamos uma gota de colírio anestésico e realizamos nova irrigação com soro fisiológico com eversão do tarso superior (Figura 26.1) para procurar eventuais corpos estranhos, complementar a irrigação dos olhos e irrigar fundo de saco conjuntival inferior.

Realizamos medida do pH lacrimal com tiras de teste de pH de faixa estreita e verificamos que estava na faixa normal, o que permitiu cessar a irrigação. Confirmamos que o produto químico envolvido era a base ácido sulfúrico, o que nos deixou bastante aliviados, visto que queimaduras com substâncias básicas são mais graves.

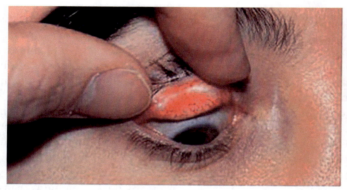

Figura 26.1 – *Manobra de eversão do tarso superior.*
Fonte: Acervo do autor.

Exame oftalmológico

A medida da acuidade visual sem correção de olho direito foi 20/200 e do esquerdo 20/20. O exame ocular externo revelou leve hiperemia palpebral à direita. Reflexos pupilares e motilidade ocular extrínseca preservadas. O exame de biomicroscopia de segmento anterior revelou hiperemia conjuntival de olho direito com fundo de saco conjuntival inferior e tarso superior também hiperemiados, córnea com alteração do brilho, mas com limbo preservado. Exame da córnea revelou intensa ceratite puntata ao exame de fluoresceína sem defeitos epiteliais (Figura 26.2). Demais estruturas oculares sem alteração. Pressão intraocular de 12 e 11 mmHg realizadas com tonometria a ar.

O paciente retorna em 24 horas, quando se observa redução da ceratite (Figura 26.3). Foram orientados retornos a cada 24 horas, mantendo conduta inicial até a resolução do quadro (Figura 26.4). Após 72 e 96 horas do início do quadro, paciente sem dor, com boa acuidade visual e discreta ceratite.

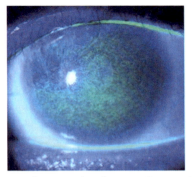

Figura 26.2 – *Exame de fluoresceína revelando ceratite puntata difusa.*
Fonte: Acervo do autor.

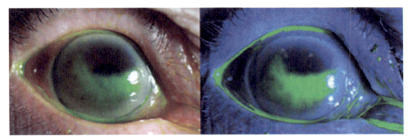

Figura 26.3 – *Redução da ceratite após 24 horas.*
Fonte: Acervo do autor.

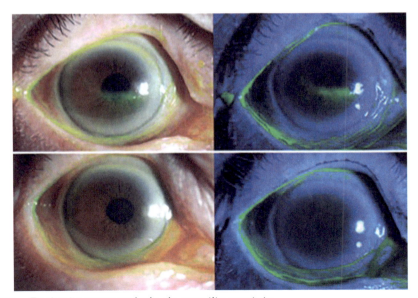

Figura 26.4 – *Redução pronunciada da ceratite puntata.*
Fonte: Acervo do autor.

Discussão didática

O tratamento inicial de qualquer queimadura química/térmica ocular deve começar imediatamente no momento e no local onde ocorreu o acidente. Os pacientes devem ser orientados a fazer irrigação abundante dos olhos com o que puderem (qualquer fluido não cáustico, disponível no local do acidente e durante o transporte para o hospital). A irrigação deve continuar no hospital até que o pH da superfície ocular normalize para uma faixa entre 7,0 e 7,2. É importante everter as pálpebras para procurar corpos estranhos e melhor irrigação. A irrigação evita a penetração de produtos químicos alcalinos graves, que podem levar alguns segundos para atingir a câmara anterior. É muito importante que detritos sólidos do fundo de saco inferior conjuntival e dos tecidos subtarsais (sob a pálpebra superior) sejam removidos para evitar o acúmulo persistente de produtos químicos tóxicos.

Após a neutralização do pH (obtida pela irrigação ocular intensa), é necessário exame oftalmológico completo para caracterizar a extensão da lesão e planejar tratamento adicional.

É importante avaliar minuciosamente a presença e o grau de isquemia limbar, bem como o grau de defeito epitelial da córnea e a opacificação. A pressão intraocular (PIO) deve ser verificada, pois queimaduras químicas graves podem aumentar ou diminuir bastante a pressão.

Em ambiente de pronto-socorro geral, no qual não há oftalmologistas, seria interessante ter disponível tiras para medir o pH, que facilitam bastante a condução da irrigação ocular. Avaliar defeitos epiteliais nem sempre é fácil sem a lâmpada de fenda. Olhos queimados com a esclera muito branca podem representar um sinal de isquemia intensa, o que é muito desfavorável. Outro sinal refere-se à opacidade da córnea, quando há perda do seu brilho, tornando-se opaca. Isso pode ser visto ao exame ocular externo, mesmo sem equipamentos especiais, constituindo um sinal de provável lesão do epitélio da córnea.

O tratamento baseia-se no grau da lesão.[2] Para a maioria das lesões, o objetivo do tratamento é promover a cicatrização epitelial e reduzir a dor, diminuindo a inflamação e prevenindo a superinfecção bacteriana.

- Grau I: para lesões de grau I, normalmente é prescrita uma pomada antibiótica tópica leve, como bacitracina ou eritromicina, além de lágrimas artificiais sem conservantes, conforme necessário. Um esteroide tópico, como acetato de prednisolona, aplicado 4 vezes/dia por cerca de 1 semana, geralmente é suficiente para controlar a inflamação e facilitar a reepitelização. Para maior conforto, um agente cicloplégico tópico, como o ciclopentolato 1%, 3 vezes/dia, costuma ser suficiente. Pacientes com lesões de grau I devem ser acompanhados pelo menos a cada 2 dias até que toda a superfície ocular esteja cicatrizada; eles devem continuar a ser seguidos em longo prazo para avaliar olho seco e outros problemas.
- Graus II a IV: para queimaduras mais graves, o controle da inflamação na fase aguda, particularmente na 1ª semana após a lesão, é de extrema importância. Recomenda-se a aplicação horária de acetato de prednisolona tópica a 1%, enquanto o paciente estiver acordado, nos primeiros 7 a 10 dias. Isso deve ser diminuído rapidamente entre os dias 10 e 14 para minimizar o risco de *melting* ou derretimento da córnea.

Um cicloplégico de ação prolongada, como cloridrato de escopolamina ou sulfato de atropina, pode ser usado para o conforto do paciente, com medicamentos orais para a dor. Para evitar suprainfecção em casos de perda epitelial completa, um antibiótico tópico de amplo espectro (como quinolonas) pode ser administrado 4 vezes/dia. Derivados orais da tetraciclina (como a doxiciclina) podem ser empregados para reduzir o risco de *melting* da córnea pela inibição das metaloproteinases da matriz.[4] Estudos em animais indicam que a administração tópica e/ou oral de altas doses de vitamina C pode prevenir ou retardar as úlceras de córnea;

dado o baixo risco desses agentes, eles podem ser empregados sem problemas. Finalmente, é essencial controlar a PIO, pois queimaduras mais graves podem promover aumentos significativos. Medicações supressoras do humor aquoso podem ser usadas.

Membrana amniótica pode ser utilizada em queimaduras de graus II, III ou IV a fim de facilitar o crescimento epitelial.

Corticosteroides tópicos são geralmente utilizados nos primeiros 7 a 10 dias após o trauma, já que, depois desse período, conseguem alterar o equilíbrio entre a síntese e a quebra do colágeno de maneira desfavorável. Se após 10 dias da lesão o epitélio não cicatrizar, tratamentos cirúrgicos podem ser considerados.

Tratamento

Como o paciente não apresentava defeitos epiteliais nem isquemia limbar, deu-se início ao tratamento com lágrimas artificiais sem preservantes, pomada antibiótica ocular, colírio cicloplégico 3 vezes/dia, vitamina C 1 g/dia (via oral) e medicação via oral para dor. O paciente retornou em 24 horas com importante melhora dos sintomas, e o exame oftalmológico revelou diminuição da ceratite (ver Figura 26.3). Mantivemos o tratamento inicial e orientamos novo retorno em 24 horas.

Após 48 horas, mantivemos apenas colírio lubrificante até a resolução completa do quadro (ver Figura 26.4).

Na Figura 26.5, há um algoritmo que resume os procedimentos realizados em casos de queimaduras oculares.

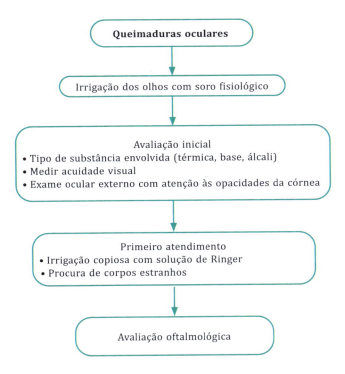

Figura 26.5 – *Algoritmo para casos de queimaduras oculares.*

Fonte: Elaborada pelo autor.

OFTALMOLOGIA PEDIÁTRICA E OS DESAFIOS MAIS FREQUENTES

Conclusão

A intervenção mais importante no tratamento de lesões químicas consiste na irrigação precoce dos olhos. Isso ajuda a reduzir a gravidade das queimaduras, a necessidade de cirurgias e melhora a acuidade visual final.

Pontos de destaque

- O conhecimento do produto químico envolvido em queimaduras químicas oculares tem importância prognóstica.
- O tratamento inicial deve ser o mais precocemente possível e pré-hospitalar, se possível, com irrigação ocular copiosa.
- O reconhecimento de queimaduras graves é importante para o correto encaminhamento para tratamento adequado.

Questões

1. **Quando se deve iniciar o tratamento das queimaduras químicas/térmicas?**

   A. No local do acidente. Não aguardar chegar ao serviço de pronto atendimento.

   B. Após a avaliação de equipe especializada.

   C. No local do acidente, apenas se houver solução estéril para irrigação.

   D. Após 24 horas do acidente.

2. **Qual o papel dos tamponantes de ácidos ou bases para neutralizar a ação dessas substâncias nos olhos?**

   A. Devem ser usados de rotina em lesões químicas ácidas.

   B. Devem ser usados de rotina em lesões químicas básicas.

   C. Não devem ser utilizados por provocarem reações exotérmicas.

   D. Devem ser usados de rotina tanto em lesões químicas ácidas quanto básicas.

3. **Qual das alternativas apresenta uma dica importante durante a irrigação?**

   A. Só iniciar se houver colírio anestésico.

   B. Everter tarso superior para procurar débris e melhorar a irrigação, além de irrigar e inspecionar o fundo de saco inferior da conjuntiva.

   C. Evitar utilizar água corrente no atendimento pré-hospitalar/domiciliar.

   D. Evitar everter o tarso superior para não aumentar eventuais defeitos epiteliais.

4. Com quanto litros de soro/ringer se deve fazer a irrigação caso não haja medidor de pH?

A. Em casos mais graves, utilizar 20 L ou mais. Não se deve "economizar" nesse procedimento.

B. 5 L.

C. 250 mL.

D. 10 L.

5. Quando utilizar membrana amniótica?

A. Sugere-se essa decisão para o oftalmologista.

B. No atendimento inicial, com equipe generalista.

C. Nunca utilizar.

D. Em todos os casos com ceratite.

Respostas:

1. Alternativa: A. O pronto tratamento pode mudar drasticamente o prognóstico dessas lesões. Lembrando que a irrigação copiosa dos olhos deve ser realizada de preferência no local do acidente.

2. Alternativa: C. O uso de tamponantes ao determinar reação exotérmicas, piora a lesão ocular.

3. Alternativa: B. Apenas a lavagem nem sempre consegue eliminar todo produto químico em conato com o olho. Muitas vezes lançamos mão dessas manobras para facilitar a remoção do produto químico e eventualmente debris.

4. Alternativa: A. A lavagem ocular copiosa é muito importante especialmente se o produto químico for álcali e a exposição foi importante.

5. Alternativa: A. O uso de membrana amniótica deve ser considerado por equipe de oftalmologia especializada por tratar-se de procedimento complexo.

Referências bibliográficas

1. John NG, Holck DE. Management of eyelid burns. Ophthalmic care of the combat casuality. Lorraine B Davis (eds.). Washington, DC: Office of the Surgeon General, TMM publications, Borden Institute; 2003. p. 307-34.
2. Colby K. Chemical injuries of the cornea. Focal Points. 2010;28(1):1-14.
3. Lin A, Patel N, Yoo D, Demartelaere S, Bouchard C. Management of ocular conditions in the burn unit: thermal and chemical burns and Stevens-Johnson syndrome/toxic epidermal necrolysis. J Burn Care Res. 2011;32:547-60.
4. Fish R, Davidson RS. Management of ocular thermal and chemical injuries, including amniotic membrane therapy. Curr Opin Ophthalmol. 2010;21(4):317-21.
5. Singh P, Tyagi M, Kumar Y, Gupta KK, Sharma PD. Ocular chemical injuries and their management. Oman J Ophthalmol. 2013;6:83-6.

Capítulo 27

Tem alguma coisa que possa ajudar uma criança que não enxerga?

Maria Aparecida Onuki Haddad
Marcos Wilson Sampaio

Objetivos do texto

- Apresentar os princípios básicos das condutas oftalmológicas nos casos de deficiência visual irreversível na população infantil.
- Apresentar a importância do encaminhamento a serviços de reabilitação/habilitação visual.

Introdução

O oftalmologista e o pediatra, nas suas práticas médicas diárias, lidam com uma variedade de situações de saúde que afetam a vida de seus pacientes. O foco de sua atuação reside na intervenção imediata para a cura dessas afecções. No entanto, apesar do pronto atendimento e dos recursos terapêuticos existentes, podem existir condições crônicas e deficiências permanentes, e lidar com as suas consequências constitui-se uma parte da atuação médica, denominada medicina da reabilitação, na qual se inclui a Oftalmologia.[1]

Baixa visão, ou visão subnormal, descreve uma condição da função visual, intermediária entre a visão normal e a cegueira e secundária a um acometimento irreversível do sistema visual, na qual o uso da correção óptica para erros refracionais não é suficiente para a melhor resolução visual, com prejuízo na realização de determinadas atividades e impacto negativo sobre a funcionalidade.[2-4]

A atuação do oftalmologista e do pediatra na área da baixa visão não é uma ação isolada, mas parte de um trabalho conjunto de profissionais de diferentes áreas, com o objetivo de promover a inclusão social do indivíduo com a deficiência visual.[2-6]

O oftalmologista é o agente catalisador do processo de habilitação e reabilitação visual. Suas orientações quanto ao quadro ocular, ao tratamento e ao prognóstico são fundamentais, porém mais importantes são as perspectivas que ele pode oferecer diante de um quadro de deficiência visual.[2,4-6]

A avaliação oftalmológica da pessoa com baixa visão deve ser realizada, e os dados obtidos usados para o direcionamento do caso, desde a adaptação de auxílios ópticos até o encaminhamento e esclarecimento aos profissionais de outras áreas.[2,4-6]

A visão é o sentido que fornece mais dados do meio ambiente e o único capaz de organizar outras informações sensoriais.[7,8] A deficiência visual na infância, ao limitar o número de experiências e informações, interfere no desenvolvimento motor, cognitivo e emocional.[8] Fatores etiológicos, idade de acometimento, presença de outras deficiências, aspectos ambientais e suas interações determinam dificuldades e defasagens na criança.[7] Os resultados da detecção de doenças oculares e intervenções precoces são melhores do que quando realizadas tardiamente, após o período de desenvolvimento visual.[9,10]

De acordo com Brohier (1990), a visão não se desenvolve isoladamente; a criança necessita de habilidades motoras e táteis para alcançar e examinar o que vê, habilidades cognitivas para organizar e interpretar os vários tipos de informações sensoriais recebidas e da linguagem para fortalecer associações cognitivas, portanto a ênfase isolada na função visual em detrimento do desenvolvimento global da criança deve ser evitada.[8,11] Dessa maneira, o desenvolvimento de um trabalho interdisciplinar, com envolvimento das áreas clínica e educacional, permite a compreensão das necessidades individuais de cada criança.[12] O atendimento oftalmológico deve ser coordenado com ações educacionais e de reabilitação.[13]

A baixa visão na infância é entre 3 e 10 vezes mais prevalente do que a cegueira.[14,15] A maior parte da população mundial classificada como cega tem, na verdade, baixa visão e consegue usar a sua visão para realizar tarefas.[13]

A criança com baixa visão tem necessidades especiais para desenvolver o uso funcional da visão. A baixa visão pode limitar as experiências de vida, a velocidade na realização de tarefas, o desenvolvimento motor, as habilidades, a educação e o desenvolvimento emocional e social, com comprometimento de sua qualidade de vida.[12,16]

As crianças com baixa visão devem ser encorajadas a fazer uso eficiente da sua resposta visual por meio de um programa com abordagem interdisciplinar. Os serviços de habilitação/reabilitação visual têm a finalidade de prevenir sequelas da deficiência visual no indivíduo, evitando a incapacidade e promovendo o desenvolvimento global, tanto na baixa visão quanto na cegueira.[12]

Os objetivos da atenção à deficiência visual na infância são: minimizar as restrições na participação em atividades; realizar, por meio de testes compatíveis com o desenvolvimento da criança e aspectos culturais, a avaliação da função visual; avaliar o impacto da deficiência visual nas atividades diárias da criança; disponibilizar auxílios ópticos e tecnológicos, de alta qualidade e custo acessível, que atendam às necessidades diferenciadas da população infantil; e assegurar que toda criança com deficiência visual seja encaminhada a serviços especializados e receba orientação educacional adequada dentro de um programa integrado.[2,3,17]

A avaliação oftalmológica do paciente, além dos procedimentos usuais da consulta oftalmológica, engloba uma série de pesquisas das funções visuais. São avaliados prioritariamente a acuidade visual, a velocidade de leitura, a sensibilidade ao contraste, o ofuscamento, o campo visual e a visão de cores, de acordo com o desenvolvimento global da criança. A partir dos dados obtidos, reconhece-se o perfil da resposta visual.

Para o bebê com baixa visão, a correção óptica para sua ametropia poderá ser considerada, assim como orientações básicas para adequar objetos, brinquedos e o ambiente doméstico às suas necessidades visuais.[2,3]

OFTALMOLOGIA PEDIÁTRICA E OS DESAFIOS MAIS FREQUENTES

Para a criança em idade escolar, pode-se indicar auxílios ópticos e não ópticos adequados que promoverão a melhor resolução visual e a melhora do seu desempenho.[2,3]

Para a família e para os profissionais da área educacional e da saúde, envolvidos com a habilitação ou a reabilitação visual, os dados da avaliação oftalmológica permitem reconhecer as reais limitações visuais da criança e dão subsídios para as intervenções apropriadas no ambiente doméstico e escolar.[2,3]

O trabalho interdisciplinar para a habilitação ou reabilitação visual na infância deve atender às necessidades específicas da criança cega ou com baixa visão. Avaliação e intervenções psicossociais, intervenção precoce, apoio à inclusão escolar, orientação em mobilidade e apoio à realização de atividades diárias devem ser ações disponíveis para promover o desenvolvimento global da criança e de sua independência e autonomia.[2,3]

Caso clínico

T.L., 13 anos, sexo feminino, estudante da 6ª série do ensino fundamental. Refere quadro de baixa visão desde os 6 meses de vida. Baixa acuidade visual para longe e dificuldade escolar. Nega piora do quadro visual ao longo do tempo.

Ao exame oftalmológico, foram observados:
- Acuidade visual (AV) para longe sem correção óptica em ambos os olhos (AO) de 20/200, no olho direito (OD) de 20/200 e no olho esquerdo (OE) de 20/320.
- AV para perto em AO com correção óptica de 1,0 M (fonte 9) a distância de 30 cm e sem correção óptica de 0,8 m a distância de 20 cm (fonte 7,2).
- Correção óptica em em uso: OD –3,75DE = –2,00 DC 50°; OE –4,50DE = –2,00 DC 180°.
- Refração estática: OD –4,50 DE = –1,50 DC 55°; OE –7,00 DE = –1,25 DC 170°.
- AV com correção óptica em AO 20/160, no OD 20/160 e no OE 20/250.
- Fundoscopia: cicatriz macular bilateral de retinocoroidite + placas satélites em AO.
- Sorologia para toxoplasmose (IgG positivo).
- Ausência de comprometimentos de outros órgãos ou sistemas.

Discussão

Escolar com histórico de baixa visão observada aos 6 meses de vida. Apresenta baixa acuidade visual e dificuldade para realização de tarefas para longa distância, como a leitura da lousa. Para perto, consegue realizar leitura de textos com letras com tamanho de jornal impresso.

Quadro fundoscópico de retinocoroidite macular cicatrizada bilateral e placas satélites cicatrizadas secundárias a toxoplasmose congênita com confirmação sorológica. A lesão macular bilateral por toxoplasmose congênita constitui-se em uma das principais causas de deficiência visual na população infantil avaliada em serviços de reabilitação no Brasil.[18,19]

Algumas considerações referentes à avaliação oftalmológica, na área da reabilitação visual, podem ser ressaltadas:
- Durante a avaliação oftalmológica, é fundamental que o oftalmologista realize a refratometria e que a criança faça uso da melhor correção óptica de acordo com sua ametropia.
- Estudos alertam quanto à possibilidade de menor função acomodativa nas crianças com deficiência visual e à necessidade de indicação de correção óptica para perto.[20-24]
- Haddad (2006) observou que 79,1% das crianças em idade escolar com baixa visão obtiveram maior resolução visual com a correção óptica para ametropias. As afecções oculares que promovem baixa visão na infância também estão relacionadas com as ametropias existentes, por exemplo: a retinocoroidite macular bilateral (com maior

frequência de miopia); a amaurose congênita de Leber (geralmente, há hipermetropia alta) e o albinismo (altos astigmatismos); e o glaucoma congênito (valores maiores de miopia podem ser observados).[3]

- Orientações e prescrições ópticas, para maior funcionalidade visual, representam um dos principais objetivos do atendimento oftalmológico do paciente com baixa visão. Por meio da modificação da imagem retiniana (aumento, deslocamento, filtração, condensação ópticas), da adaptação de materiais e da melhoria das condições ambientais, obtém-se maior resolução visual.[2-6] Podem ser prescritos e orientados:
  - Auxílios ópticos: utilizam uma lente ou um sistema óptico posicionado entre o observador e o objeto a ser observado. De acordo com suas características ópticas, proporcionam filtração seletiva do espectro visível da luz (lentes filtrantes), ampliação (óculos com lentes convexas, lupas manuais, lupas de apoio, sistemas telescópicos), condensação (lentes negativas, sistemas telescópicos reversos) ou reposicionamento da imagem retiniana (lentes prismáticas).
  - Auxílios não ópticos: para adequação das características ambientais e adaptação de material, de acordo com as condições e as necessidades visuais do paciente.
  - Auxílios eletrônicos: que integram sistemas ópticos para ampliação da imagem em monitores portáteis ou não.
  - Recursos especializados da informática: por meio de *hardware* (p. ex., teclado ampliado e com alto contraste, monitores maiores) ou de *softwares* (programas para maior resolução visual, de acordo com a necessidade do indivíduo: controle da ampliação/contraste/brilho/cor/luminância/reflexão; programas com recursos audíveis);
  - Associação de auxílios eletrônicos de ampliação da imagem com recursos da informática.[2-6]
- Quando os valores reduzidos de acuidade visual não permitem melhora da resolução visual, nos casos de cegueira ou deficiência visual grave a partir de valores abaixo de 20/400 no melhor olho, há indicação de recursos de substituição da visão, como o sistema braille, tecnologia com recursos audíveis e/ou táteis, treinamento em orientação e mobilidade.[2-6]
- A indicação dos auxílios especiais não é empírica e aleatória: todo um protocolo de atendimento deve ser seguido para que exista efetividade no uso do recurso indicado. A avaliação especializada fornece subsídios para a indicação dos auxílios mais adequados.[1-6,21,25-27] Nesse processo, são importantes dados referentes:
  - À avaliação oftalmológica específica para baixa visão, com pesquisa das diversas funções visuais. O valor da acuidade visual auxilia na indicação da magnificação necessária; a pesquisa de campo visual dá indícios da dificuldade que poderá ser observada para determinados níveis de ampliação, na dinâmica da leitura e na orientação no ambiente; a avaliação da resposta aos diversos níveis de contraste pode mostrar a necessidade da modificação da iluminação empregada, do uso de maior ampliação e utilização de auxílios não ópticos.
  - Às necessidades do paciente. O perfil do paciente deve ser considerado: sua idade, seu desenvolvimento, sua escolaridade, presença de outras deficiências e comorbidades, atividades que necessita realizar, condições emocionais referentes à deficiência.[1-6,21,25-27]

Nos casos de lesão macular bilateral, de modo geral, tem-se que:

- Alterações na funcionalidade visual podem variar de acordo com a extensão e a intensidade do envolvimento macular: desde leve distorção da imagem até um defeito de campo visual central denso.
- A acuidade visual pode estar diminuída para valores de 20/40 a 20/1.000, sendo eventualmente observados defeitos da visão de cores.
- Redução na sensibilidade ao contraste. Dificuldade para reconhecimento de faces e expressões faciais e leitura ineficiente são as principais queixas.

OFTALMOLOGIA PEDIÁTRICA E OS DESAFIOS MAIS FREQUENTES

- Nos quadros insidiosos de acometimento visual, serão observados maiores ajustes funcionais compensatórios, por parte do paciente, do que quadros agudos.
- Possibilidade de prescrição óptica e de auxílios especiais: uso da correção óptica, recursos para ampliação da imagem retiniana (uso da retina periférica e da região perimacular), aumento do contraste e adequação das condições ambientais de iluminação. O paciente aprende a utilizar a retina funcionante por meio de posições do olhar e/ou de cabeça. A presença de escotomas à direita do campo de fixação dificultará a dinâmica de leitura e a adaptação de auxílios ópticos.

Conclusão e tratamento recomendado

Foram indicados para a paciente em idade escolar:

- Sistema telescópico monocular manual e com ajuste de foco de 6 × de ampliação (6 ×17 mm) no melhor olho (direito). A acuidade visual alcançada foi de 20/32, suficiente para realização de leitura da lousa e reconhecimento de objetos para distâncias longas.
- Para visão para perto, não foi indicado uso de recursos especiais. No entanto, orientou-se que, se o escolar preferisse, poderia tirar os óculos para realizar as atividades para perto (leitura, principalmente). O míope sente conforto quando retira a correção óptica para perto durante a realização de leitura (não necessita de esforço acomodativo para obtenção do foco para perto).
- Avaliação e orientação com pedagoga especializada para adaptação de materiais escolares, orientações para uso eficiente da visão com uso dos auxílios e correção óptica e recomendação à família e à comunidade escolar para maior acessibilidade do ambiente e promoção da inclusão escolar.

Pontos de destaque

- Importância do encaminhamento ao oftalmologista para a avaliação e indicação de recursos necessários para a maior funcionalidade visual da criança com deficiência visual.
- Possibilidade de promoção do desenvolvimento global de crianças com deficiência visual, de sua qualidade de vida e da inclusão social.

Questões

1. **A deficiência visual na infância pode promover:**

   A. Atraso no desenvolvimento global.

   B. Dificuldade para reconhecer ambientes e pessoas.

   C. Dificuldades escolares.

   D. Necessidade de adaptação do material escolar.

   E. Todas as alternativas estão corretas.

2. O uso da correção óptica nos casos de baixa visão na infância:

A. Não é indicado porque não há melhora suficiente da visão para realização de atividades.

B. Sempre deve ser prescrito pelo oftalmologista.

C. Pode melhorar a acuidade visual e auxiliar na realização de tarefas.

D. Não deve ser prescrito porque prejudica o uso de auxílios especiais.

E. Todas as alternativas estão incorretas.

3. Nos casos de ausência total da resposta visual:

A. São indicados auxílios de substituição da visão, como o sistema braille.

B. Treinamento para orientação e mobilidade é necessário.

C. Programas de intervenção precoce são importantes para promoção do desenvolvimento de bebês com a perda visual.

D. Recursos tecnológicos audíveis e/ou táteis podem ser usados.

E. Todas as alternativas estão corretas.

4. Nas lesões retinianas na área macular, é possível haver:

A. Perda do campo visual central.

B. Indicação de ampliação da imagem com auxílios ópticos.

C. Indicação de auxílios não ópticos.

D. Necessidade de adaptação do material escolar.

E. Todas as alternativas estão corretas.

5. Na deficiência visual na infância, é importante:

A. Avaliação oftalmológica para indicação de recursos.

B. Trabalho interdisciplinar para promoção do desenvolvimento.

C. Orientação à família.

D. Orientação à escola.

E. Todas as alternativas estão corretas.

Respostas:

1. Alternativa: E. A visão é o sentido que mais informações fornece à criança sobre o seu ambiente e os objetos e pessoas que a cercam. Dessa maneira, a deficiência visual, tanto a baixa visão quanto a cegueira, realiza um impacto negativo sobre o aprendizado e o desenvolvimento da criança. Serão necessários auxílios e orientações adequados para uma maior funcionalidade visual e possibilitar a realização de tarefas.

2. Alternativa: C. Há uma correlação entre as doenças que promovem o quadro de baixa visão e existência de ametropias (miopia, hipermetropia,astigmatismo) e de dificuldades acomodativas (com prejuízo do foco para a visão de perto). A correção óptica não resultará uma acuidade visual de 20/20 porque a deficiência visual irreversível é secundária a lesões que comprometem o sistema visual. No entanto, a correção óptica pode promover ganho parcial na resolução visual, o que será importante para a realização de atividades. Dessa maneira, o exame de refração é mandatório também nos casos de baixa visão, e a prescrição dependerá da magnitude da ametropia e da observação de melhores respostas visuais com uso da correção óptica.

3. Alternativa: E. Quando a resolução visual não pode ser aumentada por meio de recursos ópticos, não ópticos e eletrônicos, há indicação de recursos para substituição da visão (recursos táteis e audíveis).

4. Alternativa: E. A lesão retiniana na área macular resulta em um defeito central de campo visual, na diminuição da percepção de contrastes baixos e na queda da acuidade visual. Há indicação de auxílios para melhora da resolução visual.

5. Alternativa: E. O oftalmologista, junto ao médico pediatra, catalisa o processo de habilitação/reabilitação visual. As necessidades específicas da criança com deficiência visual requerem um trabalho interdisciplinar junto a outros profissionais da área da saúde, assistência social e educação.

Referências bibliográficas

1. Colenbrander A, Fletcher DC. Low vision rehabilitation. A study guide and outline for ophthalmologists, residents and allied health personnel. Anaheim: JCAHPO; 2003.
2. Haddad MAO, Sampaio MW, Kara-José N. Baixa visão na infância. Manual básico para oftalmologistas. São Paulo: Laramara; 2001.
3. Haddad MAO. Habilitação e reabilitação de escolares com baixa visão: aspectos médico-sociais [Tese de Doutorado.] São Paulo: FMUSP; 2006 [acesso em 30 ago. 2021]. Disponível em: https://www.teses.usp.br/teses/disponiveis/5/5149/tde-23112006-133322/publico/MariaAOnukiHaddad.pdf.
4. Sampaio MW, Haddad MAO. Baixa visão: Manual para o oftalmologista. Rio de Janeiro: Guanabara Koogan; 2009.
5. Sampaio MW, Haddad MAO, Costa Filho HA, Siaulys MOC. Baixa visão e cegueira. Os caminhos para a reabilitação, a educação e a inclusão. Rio de Janeiro: Guanabara Koogan; 2010.
6. Haddad MAO, Sampaio MW, Susanna Jr R. Reabilitação em oftalmologia. Barueri: Manole; 2020.
7. Teplin SU. Visual impairment in infants and young children. Inf Young Children. 1995;8:18-51.
8. Brohier W. Low vision: Four perspectives. A professional viewpoint. The Educator; 1990.
9. Gilbert CE, Foster A. Childhood blindness in the context of VISION 2020 – The right to sight. Bull World Health Organ. 2001;79:227-32.
10. Mayer DL, Beiser AS, Warner AF, Pratt EM, Raye KN, Lang JM. Monocular acuity norms for the Teller acuity cards between ages one month and four years. Invest Ophthalmol and Vis Sci. 1995;36:671-85.
11. Foster A, Gilbert C. Epidemiology of childhood blindness. Eye. 1992;6:173-6.

12. World Health Organization – Programme for the Prevention of Blindness- Management of low vision in children- Report of a WHO Consultation. Bangkok: WHO/PBL/93.27;1992.
13. International Society for Low-vision Research and Rehabilitation. Toward a reduction in the global impact [acesso em 30 ago. 2021]. Disponível em: https://www.islrr.org/_media/oslo_workshop_04.pdf.
14. Thylefors B, Negrel AD, Pararajasegaram R, Dadzie KY. Global data on blindness. Bull World Health Organ. 1995;73:115-121.
15. Gieser JP. When Treatment fails. Caring for patients with visual disability. Arch Ophthalmol. 2004;122:1208-9.
16. World Health Organization. Preventing blindness in children. Report of a WHO/IAPB scientific meeting. Hyderabad: WHO/PBL/00.77;1999.
17. Barraga NC. Rehabiltation of low vision. In: V International Conference on Low Vision Proceedings. Madrid. 1996;2:93-9.
18. Haddad MAO, Sei M, Sampaio MW, Kara-José N. Causes of visual impairment in children: A study of 3,210 cases. J Pediatr Ophthalmol Strabismus. 2007;44(4).
19. Haddad MAO, Lobato FJC, Sampaio MW, Kara-José N. Pediatric and adolescent population with visual impairment: Study of 385 cases. Clinics. 2006;61(3).
20. Sheridan MD. From birth to five years. Children's developmental progress. Nfer Publishing Company; 1978.
21. Lindsted E. Acommodation in the visually impaired child. In: WOO G. Low vision – Principles and applications. Waterloo: Springer-Verlag; 1986. p. 425-35.
22. Woodhouse JM, Meades JS, Leat SJ, Saunders K. Reduced accommodation in children with Down Syndrome. Invest Ophthalmol Vis Sci. 1993;34:2382-7.
23. Gwiazda J, Thorn F, Bauer J, Held R. Myopic children show insufficient accommodative response to blur. Invest Ophthalmol Vis Sci. 1993;34:690-4.
24. Du JW, Schimid K, Bevan JD, Frater KM, Ollet R, Hein B. Retropective analysis of refractive errors in children with vision impairment. Optom Vis Sci. 2005;82:807-16.
25. Teller D. Teller acuity card handbook. Dayton: Vistech Consultants, Inc.; 1989.
26. Faye EE. Clinical low vision. 2. ed. New York: Little, Brown and Company; 1984.
27. Kraut J. Vision Rehabilitation. In: Tasman W, Jaeger EA. Duane's ophtalmology. Philadelphia: Lippincott Williams & Wilkins; 2008.

Seção
4

Casos clínicos comentados sobre temas comuns no adolescente

Capítulo 28

Crianças e adolescentes com olhos aparentemente normais e que não enxergam: o que há de novo no diagnóstico e tratamento da doença de Stargardt e retinose pigmentar

Juliana Maria Ferraz Sallum

Objetivo do texto

Entender como aparecem os sintomas visuais em crianças que têm problemas da retina e que, externamente, não apresentam nenhuma alteração ocular.

Introdução

Existem várias doenças na retina da criança. Como a retina reveste a parte interna dos olhos, quando existe alguma doença da retina, uma alteração funcional impede que a criança enxergue bem, mas externamente não há sinais de que o olho tenha algum problema.

Às vezes, notam-se nistagmo e estrabismo, porém são alterações secundárias à dificuldade para enxergar.

O que são as distrofias de retina?

São **doenças degenerativas bilaterais da retina de etiologia genética** que aparecem na infância, na adolescência ou, ainda, na vida adulta. São causadas por **mutações em genes** que codificam proteínas importantes para o **funcionamento da retina**. Quando mutadas, essas proteínas ficam anormais, havendo comprometimento da capacidade visual. Ao longo do tempo, a retina vai degenerando e o paciente perdendo a visão. Se o dano for muito grave, a dificuldade aparece logo cedo na vida.

OFTALMOLOGIA PEDIÁTRICA E OS DESAFIOS MAIS FREQUENTES

Normalmente, as crianças não nascem com a visão formada. O bebê, em geral, enxerga vultos e sua visão vai se tornando mais nítida e seu campo visual mais aberto à medida que cresce.

A **amaurose congênita de Leber** ocorre por mutações muito graves em genes tão importantes para a retina que a capacidade visual fica profundamente comprometida desde os primeiros meses de vida. A dificuldade de fixação e o nistagmo aparecem associados à baixa de visão grave.

No caso dessas doenças, conforme o gene comprometido, a visão pode se desenvolver um pouco, mas, ainda sim, a criança tem a visão bem aquém do normal. Em geral, esses casos surgem nos primeiros anos de vida, e esse grupo compreende as **distrofias da infância de aparecimento precoce**.

As **maculopatias hereditárias** são distrofias que acometem a mácula, como a doença de Stargardt e a distrofia de cones. Nessas situações, os sintomas são relacionados à baixa acuidade visual. O paciente não consegue ler, e pode ter fotofobia e alteração da visão de cores.

Os **exames genéticos** moleculares são importantes. Como as distrofias apresentam grande heterogeneidade genética, o sequenciamento NGS de um painel de genes relacionados com as distrofias permite o diagnóstico do subtipo da distrofia.

Todos esses quadros podem ser **sindrômicos**, isto é, associados a manifestações sistêmicas, e o pediatra deve investigar com o oftalmologista se existem outros comprometimentos, como do sistema nervoso central (SNC), renal, da audição ou endócrino.

Quais são as dificuldades funcionais da criança?

A percepção visual da criança é muito prejudicada neste grupo de doenças. Para os pais, torna-se um grande desafio cuidar dessa criança com baixa visão ou com cegueira. É preciso mediar essa criança nos espaços e na sociedade, que não estão preparados para o deficiente.

Como uma criança que não enxerga explorará o mundo ao seu redor? Ela não conseguirá ver uma fisionomia? Como ela interagirá com as pessoas? Como ela aprenderá a ler sem ver as letras?

Caso clínico 1

Criança de 3 anos do sexo masculino veio para consulta com oftalmologista por indicação do pediatra.

Aos 3 meses, avó notou que o bebê não fixava os olhos, e que os olhos balançavam. Como não fixava bem mesmo aos 6 meses, foi avaliado pelo neuropediatra e os exames de imagem cerebral foram normais. Foi melhorando um pouco com o crescimento. O nistagmo diminuiu. Mas sempre paradinho. Demorou para engatinhar e andar. Gosta de cantar e brinca balançando o tronco o tempo todo. Quando fica agitado, balança os braços. Esfrega muito os olhos. Tem medo do escuro. Não busca os brinquedos. Parece disperso e não interage com as pessoas que chegam ao ambiente, a menos que se aproximem e o chamem. Quando entrou na escola, não interagia bem com outras crianças e ficava muito parado e suspeitaram de autismo.

Sem antecedentes pessoais e familiares significativos. Pais não consanguíneos.

Exame oftalmológico

- Exame externo: aspecto normal.
- Reflexos pupilares direto e consensual diminuídos.

- Motilidade extrínseca: nistagmo discreto, tendência a olhar para cima.
- Acuidade visual 20/400 em AO (E Snellen). Refração estática +6,00DE AO.
- Biomicroscopia: córnea transparente, cristalino transparente, íris normal.
- Mapeamento de retina: aspecto granulado do epitélio pigmentado da retina com aspecto muito tênue, facilmente confundível com normal.

Discussão didática

Não fixar os olhos aos 3 meses ou a presença de nistagmo são sinais que devem fazer o pediatra encaminhar a criança ao oftalmologista.

A criança com baixa visão pode ter atraso no desenvolvimento, pois enxergar é importante para perceber o estímulo que o mundo lhe proporciona para rir, olhar, reconhecer, ir atrás de objetos, sair do lugar, reconhecer pessoas e a presença delas no ambiente.

A criança fica isolada em seu universo e brinca consigo mesmo, balança, chacoalha, aperta o olho e usa sua voz.

A dificuldade de interação com as pessoas e os movimentos repetitivos podem ser confundidos com sinais de autismo.

A comunicação oral é importante para o desenvolvimento da criança com baixa visão. Não há limitação para a estimulação motora, mas é necessário cuidar da segurança contra acidentes.

Algumas doenças comprometem mais os bastonetes, responsáveis pela visão em ambientes com pouca luz. É comum que essas crianças tenham medo do escuro, que acendam as luzes e que tenham mais dificuldade de brincar ou andar em ambientes externos à noite.

Os bastonetes têm maior concentração na retina periférica, motivo pelo qual o campo periférico de visão é mais comprometido. Isso explica a dificuldade de encontrar os brinquedos e predispõe a tropeçar em obstáculos e degraus.

Exames complementares

Alguns exames subsidiários em Oftalmologia podem ser adaptados às crianças nas diferentes faixas etárias. O RetCam é um aparelho que facilita a fotografia da retina da criança.

RetCam de olho esquerdo: retina aparentemente normal, mas com aspecto levemente granulado do epitélio pigmentado da retina (Figura 28.1).

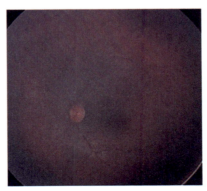

Figura 28.1 – *Retcam com aspecto da retina bem próximo ao normal com alterações de pigmentação da retina muito sutis.*

Fonte: Acervo da autora.

O eletrorretinograma (ERG) mede a atividade elétrica da retina e, nos casos de amaurose congênita de Leber, os traçados mostram grande diminuição ou extinção da função de cones e bastonetes (Figura 28.2).

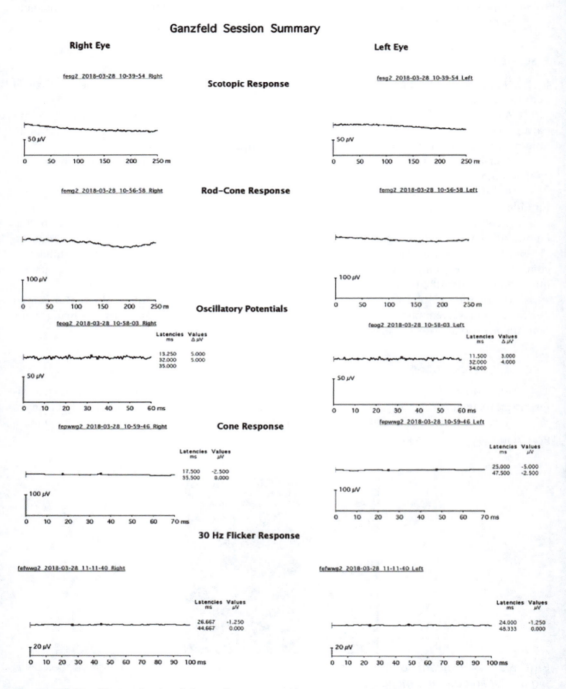

Figura 28.2 – *Exemplo de eletrorretinograma de campo total extinto.*
Fonte: Acervo da autora.

Genotipagem

O sequenciamento de um painel de genes relacionados com as retinopatias revelou duas variantes patogênicas no gene *RPE65*. A análise de segregação no DNA dos pais revelou que foram herdadas em alelos distintos – um oriundo da mãe e outro do pai:

Gene	Nucleotídeos trocados	Troca de aminoácido	Homo ou heterozigose	Patogenicidade da variante	Segregação
RPE65	c.1022 T>C	p.Leu341Ser	Heterozigoto	Patogênica	Materna
RPE65	c.272 G>A	p.Arg91Gln	Heterozigoto	Patogênica	Paterna

Conclusão

O diagnóstico é de amaurose congênita de Leber causada por mutações bialélicas no gene *RPE65*. A baixa visão interfere no comportamento e no desenvolvimento dessa criança.

Considerações genéticas

Doenças recessivas podem ocorrer em famílias que não tenham ninguém comprometido e não é necessário haver consanguinidade. Deve-se sempre lembrar de indicar uma avaliação com geneticista para aconselhamento genético e diagnóstico molecular. Os pais dessa criança apresentam risco de 25% de ter outro filho com esse problema.

Existem mais de 20 genes relacionados com a amaurose congênita de Leber. A genotipagem é importante em vários casos para diagnóstico de certeza.

Como existe tratamento para alguns tipos de distrofias, o diagnóstico molecular é importante. A primeira terapia a ser aprovada pela Food and Drug Administration (FDA) e a Agência Europeia de Medicamentos consiste na terapia gênica com Luxturna® para tratamento da amaurose congênita de Leber causada por mutações bialélicas no gene *RPE65*. Outros genes têm tratamentos em fase de pesquisa clínica.

Pontos de destaque do caso clínico

Quando não há nada externamente evidente na inspeção do pediatra, a presença de alteração de comportamento é o que dá início ao processo de investigação médica. Ainda, o oftalmologista nem sempre é o primeiro a ser consultado, pois é difícil pensar que aquele comportamento decorre da falta de visão.

Algumas doenças genéticas são raras e mesmo o oftalmologista tem dificuldade de fazer o diagnóstico, pois as alterações retinianas são muito tênues.

Deve-se fazer a refração para a melhor prescrição de óculos e acompanhar o desenvolvimento da visão da criança observando, também, as implicações da deficiência visual no desenvolvimento global. As famílias devem ter orientações sobre serviços de visão subnormal.

Caso clínico 2

Paciente do sexo feminino, 9 anos de idade. Os pais a trouxeram por orientação pedagógica, pois apresenta dificuldade na escola para a leitura, que é lenta e ela troca as letras. Houve suspeita de dislexia.

O oftalmologista prescreveu óculos e houve melhora da visão, mas, logo depois, piorou novamente. Voltou ao oftalmologista e os óculos foram trocados, mas a visão não melhorou. O grau dos óculos não é forte e, mesmo se sentando na frente na sala de aula, tem dificuldade de enxergar a lousa. Ela quer se levantar da cadeira na escola para enxergar a lousa de perto, mas a professora não permite, pois ela atrapalha os demais colegas da sala de aula.

Sem outros problemas de saúde. Pais não consanguíneos. Não há outras pessoas na família com problemas visuais.

Exame oftalmológico

- Exame externo: aspecto normal.
- Reflexos pupilares normais.
- Motilidade extrínseca normal.
- Acuidade visual 20/60 em ambos os olhos.
- Biomicroscopia: córnea transparente, cristalino transparente, íris normal.
- Mapeamento de retina: aspecto normal, pequenas lesões amareladas maculares tipo *flecks* em pequeno número.

Discussão didática

Trata-se de uma doença da mácula, maculopatia bilateral. Indivíduos com alteração da mácula, o centro da retina, não desempenham as funções dessa área central da visão, não conseguem ler. As lesões *flecks* amareladas na mácula são sugestivas de doença de Stargardt.

Exames complementares

- Retinografias OD e OE mostrando tênues lesões amareladas maculares (Figura 28.3).
- Retina de aparência normal inicialmente. A alteração funcional com baixa acuidade visual aparece antes de as alterações anatômicas da retina se tornarem evidentes. Os depósitos *flecks* na retina aparecem com o tempo e, até isso acontecer, o diagnóstico é mais difícil.
- Autofluorescência OD e OE os depósitos *flecks* aparecem hiperautofluorescentes e as áreas de atrofia e perda de fotorreceptores aparecem hipoautofluorescentes (Figura 28.4).
- Tomografia de coerência óptica mostrando afinamento e perda de fotorreceptores na mácula, além de depósitos na retina (Figura 28.5).

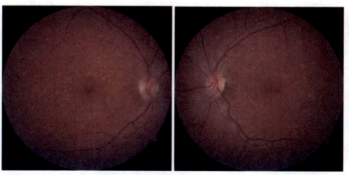

Figura 28.3 – *Depósitos maculares tipo leões* flecks.

Fonte: Acervo da autora.

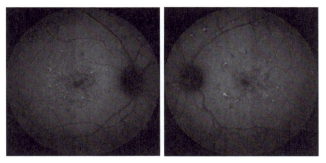

Figura 28.4 – *As mesmas lesões* flecks *vistas à autofluorescência com hipoautofluorecescência ao redor e hiperautofluorescência no centro dos depósitos.*

Fonte: Acervo da autora.

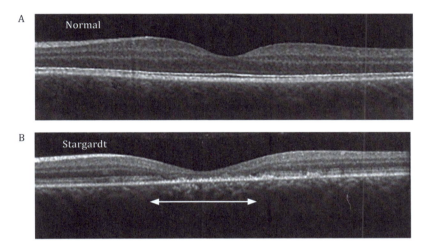

Figura 28.5 – *OCT comparando (A) retina normal e (B) atrofia macular com afinamento da retina e perda das camadas da retina externa nessa região.*

Fonte: Acervo da autora.

Genotipagem

O sequenciamento do gene *ABCA4* revelou duas variantes patogênicas. A análise de segregação no DNA dos pais revelou que foram herdadas em alelos distintos, um oriundo da mãe e outro do pai:

Gene	Nucleotídeos trocados	Troca de aminoácido	Homo ou heterozigose	Patogenicidade da variante	Segregação
ABCA4	c.223 T>G	p.C75G	Heterozigoto	Patogênica	Materna
ABCA4	c.6088 C>T	p.R2030X	Heterozigoto	Patogênica	Paterna

Esse gene codifica uma proteína transportadora de membrana que tem papel importante no ciclo da vitamina A, essencial no processo visual. Devido à disfunção do ciclo visual, ocorre acúmulo do catabólito chamado lipofuscina.

Conclusão

O diagnóstico é de doença de Stargardt, uma distrofia macular de origem genética, em geral relacionada a mutações no gene *ABCA4*, que causa comprometimento da visão central.

Pontos de destaque

Outras doenças da mácula podem provocar comprometimentos visuais semelhantes, como distrofia de cones, acromatopsia ou cicatrizes de coriorretinite, principalmente por toxoplasmose.

Idealmente, a criança deve fazer exame oftalmológico ao ingressar na escola. Quando a prescrição de óculos não surtir o efeito de melhora visual necessário, deve-se fazer um exame oftalmológico mais detalhado com avaliação da retina e exames subsidiários.

As doenças autossômicas recessivas podem acontecer em indivíduos sem antecedentes familiares e não há necessidade de que exista consanguinidade entre os pais para seu surgimento.

A doença de Stargardt é progressiva. Alguns pacientes apresentam alterações na visão de cores e fotofobia em fases mais avançadas. Ao longo dos anos, a perda visual pode ser grave. A criança deve ser protegida de iluminação muito intensa.

As crianças devem ter orientações em serviço de visão subnormal (VSN) para não apresentarem comprometimento do desempenho escolar e em atividades da vida diária. Elas devem ser estimuladas a usar recursos ópticos para ampliação e tecnologia assistiva em celulares e computadores. A escola deve ser avisada sobre a dificuldade e todos os professores que trabalham com a criança devem ser instruídos sobre o problema e como poderão minimizar suas dificuldades. A criança consegue enxergar objetos pequenos pela visão periférica, mas, quando olha direto para eles, os objetos somem no escotoma central. Além disso, o conceito de acuidade visual e refração frequentemente é confundido pelo público leigo, que acha que se não está conseguindo enxergar, deve aumentar o grau das lentes dos óculos. Deve-se explicar que existe uma limitação visual decorrente da falta de células fotorreceptoras na retina central, que impede a melhor visão da criança.

Questões

1. **Qual das doenças a seguir causa alterações na retina?**

    A. Distrofias.

    B. Doenças de depósito.

    C. Rubéola.

    D. Toxoplasmose.

    E. Todas as anteriores.

2. **Assinale a resposta incorreta:**

   A. As distrofias comprometem o aspecto externo dos olhos.

   B. O nistagmo tem origem neurológica.

   C. O diagnóstico molecular não é importante em oftalmologia.

   D. Nenhuma das distrofias tem terapia gênica aprovada.

   E. Todas as anteriores.

3. **Quais doenças são diagnósticos diferenciais da doença de Stargardt?**

   A. Distrofia de cones.

   B. Distrofia de cones e bastonetes.

   C. Cicatriz de coriorretinite por toxoplasmose macular.

   D. Acromatopsia.

   E. Todas as anteriores.

4. **Nos casos de baixa visão, é incorreto afirmar que:**

   A. Existem situações nas quais não adianta aumentar o grau dos óculos, pois a limitação da acuidade visual se dá por uma limitação funcional da retina.

   B. Existem auxílios ópticos para baixa visão.

   C. A tecnologia assistiva usa recursos eletrônicos para auxiliar a pessoa com baixa visão.

   D. Uma criança com baixa visão precisa de atendimento especializado para que se possa orientar os pais para dar assistência ou apoio ao desenvolvimento pedagógico da criança.

   E. Doenças genéticas oculares não são causa de baixa visão.

5. **Considerando que os cones e os bastonetes são células fotorreceptoras da retina, assinale a alternativa incorreta:**

   A. Os cones são afetados nas distrofias de cones.

   B. A cegueira noturna aparece nas distrofias com comprometimento dos bastonetes.

   C. O campo visual periférico alterado pode estar relacionado com as distrofias de cones.

   D. A acromatopsia é uma maculopatia na qual a criança tem deficiência de visão de cores e baixa acuidade visual.

   E. As crianças com maculopatias, como a doença de Stargardt, podem apresentar dificuldade de leitura.

Respostas:

1. Alternativa: E. A retina em sal e pimenta pode estar associada à catarata congênita. Com frequência, a toxoplasmose é causa de cicatrizes de coriorretinite macular. Vários erros inatos do metabolismo têm depósitos na retina.

2. Alternativa: E. Como as distrofias causam comprometimento da retina, não se notam alterações no aspecto externo do globo ocular. O nistagmo e o estrabismo podem aparecer nas distrofias de retina. O diagnóstico molecular é importante para identificar o subtipo da distrofia, inclusive porque a amaurose congênita de Leber por *RPE65* tem uma terapia gênica capaz de melhorar a visão do paciente.

3. Alternativa: E.

4. Alternativa: E.

5. Alternativa: C. O campo visual periférico alterado pode estar relacionado com as distrofias dos bastonetes. A retinose pigmentar é uma distrofia que compromete os bastonetes. O paciente tem cegueira noturna e alteração do campo visual. Nas crianças, a retinose pigmentar pode aparecer nos primeiros anos como uma distrofia grave da infância de surgimento precoce. Porém, caracteristicamente, aparece entre 5 anos e a adolescência. É comum que alguns sintomas sejam relatados na infância e passem despercebidos.

Bibliografia consultada

Chung DC, Bertelsen M, Lorenz B, Pennesi ME, Leroy BP, Hamel CP, et al. The natural history of inherited retinal dystrophy due to biallelic mutations in the RPE65 gene. Am J Ophthalmol. 2019;199:58-70.

Motta FL, Martin RP, Filippelli-Silva R, Salles MV, Sallum JMF. Relative frequency of inherited retinal dystrophies in Brazil. Scientific Reports. 2018;8:1-8.

Salles MV, Motta FL, Dias da Silva E, Teixeira PVL, Antunes Costa K, Filippelli-Silva R, et al. PROM1 gene variations in Brazilian patients with macular dystrophy. Ophthalmic Genetics. 2017;38:1-4.

Salles MV, Motta FL, Martin R, Filippelli-Silva R, Dias da Silva E, Varela P, et al. Variants in the ABCA4 gene in a Brazilian population with Stargardt disease. Molecular Vision. 2018;24:546-59.

Salles MV, Motta FL, Dias da Silva E, Varela P, Costa KA, Filippelli-Silva R, et al. Novel complex ABCA4 Alleles in Brazilian patients with stargardt disease: Genotype-phenotype correlation. Investigative Ophtalmology & Visual Science. 2017;58:5723-30.

Sallum J, Abalem MF, Melo MB, Finzi S. Série Oftalmologia Brasileira Genética Ocular. 5. ed. Rio de Janeiro: Cultura Médica; 2019.

Sallum JMF, Motta FL, Arno G, Porto FOB, Resende R, Belfort Jr R. Clinical and molecular findings in a cohort of 152 Brazilian severe early onset inherited retinal dystrophy patients. American Journal of Medical Genetics Part C Seminars in Medical Genetics. Am J Med Genet. 2020;1-25.

Capítulo 29

O uso de *smartphones* e *tablets* pode prejudicar a visão do meu filho?

Márcia Keiko Uyeno Tabuse

Objetivo do texto

Neste capítulo, serão abordadas as consequências do uso excessivo de dispositivos eletrônicos por crianças, como a incidência de miopia e outras alterações oculares, além do tratamento e das orientações que o pediatra pode dar para evitar esses danos oculares.

Introdução

Nos últimos anos, com a mudança dos hábitos, cada vez mais veem-se crianças e adolescentes passando grande parte do tempo em dispositivos eletrônicos, como celulares, *tablets* e computadores. Esses novos hábitos, que estão começando cada vez mais cedo, acarretam consequências em várias áreas do desenvolvimento da criança, chamando a atenção os efeitos deletérios na visão.[1] São crianças que se queixam de ardor ocular, lacrimejamento visual, dor periocular, diplopia e embaçamento visual.

A seguir, serão exemplificadas três situações comuns no cotidiano de crianças e adolescentes que procuram o consultório com queixas relacionadas aos olhos e à visão.

Caso clínico 1

Paciente de 5 anos, do sexo feminino, sem queixas prévias, surge com quadro de hiperemia ocular, prurido e lacrimejamento em alguns momentos, principalmente quando fica no *tablet*. Acorda bem, mas durante o dia os olhos vão ficando mais vermelhos. Ao exame: acuidade visual normal em ambos os olhos, sem desvio ocular; na biomicroscopia, a pálpebra apresenta crostas na borda com colarete nos cílios, conjuntiva com uma hiperemia leve, sem folículos ou papilas, ceratite discreta (perda de epitélio da córnea), BUT reduzida (*break up time* da lágrima, que mede a velocidade de quebra ou evaporação da lágrima).

Nesse caso, os diagnósticos diferenciais são conjuntivite, alergia ocular, blefarite e olho seco. Como não apresenta secreção ocular, nem folículos ou papilas, é possível afastar as hipóteses de conjuntivite e alergia. A perda de epitélio da córnea, diante de lágrima que evapora muito rapidamente, e sinais de blefarite justificam o diagnóstico de olho seco associado a blefarite.

A blefarite afeta as glândulas de meibômio, que são produtoras da camada lipídica da lágrima, responsável por manter a estabilidade do filme lacrimal, evitando a sua evaporação. Quando a criança fica por um tempo prolongado em celulares ou *tablets*, ela pisca 40% menos do que deveria, e a lágrima evapora, a córnea fica seca e não há renovação da lágrima.[2] O epitélio da córnea "descama", e os sintomas de sensação de areia, ardor e lacrimejamento reflexo, além de embaçamento visual e prurido ocular se instalam. Nesse caso, orienta-se piscar mais vezes voluntariamente, com cinco piscadas mais fortes no intervalo, e, caso não melhore, poderá usar colírios lubrificantes.

Caso clínico 2

Paciente de 7 anos, do sexo feminino, apresenta-se com queixa de dificuldade visual para ver a lousa. Antecedentes pessoais: 1 ano antes tinha feito exame oftalmológico sem alteração, com acuidade visual de 1,0 (normal) em ambos os olhos. Antecedentes familiares: ambos os pais são míopes e usam óculos. Mãe refere que a filha tem ficado muito tempo no celular e as lições de casa são feitas no computador. Não pratica esportes e quase não sai para brincar.

Ao exame: acuidade visual = 0,6 em cada olho, sem desvio ocular, biomicroscopia normal, fundo de olho normal, refração –0,75 DE (miopia). A medida do comprimento axial calculada pelo IOL Master foi de 24,5 mm.

O diagnóstico foi de miopia de evolução em 1 ano, e, com a correção óptica, a acuidade visual ficou normal.

Nesse caso, no qual ocorre um aumento de miopia maior que 0,50 grau em 1 ano e com o comprimento axial do olho acima do esperado para a idade, associado a um fator hereditário de miopia, nossa conduta é prescrever colírio de atropina 0,01% uma gota à noite todos os dias por um período de 2 anos.[3] Além disso, reforçar as orientações com relação a não usar celular ou *tablet* por períodos maiores do que 30 minutos seguidos, dando intervalos de, no mínimo, 1 hora, sendo no máximo 1 hora e meia por dia no total. E, quanto à distância, usar a mais de 30 cm de distância dos olhos, e, sempre que possível, perto de janelas, para que possa relaxar os olhos para longe. Orientamos quanto a fazer atividades em locais abertos e com iluminação natural do sol por pelo menos 2 horas ao dia, além de retornos semestrais para acompanhamento do erro refracional.

Caso clínico 3

Paciente de 12 anos, do sexo masculino, apresenta queixa de visão dupla constante quando olha para longe e sem diplopia para perto há 1 mês. Ao exame: acuidade visual = 1,0 com uso de óculos de miopia de –0,75 DE; ao exame de motilidade ocular, esotropia (desvio convergente) de 15 prismas dioptrias para longe e sem desvio para perto. Mãe refere que ele fica grande parte do tempo jogando com amigos no celular ou computador. E, desde então, a queixa de visão dupla, que antes era esporádica, agora está constante.

O diagnóstico é de esotropia do tipo insuficiência de divergência para longe, causada por uso constante da visão para perto com acomodação e convergência excessiva, resultando em contratura dos retos mediais que não conseguem relaxar ao olhar para longe, deixando o paciente com desvio ocular e diplopia.[4]

Nesse caso, no qual a esotropia está constante e a diplopia causa desconforto, optamos em operar os retos mediais fazendo um recuo e enfraquecimento dos músculos, com melhora da diplopia para longe e sem piorar para perto. Orientamos quanto ao uso restrito de celular ou *tablet* conforme orientação do caso 2, pois existe grande chance de recidiva caso os hábitos não se modifiquem.

Discussão

O uso constante da visão para perto em crianças tem aumentado desde que os celulares e os *tablets* entraram na rotina de crianças e até mesmo de bebês. Brincadeiras, antes realizadas em espaços abertos e ao sol, mudaram para ambientes mais fechados e com uso de dispositivos eletrônicos. Pesquisas mostram que 80% das crianças entre 10 e 17 anos ficam em média 4 horas por dia em celulares.[5]

Queixas de olho seco, como ardor ocular, sensação de areia, prurido, lacrimejamento e hiperemia ocular, causados por constante atenção visual e sem piscar adequadamente, levam a criança ao pediatra e podem provocar dúvida quanto ao diagnóstico. Na Figura 29.1, é possível acompanhar de que maneira o diagnóstico diferencial é realizado.

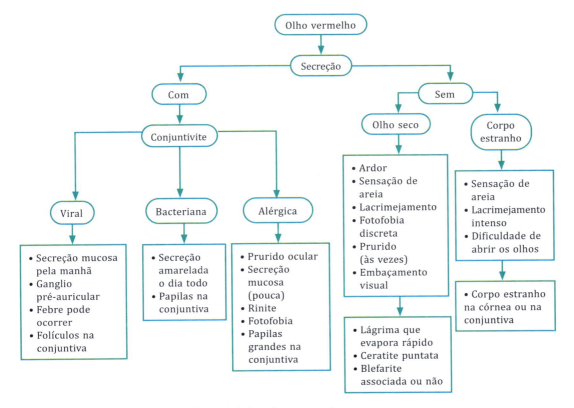

Figura 29.1 – *Diagnóstico diferencial de olho vermelho.*
Fonte: Elaborada pela autora.

A orientação adequada de piscar mais vezes, voluntariamente, fazendo piscadas fortes, nos intervalos, e o uso de lubrificantes oculares podem aliviar os sintomas.

Nesses últimos anos, observou-se um aumento na incidência de miopia em crianças com menos de 10 anos. Quando aparece mais cedo, a miopia tende a progredir para altos graus na idade adulta. E sabe-se que miopias acima de 5 graus estão relacionadas a um maior número de patologias graves, como descolamento de retina, catarata, glaucoma e atrofia de retina.[6]

É fundamental que medidas preventivas para que a miopia não se instale ou não tenha progressão na infância sejam implementadas o mais precocemente possível.

Os fatores de risco associados são:

- Hereditários: se ambos os pais têm miopia, a criança tem de 30% a 40% de chance de apresentá-la. Se apenas um dos pais tem, essa probabilidade cai para 20% a 25%, e o risco será menor que 10%, quando não existe antecedente hereditário.[7]
- Ambientais e hábitos da criança: tornam-se cada vez mais importantes no aparecimento da miopia. Estudos demonstraram que crianças que moram em zonas urbanas, por ficarem mais dentro de casa, têm uma prevalência maior de miopia do que as que moram em zonas rurais, que usam mais a visão para longe no horizonte.[8] Outro estudo demonstrou que crianças que praticam esportes e o tempo que ficam brincando em locais externos diminuem o risco de desenvolver miopia.[9] Já as crianças que fazem atividades usando a visão para perto a menos de 30 cm e de modo prolongado, tiveram uma incidência maior de miopia.

A luz natural do sol controla o crescimento do globo ocular, pela ativação da dopamina na retina, além de dar maior profundidade de foco e contraste, motivo pelo qual crianças que brincam ou estudam usando a luz natural têm menos miopia.[10]

A partir dessa crescente preocupação, vários trabalhos prospectivos vêm sendo realizados na tentativa de se descobrir quais condutas terapêuticas devem ser utilizadas para evitar a progressão da miopia em crianças.

Hipocorrigir a miopia na prescrição dos óculos não demonstrou ser válido, e o uso de lentes de contato e óculos bifocais também não tiveram resposta positiva,[11] além de serem caras e de difícil adaptação; a ortoceratologia, que consiste no uso de lentes rígidas durante o sono, tem mostrado bons resultados, mas os cuidados com relação à infecção da córnea ainda são preocupantes.

Entre todos esses métodos, o que mais tem oferecido segurança e bons resultados é o uso de colírio de atropina em baixas doses diárias, em crianças de 5 a 12 anos, que apresentam aumento de miopia maior que 0,50 grau em 6 meses.[12]

A dose que se inicia é de atropina 0,01% (dose manipulada), podendo aumentar para 0,025% após 6 meses, caso a resposta não tenha sido satisfatória. O uso deve ser mantido por pelo menos 2 anos com regressão gradativa.

O colírio de atropina inibe os receptores muscarínicos da retina, da esclera e do corpo ciliar, inibindo o afinamento escleral e, consequentemente, o alongamento axial do olho, além do aumento no nível de dopamina que está associada ao *stop* do crescimento do olho.

Nenhuma conduta terapêutica será suficiente se os pais e a criança não se conscientizarem quanto ao uso dos dispositivos eletrônicos. Para tanto, o pediatra deverá orientar quanto a não utilizar a visão de perto por mais de 30 minutos seguidos, sempre a distâncias maiores de 30 cm e com pelo menos 2 horas por dia de atividades ao ar livre com luminância natural do sol.[13]

Conclusão

As crianças da era digital são expostas a dispositivos eletrônicos, como celulares e *tablets*, desde tenra idade, havendo uma preocupação de pediatras, pedagogos e pais sobre como isso

Seção 4 – Casos clínicos comentados sobre temas comuns no adolescente **271**

pode afetar seu desenvolvimento global. As consequências nos olhos vão desde olho seco, diplopia até miopia. O olho que está em pleno desenvolvimento na criança modulará seu crescimento conforme o uso da visão, e, quanto mais perto ela usa a visão, maior é o crescimento do globo promovendo miopia, com uma incidência que chega a 30% a 50% das crianças.

Pontos de destaque

Orientações quanto ao uso de dispositivos eletrônicos portáteis:
- Fazer atividades em locais abertos com luminância natural do sol por pelo menos 2 horas ao dia.
- Colocar o celular ou *tablet* a uma distância maior que 30 cm dos olhos, quanto mais distante, melhor.
- Não exceder 30 minutos de uso contínuo, dando intervalos, e usar no máximo 1 hora ao dia.
- Durante o uso, lembrar-se de piscar voluntariamente, fazendo intervalos com piscadas fortes para lubrificar a superfície ocular.
- A cada 15 minutos de uso da visão perto, olhar para longe, para distâncias maiores que 6 metros.

Questões

1. **Quando a criança fica muito tempo no celular e os olhos lacrimejam, pode ser por:**

   A. Alergia.

   B. Olho seco.

   C. Miopia.

   D. Conjuntivite viral.

2. **Com relação à queixa de visão dupla na criança, é correto afirmar que:**

   A. Deve ser investigada quanto à paresia ocular.

   B. Pode ser fisiológica.

   C. Pode ser decorrente do uso constante da visão de perto.

   D. Todas as anteriores estão corretas.

3. **Qual é o erro refracional mais comum na infância?**

   A. Miopia.

   B. Hipermetropia.

   C. Astigmatismo.

   D. Esoforia.

4. Qual ou quais da(s) alternativa(s) está ou estão corretas?

A. A luz solar tem maior iluminância que as luzes artificiais, o que reduz a progressão da miopia.

B. O colírio de atropina aumenta o nível de dopamina na retina e inibe o crescimento do globo ocular.

C. Quanto mais perto a criança fica do celular, maior é o alongamento do olho e a progressão da miopia.

D. Todas as anteriores.

5. Quanto aos fatores de risco, é correto afirmar que:

A. A herança genética não tem influência sobre a miopia.

B. Televisão, por estar mais longe que o *tablet*, é pior para a miopia.

C. Expor a criança ao sol faz mal para a visão.

D. Ao usar celular, limitar a 30 minutos seguidos e sempre a mais de 30 cm de distância.

Respostas:

1. Alternativa: B. Quando a criança fica muito tempo sem piscar, a superfície ocular e a córnea ficam secas e o reflexo de lacrimejamento é estimulado na tentativa de lubrificar os olhos. Alergia ocular tem outros sintomas, como prurido intenso, hiperemia e papilas ao exame. Assim como a conjuntivite viral, vem acompanhada de secreção.

2. Alternativa: D. A visão dupla em crianças deve ser investigada, e o diagnóstico diferencial é feito com avaliação da motilidade ocular. Nas paresias, os olhos não se movimentam na direção do músculo parético; na diplopia fisiológica, a criança vê duplo quando a imagem está fora do plano de foco; e a visão dupla apenas para longe caracteriza a insuficiência de divergência por contratura dos retos mediais no uso constante da visão de perto.

3. Alternativa: B. Por terem os olhos com comprimento axial menor que o adulto, as crianças são hipermetropes ao nascimento, condição que tende a reduzir gradualmente;[14] porém, quando esse crescimento do olho é acelerado, ou passa do tamanho axial normal de 24,5 mm, a criança passa a ser míope.

4. Alternativa: D. A exposição natural ao sol tem 10.000 lux, enquanto uma sala bem iluminada por luzes artificiais apresenta 500 lux. Quanto maior a iluminância, maior a liberação de dopamina pela retina, controlando o crescimento do globo ocular, além da miose e da maior profundidade de foco. A atropina tem sido usada com bons resultados na miopia. E o uso muito próximo da visão leva a um esforço acomodativo maior com estímulo do crescimento do globo ocular.[15]

5. Alternativa: D. O fator hereditário é importante, e as chances de a criança desenvolver miopia é de 50%, quando ambos os pais apresentam miopia. Expor a criança a lugares com iluminância natural do sol por pelo menos 2 horas compreende uma orientação da World Society of Pediatric Ophthalmology and Strabismus, com óculos solar, que filtra a radiação ultravioleta maléfica para a retina e cristalino.

Referências bibliográficas

1. Holden BA, Fricke TR, Wilson DA, Jong M, Naidoo KS, Sankaridurg P, Wong TY, Naduvilath TJ, Resnikoff S. Global prevalence of myopia and high myopia and temporal trends from 2000 through 2050. Ophthalmology. 2016;123(5):1036-42.
2. Moon JH, Kim KW, Moon NJ. Smartphone use is a risk factor for pediatric dry eye disease according to region and age: A case control study. BMC Ophthalmol. 2016;16(1):188.
3. Huang J, Wen D, Wang Q, McAlinden C, Flitcroft I, Chen H, et al. Efficacy comparison of 16 interventions for myopia control in children: A network meta-analysis. Ophthalmology. 2016;123:697-708.
4. Lee HS, Park SW, Heo H. Acute acquired comitant esotropia related to excessive smartphone use. BMC Ophthalmol. 2016 Apr. 9;16:37.
5. Fischer-Grote L, Kothgassner OD, Felnhofer A. Risk factors for problematic smartphone use in children and adolescents: A review of existing literature. Neuropsychiatr. 2019 Dec;33(4):179-90.
6. Ludwig CA, Shields RA, Chen TA, Powers MA, Parke 3rd DW, Moshfeghi AA, Moshfeghi DM. A novel classification of high myopia into anterior and posterior pathologic subtypes. Graefes Arch Clin Exp Ophthalmol. 2018 Oct.;256(10):1847-56.
7. Jones-Jordan LA, Sinnott LT, Manny RE, Cotter SA, Kleinstein RN, Mutti DO, et al. Early childhood refractive error and parental history of myopia as predictors of myopia. Invest Ophthalmol Vis Sci. 2010;51:115-21.
8. Giordano L, Friedman DS, Repka MX, Katz J, Ibironke J, Hawes P, Tielsch JM. Prevalence of refractive error among preschool children in an urban population: the Baltimore Pediatric Eye Disease Study. Ophthalmology. 2009;116:739-46.
9. Shah RL, Huang Y, Guggenheim JA, Williams C. Time outdoors at specific ages during early childhood and the risk of incident myopia. Invest Ophthalmol Vis Sci. 2017;58:1158-66.
10. Feldkaemper M, Schaeffel F. An updated view on the role of dopamine in myopia. Review Exp Eye Res. 2013 Sep.;114:106-19.
11. Cheng D, Woo GC, Drobe B, Schmid KL. Effect of bifocal and prismatic bifocal spectacles on myopia progression in children: three-year results of a randomized clinical trial. JAMA Ophthalmol. 2014;132:258-64.
12. Gong Q, Janowski M, Luo M, Wei H, Chen B, Yang G, Liu L. Efficacy and adverse effects of atropine in childhood myopia: A meta-analysis. JAMA Ophthalmol. 2017;135:624-30.
13. Gifford KL, Richdale K, Kang P, Aller TA, Lam CS, Liu YM, et al. IMI – Clinical Myopia Management Guidelines Report. Invest Ophthalmol Vis Sci. 2019;60:M184-M203.
14. Wood IC, Hodi S, Morgan L. Longitudinal change of refractive error in infants during the first year of life. Eye (Lond). 1995;9:551-7.
15. Gwiazda JE, Hyman L, Norton TT, Hussein MEM, Marsh-Tootle W, Manny R, et al. Accommodation and related risk factors associated with myopia progression and their interaction with treatment in COMET children. Invest Ophthalmol Vis Sci. 2004;45:2143-51.

Capítulo 30

Meu filho é diabético: o que devo fazer para evitar perda de visão?

Marcelo Cavalcante Costa

Objetivos do texto

Embora a retinopatia diabética (RD) possa causar cegueira, isso ocorre em longo prazo e relacionada ao descontrole da doença.

A retinopatia diabética é rara em crianças e depende da duração e do controle do diabetes melito (DM). A Associação Americana de Diabetes (2002) e a Academia Americana de Oftalmologia (2003) recomendam exames oftalmológicos anuais para crianças com diabetes tipo 1 com mais 10 anos, iniciando de 3 a 5 anos após o diagnóstico de DM.[1-3] Já crianças com DM tipo 2 devem fazer um exame quando diagnosticadas. Com o crescente número de crianças com DM tipo 2, mais pacientes correm risco de desenvolver retinopatia e suas consequências. Pediatras e endocrinologistas devem ser instruídos sobre o encaminhamento para exames oftalmológicos anuais.[4] Vale ressaltar que o descontrole da doença pode resultar em RD mais precoce.

Logo, deve-se encaminhar jovens com DM a um oftalmologista pelo menos com a frequência sugerida pelas diretrizes atuais.

Introdução

Crianças com DM tipos 1 e 2 correm um risco crescente de perder a visão ao longo da vida, porque o risco de desenvolver RD aumenta com a duração do diabetes.[5,6]

Nos Estados Unidos, a RD é a terceira principal causa de cegueira e a principal causa de novos casos de cegueira em adultos.[7]

Crianças e jovens adultos com diabetes devem ser tratados por uma equipe multidisciplinar, incluindo endocrinologista, pediatra e oftalmologista.[8]

A RD é incomum em crianças e está fortemente correlacionada à duração do DM e ao controle metabólico geral em longo prazo.[4]

Segundo a Organização Mundial da Saúde (OMS), a prevalência de diabetes está aumentando e deve chegar a 300 milhões de pessoas até 2025, e, destas, 10% provavelmente desenvolverão comprometimento secundário ao DM.[9]

Todos os tipos de diabetes apresentam em comum a hiperglicemia. O DM tipo 1 envolve a ausência da secreção de insulina e o de tipo 2 a resistência periférica à insulina. Os sintomas da doença em crianças e jovens podem aparecer de maneira súbita e relacionados à hiperglicemia, incluindo polidipsia, polifagia, poliúria, perda ponderal, dores de cabeça, náuseas e vômitos. O diagnóstico deve ser rápido e se faz medindo os níveis plasmáticos de glicose. O tratamento varia com o tipo do DM e inclui dieta, exercícios e medicamentos que reduzem os níveis de glicose no sangue. Além disso, incluir tratamento psicológico é muito importante.[10]

Um controle adequado dos níveis de açúcar no sangue retarda não somente o aparecimento e a progressão da retinopatia, como também a necessidade de tratamentos médicos ou de cirurgia, de modo a preservar a visão.[11]

A RD é uma das complicações mais importantes do DM tipos 1 e 2, representando a principal causa de cegueira em adultos jovens.[1]

A hiperglicemia causa alteração nos microvasos que incluem déficits funcionais, como alterações do fluxo de sangue e aumento da permeabilidade vascular. Essas alterações precoces podem ser revertidas com adequado controle da glicemia. Com a progressão da doença, ocorre alteração estrutural nesses microvasos, com consequente espessamento da membrana basal capilar, perda dos pericitos capilares, formação de microaneurismas e micro-hemorragias. Estados mais avançados também podem provocar hipóxia, isquemia e neoformação vascular na retina.[11]

Classificação da retinopatia diabética

A retinopatia diabética (RD) é dividida em dois estágios principais: RD não proliferativa (RDNP) e proliferativa (RDP).[12-14]

Retinopatia diabética não proliferativa

A retinopatia diabética não proliferativa (RDNP) se caracteriza por alterações na retina, como microaneurismas, micro-hemorragias, edema macular e exsudatos duros (extravasamento de lipoproteínas), podendo deixar a visão embaçada. No estágio mais avançado, pode apresentar, em associação, extensas áreas de isquemia capilar caracterizadas por exsudatos algodonosos, veias tortuosas e dilatadas, e hemorragias na retina.[15,16]

Retinopatia diabética proliferativa

Trata-se da fase mais avançada da doença, em virtude da isquemia que ocorre por neovascularização na superfície da retina. A retinopatia é considerada grave. A neovascularização origina-se geralmente no disco óptico e/ou nas grandes veias da retina, podendo estender-se para o vítreo.[12,13,15] Esses vasos podem romper, liberar sangue e tracionar a retina, provocando perda de visão súbita e até mesmo cegueira se não houver tratamento a tempo.[15,17]

Porém, o acometimento ocular pelo DM não afeta apenas a retina, podendo também afetar outras partes dos olhos, como o cristalino, causando catarata, tratado com facoemulsificação,

OFTALMOLOGIA PEDIÁTRICA E OS DESAFIOS MAIS FREQUENTES

além de diplopia por paresia do 3, 4 e 6 nervos cranianos[18] e comprometimento do nervo óptico, causando uma neurite óptica isquêmica.

Na retinopatia, uma das complicações graves é o glaucoma neovascular, causado por formação de neovasos decorrente da hipóxia na retinopatia.

A triagem para RDP é extremamente importante. Os pacientes são frequentemente assintomáticos até que a retinopatia seja bastante grave e a RDP possa ser tratada precocemente com bons resultados.[19]

Os protocolos de triagem de retinopatia foram escritos por várias organizações, mas a adesão de pacientes e médicos permanece baixa. Uma melhor compreensão dos fatores de risco para retinopatia, incluindo muitas das anormalidades genéticas recentemente identificadas, possibilitará uma triagem mais eficaz e direcionada da população diabética. Além disso, os avanços na tecnologia de imagem prometem melhorar a capacidade dos médicos de rastrear efetivamente os pacientes em busca da retinopatia.[20]

Os métodos-padrão atuais para rastrear a RD consistem em exame de acuidade visual, biomicroscopia com lâmpada de fenda, exame de fundo de olho dilatado com oftalmoscópio indireto, medição da pressão intraocular em pacientes com risco de glaucoma e fotos coloridas do fundo de olho digital.[21,22]

Além disso, pode-se usar ou tentar viabilizar um retinógrafo portátil não midriático para rastrear crianças mais jovens à procura de RDP.[23]

O tratamento precoce e eficaz do distúrbio metabólico provavelmente atrasará o desenvolvimento de retinopatia diabética, fator particularmente importante para pacientes jovens com DM tipo 1 (DM1). Os primeiros anos de diabetes durante a infância e a juventude são os mais apropriados para introduzir uma intervenção terapêutica adequada antes que surjam alterações irreversíveis nos olhos.[8]

Finalmente, melhorias na eficácia do diagnóstico e do tratamento do diabetes ao longo do tempo podem resultar em uma diminuição na incidência de RDP.[24,25]

Caso clínico

Paciente R.S.E., do sexo feminino, com 17 anos de idade portadora de DM tipo 1 desde os 5 anos de idade. Refere queixa de baixa acuidade visual há 2 anos no olho direito com piora há 1 semana. Ao exame oftalmológico, a paciente apresentou:

- Acuidade visual com a melhor correção: olho direito (OD): < 20/400 e no olho esquerdo (OE) > 20/40.
- Na biomicroscopia: exame dentro da normalidade, com pressão intraocular de 12 mmHg em ambos os olhos.
- Os achados no exame de fundo de fundo foram: olho direito (OD) – retinopatia diabética proliferativa grave com presença fibrose vitreorretiniana com descolamento de retina por tração da retina, neovasos na região do polo posterior da retina (Figuras 30.1 e 30.2). No olho esquerdo (OE), apresentou retinopatia diabética leve com edema macular, micro-hemorragias e exsudatos moles na região do polo posterior (Figura 30.3).

O tratamento proposto no OD consistiu em vitrectomia com injeção intravítrea de anti-VEGF e fotocoagulação a *laser* (Figura 30.4). Já no OE, por ser uma doença leve, foi indicada injeção intravítrea de anti-VEGF e fotocoagulação a *laser* (Figura 30.5). Em ambos os olhos, os tratamentos indicados foram eficientes. A paciente teve melhora da visão nos dois olhos.

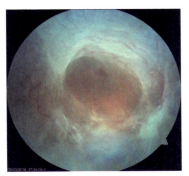

Figura 30.1 – *Olho direito: retinopatia diabética proliferativa com presença fibrose vitreorretiniana com descolamento de retina por tração, neovasos na região do polo posterior da retina.*

Fonte: Imagens cedidas pelo Dr. Carlos Eduardo Gonçalves Pereira.

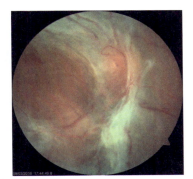

Figura 30.2 – *Olho direito: retinopatia diabética proliferativa com presença fibrose vitreorretiniana com descolamento de retina por tração da retina, neovasos na região do polo posterior da retina.*

Fonte: Imagens cedidas pelo Dr. Carlos Eduardo Gonçalves Pereira.

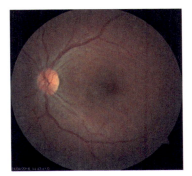

Figura 30.3 – *Olho esquerdo: retinopatia diabética não proliferativa leve, com edema macular, micro-hemorragias e exsudatos moles na região do polo posterior.*

Fonte: Imagens cedidas pelo Dr. Carlos Eduardo Gonçalves Pereira.

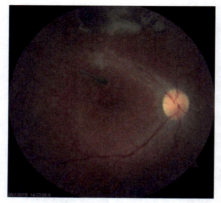

Figura 30.4 – *Olho direito: pós-vitrectomia com injeção intravítrea de anti-VEGF e fotocoagulação a laser.*
Fonte: Imagens cedidas pelo Dr. Carlos Eduardo Gonçalves Pereira.

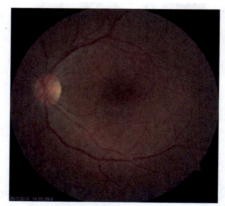

Figura 30.5 – *Olho esquerdo: pós-injeção intravítrea de anti-VEGF e fotocoagulação a* laser.
Fonte: Imagens cedidas pelo Dr. Carlos Eduardo Gonçalves Pereira.

Discussão didática do caso clínico

Paciente desde os 5 anos era portadora de DM tipo 1, que, por falta de acompanhamento oftalmológico, teve uma evolução da doença grave no olho direito. Apesar de os tratamentos terem sido efetivos, com melhora anatômica importante, a acuidade visual do olho direito ficou prejudicada; porém, a do olho esquerdo teve uma melhora significativa.

O diagnóstico foi de RD em ambos os olhos, mas proliferativa grave para o olho direito e leve para o esquerdo.

A paciente deverá ter um segmento rígido com o oftalmologista, para não ter a recidiva da doença.

Um fato importante é que, quando a retina é exposta a uma situação de isquemia pela RD, nesse momento a evolução independe do controle sistêmico da doença. A doença evoluirá. Por isso, a importância de a avaliação oftalmológica para os diabéticos ser constante por toda a vida.

Algoritmo diagnóstico (Figura 30.6)

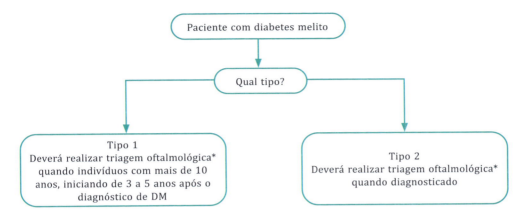

Figura 30.6 – *Algoritmo diagnóstico para triagem.*
* A triagem oftalmológica deve ser feita por meio de um exame oftalmológico completo.
Fonte: Elaborada pelo autor.

Conclusão e tratamento recomendado

RDP não é comum em criança. Raramente **complicações vasculares** são clinicamente evidentes na infância. A triagem oftalmológica tem extrema importância, pois os pacientes são frequentemente assintomáticos até que a retinopatia seja bastante grave e a RDP possa ser tratada precocemente com bons resultados.[25]

Entretanto, alterações patológicas e anormalidades funcionais precoces podem estar presentes alguns anos após o início da doença no diabetes tipo 1; controle glicêmico inadequado prolongado constitui o maior fator de risco para o desenvolvimento de complicações vasculares. As complicações microvasculares são mais comuns em crianças com diabetes tipo 2 que as do tipo 1 e, no diabetes tipo 2, podem estar presentes no diagnóstico ou início do curso da doença.

O tratamento poder se dar por fotocoagulação a *laser*, medicamentos e cirúrgico. O tratamento a *laser* consiste em fotocoagular os vasos sanguíneos que vazam para diminuir áreas que estão em hipóxia, o que pode reduzir o edema da retina e a chance do tecido produzir neovasos. Na maioria dos casos, é necessário mais de um tratamento.

Os medicamentos usados para tratar a RDP são os anti-VEGF e os esteroides, que auxiliam ao reduzirem o edema macular e na regressão dos neovasos, no caso dos anti-VEGF. Essas medicações são administradas por injeção intravítrea (no olho). Assim como o *laser*, podem ser necessárias várias injeções.

Quando a RDP está avançado, pode-se recomendar uma cirurgia chamada vitrectomia.

Pontos de destaque

- Os jovens com DM devem ser submetidos à triagem de RD de acordo com as diretrizes existentes.

- O objetivo de um exame oftalmológico regular consiste em identificar e tratar pacientes antes do desenvolvimento de complicações com risco de visão.
- O controle glicêmico é importante para reduzir o risco ou retardar a progressão da retinopatia diabética.
- O uso de uma câmera de fundo não midriático é viável e eficaz para a triagem de RDP em jovens com diabetes.[26]

Questões

1. **Por que a triagem para RD em crianças é importante?**

   A. Para evitar cegueira.

   B. Não há necessidade de triagem para pacientes diabéticos.

   C. Não há importância, já que, mesmo se detectada alguma alteração na retina, não há tratamento.

   D. Para observar se há necessidade de usar óculos.

2. **Como deve ser feita a triagem oftalmológica?**

   A. Por meio de um exame oftalmológico completo por um oftalmologista.

   B. Apenas medindo a acuidade visual do paciente.

   C. Nunca se deve utilizar fotos digitais.

   D. Utilizando oftalmoscopia direta.

3. **Quais são os três componentes principais de uma estratégia para minimizar o risco de perda visual atribuível à RD?**

   A. Tratamento precoce, programas de triagem e controle sistêmico da doença.

   B. Tratamento tardio, sem programas de triagem e sem controle da doença.

   C. Tratamento precoce, sem programa de triagem e controle sistêmico da doença.

   D. Tratamento tardio, programa de triagem e controle sistêmico da doença.

4. **Quais os tipos de tratamentos para RD?**

   A. Fotocoagulação a *laser*, medicamentos e cirurgia.

   B. Somente controle glicêmico.

   C. Apenas fotocoagulação a *laser*.

   D. Não há tratamento para RD.

5. É possível registrar o exame de fundo de olho por meio de fotografias digitais?

A. Sim, por meio de imagens digitais, é possível documentar o exame.

B. Não, somente por oftalmoscopia indireta e anotação pelo médico.

C. Sim, porém não são confiáveis.

D. Não devem ser realizadas imagens digitais de fundo de olho.

Respostas:

1. Alternativa: A. Os pacientes são frequentemente assintomáticos até que a retinopatia seja bastante grave e que a RD possa ser tratada precocemente com bons resultados.

2. Alternativa: A. A triagem oftalmológica deve ser feita por meio de um exame oftalmológico completo por um oftalmologista.

3. Alternativa: A. Fornecer o tratamento precoce e mais eficaz do distúrbio metabólico subjacente e de suas comorbidades; tratamento no momento adequado para pacientes com doença ocular; implementar programas de triagem eficazes para identificar pacientes em risco.

4. Alternativa: A. O tratamento da RD pode se dar por fotocoagulação a *laser*, medicamentos e cirúrgico.

5. Alternativa: A. Sim, por meio de imagens digitais, é possível documentar o exame. Isso pode ser feito pelo pediatra por meio de aparelhos portáteis, discutindo-se com o oftalmologista.

Referências bibliográficas

1. American Diabetes Association. Diabetic retinopathy. Diabetes Care. 2002;25:S90-S93.
2. American Academy of Ophthalmology Retina Panel. Preferred practice pattern: Diabetic retinopathy. San Francisco, CA: American Academy of Ophthalmology; 2003.
3. American Academy of Ophthalmology Panel. Preferred Practice Pattern 2014: Diabetic Retinopathy. San Francisco: American Academy of Ophthalmology; 2003.
4. Rosenberg JB, Friedman IB, Gurland JE. Compliance with screening guidelines for diabetic retinopathy in a large academic children's hospital in the Bronx. J Diabetes Complications. 2011;25:222-6.
5. Lueder GT, Silverstein J. American Academy of Pediatrics Section on Ophthalmology and Section on Endocrinology. Screening for retinopathy in the pediatric patient with type 1 diabetes mellitus. Pediatrics. 2005;116:270-3.
6. Cho YH, Craig ME, Donaghue KC. Puberty as an accelerator for diabetes complications. Pediatr Diabetes. 2014;15:18-26.
7. Morello CM. Etiology and natural history of diabetic retinopathy: An overview. American Journal of Health-System Pharmacy. 2007;64:S3-S7.
8. Raczyńska D, Zorena K, Urban B, Zalewski D, Skorek A, Malukiewicz G, et al. Current trends in the monitoring and treatment of diabetic retinopathy in young adults. Mediators of Inflammation. 2014;(1):492926.
9. World Health Organization Media Centre. 2009 [acesso em 1 jun. 2019]. Disponível em: http://www.who.int/mediacentre/factsheets/fs312/en/index.html.
10. Chew BH, Shariff-Ghazali S, Fernandez A. Psychological aspects of diabetes care: Effecting behavioral change in patients. World J Diabetes. 2014;5(6):796-808.

11. Aguiar LGK de, Villela NR, Bouskela E. A microcirculação no diabetes: implicações nas complicações crônicas e tratamento da doença. Arq Bras Endocrinol Metab (São Paulo) 2007;51(2):204-11.
12. Ferris III FL. Diabetic retinopathy. Diabetes Care. 1993;16:322-5.
13. Fong DS, Aiello LP, Ferris FL, Klein R. Diabetic retinopathy. Diabetes Care. 2004;27:2540-53.
14. Nathan DM. Long-term complications of Diabetes Mellitus. N Engl J Med 1993;328:1676-85.
15. Imesch PD, Bindley CD, Wallow IHL. Clinicopathologic correlation of intraretinal microvascular abnormalities. Retina. 1997;17:321-9.
16. Chang SL, Leonard-Martin TC, Feman SS. Relationship between IRMA and diabetic neovascularization. Invest Ophthalm Vis Sci. 1994;S483:2235-2.
17. National Eye Institute (NIH). Diabetic retinopathy – what should I know. Disponível em: https://nei.nih.gov/sites/default/files/health-pdfs/diabeticretino.pdf.
18. Geloneck MM, Forbes BJ, Shaffer J, Ying G, Binenbaum G. Ocular complications in children with diabetes mellitus. Ophthalmology. 2015;122(12):2457-64.
19. Vision screening for children 1 to 5 years of age: US Preventive Services Task Force Recommendation statement. Pediatrics. 2011;127:340-6.
20. Forlenza GP, Stewart MW. Diabetic retinopathy in children. Pediatr Endocrinol Rev. 2012;10(2):217-26.
21. Chakrabarti R, Harper CA, Keeffe JE. Diabetic retinopathy management guidelines. Expert Review of Ophthalmology. 2012;7(5):417-39.
22. Giusti C. Retinopathy in juvenile diabetes: A 10-year (1990-2000) review. Pediatric Diabetes. 2001;2:83-93.
23. Kolomeyer AM, Nayak NV, Simon MA, Szirth BC, Shahid K, Sheng IY, Xia T, Khouri AS. Feasibility of retinal screening in a pediatric population with type 1 diabetes mellitus. J Pediatr Ophthalmol Strabismus. 2014;51:299-306.
24. Lecaire T, Palta M, Zhang H, Allen C, Klein R, D'Alessio D, et al. Lower-than-expected prevalence and severity of retinopathy in an incident cohort followed during the first 4-14 years of type 1 diabetes: The Wisconsin Diabetes Registry Study. Am J Epidemiol. 2006;164:143-50.
25. Henricsson M, Nystrom L, Blohme G, Ostman J, Kullberg C, Svensson M, et al. The incidence of retinopathy 10 years after diagnosis in young adult people with diabetes: results from the nationwide population-based Diabetes Incidence Study in Sweden (DISS). Diabetes Care. 2003;26:349-54.
26. Tapley JL, McGwin G, Ashraf AP, MacLennan PA, Callahan K, Searcey K, et al. Feasibility and efficacy of diabetic retinopathy screening among youth with diabetes in a pediatric endocrinology clinic: A cross-sectional study. Diabetology & Metabolic Syndrome. 2015;7(1).

Capítulo 31

Na hipertensão arterial sistêmica, com o que devo me preocupar?

Marcelo Cavalcante Costa

Objetivos do texto

- A importância dos achados fundoscópicos (fundo de olho) e a correlação com comorbidades clínicas que causam hipertensão arterial.
- Crianças com hipertensão e com anormalidades visuais devem receber uma avaliação oftalmológica imediata.

Introdução

A hipertensão arterial sistêmica (HAS) corresponde à elevação da pressão arterial sanguínea de etiologia multifatorial com repercussões multissistêmicas.[1] Entretanto, não existe uma definição rígida quanto ao nível tensional no qual um indivíduo está ou não propenso a desenvolver as complicações pertinentes à doença.[2]

A hipertensão em crianças é fruto de diversos estudos, dado o crescimento de sua incidência e prevalência.[3]

Em geral, é secundária a uma doença renal, cardíaca ou, raramente, uma patologia endócrina.[4] Embora os danos em órgãos terminais sejam mais comuns em adultos, são percebidas alterações cardiovasculares em crianças.[4]

A prevalência de excesso de peso na infância tem aumentado acentuadamente nas últimas duas décadas.[5,6]

Em conjunto com essa prevalência crescente, evidências sugerem que a hipertensão pediátrica também pode ter se tornado mais prevalente que o relatado anteriormente.[3]

A hipertensão infantil tem ficado cada vez mais comum,[3] com estimativas recentes de prevalência de 3,2 a 3,5%.[7,8]

A retinopatia hipertensiva (RH) é um assunto amplamente estudado e fruto de diversos estudos na Oftalmologia. Alterações hipertensivas agudas e crônicas podem se manifestar nos olhos, respectivamente, a partir de alterações agudas da hipertensão maligna e alterações crônicas da hipertensão sistêmica em longo prazo.[9]

A retina é um tecido ricamente vascularizado que tem relação direta com alterações cardiovasculares.[10] Por meio do exame de fundo de olho, possibilita-se a observação direta da microvascularidade como uma "janela natural".[11]

Estudos de análise vascular objetiva da retina comuns em adultos e em recém-nascidos são escassos em crianças, talvez pela falta de padronização ou pela ausência de parâmetros de normalidade para cada idade.

A lesão ocular de órgão-alvo se manifesta como retinopatia hipertensiva, uma entidade importante no contexto de uma HAS, exigindo a devida atenção, muitas vezes relegada pelo fato de a literatura ser muito pobre em relação à avaliação de crianças com retinopatia hipertensiva, sendo observados poucos estudos e alguns relatos de caso. Consequentemente, não há diretrizes baseadas em evidências sobre quais crianças hipertensas devam ser encaminhadas para oftalmologia para exames de triagem.[12] Embora a retinopatia hipertensiva seja amplamente estudada em adultos e correlacionada com impactos em mortalidade,[10] em crianças é pouco abordada na literatura, e sua incidência, características clínicas e relação com patologia de base prognóstica, pouco abordadas.[8] São raros os estudos que analisam as características clínicas da retinopatia hipertensiva em crianças.[4]

Várias são as tentativas que visam a graduar a RH, como a de Keith-Wagner-Barker, publicada em 1939.[13] Mitchell-Wong propôs uma classificação simplificada:[14]

- RH leve: estreitamento arterial e arteriolar, cruzamento arteriovenosa e/ou diminuição do reflexo luminoso dos vasos, tortuosidade vascular aumentada (Figuras 31.1 e 31.2).
- RH moderada: hemorragias, microaneurismas, manchas de algodão (exsudatos algodonosos) e/ou exsudatos (Figura 31.3).
- RH grave ou maligna: moderada retinopatia com edema de disco óptico (Figura 31.4).

Outra classificação também muito difundida é a Classificação Modificada de Scheie,[15,16] a partir da qual se pode identificar os seguintes **graus** de retinopatia hipertensiva:

- **Grau 0**: sem alterações.
- **Grau 1**: estreitamento arteriolar mínimo.
- **Grau 2**: estreitamento arteriolar óbvio com irregularidades focais.
- **Grau 3**: para além do observado no grau 2, observa-se hemorragia e/ou exsudados da retina.
- **Grau 4**: para além do observado no grau 3, ocorre edema da papila.

A esclerose arteriolar, observada pelo aumento do reflexo arteriolar, pode adquirir o aspecto de fio de cobre e fio de prata; cruzamento arteriolovenular, estreitamento do calibre arteriolar em grau variável, hemorragia retiniana, exsudato duro, manchas algodonosas e papiledema são os sinais clássicos de RH. Acrescentam-se a estes a retificação e a tortuosidade arteriolar como sinais de RH.[8]

Com a objetivação dos achados fundoscópicos e a correlação com comorbidades clínicas, é possível verificar melhores controle e evolução da doença sistêmica, possibilitando um novo olhar sobre a doença.

A retinografia é um exame consagrado, disponível na maioria dos grandes serviços de Oftalmologia e que permite obter imagens de fundo de olho de maneira não invasiva e armazenar tais informações em um sistema de computador com boa qualidade das imagens para estudo posterior.

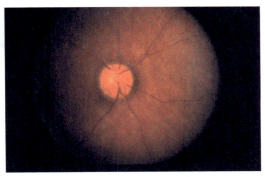

Figura 31.1 – *Retinopatia hipertensiva leve. A fotografia mostra estreitamento arteriolar generalizado da retina.*

Fonte: Grosso et al., 2005.[17]

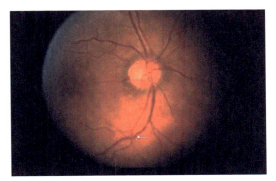

Figura 31.2 – *Retinopatia hipertensiva leve. Tortuosidade vascular aumentada. A fotografia mostra um cruzamento arteriovenoso (seta branca).*

Fonte: Grosso et al., 2005.[17]

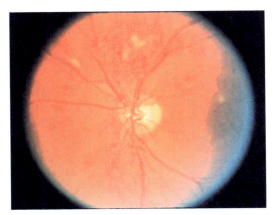

Figura 31.3 – *Retinopatia hipertensiva moderada. A fotografia mostra manchas de algodão e hemorragias retinianas.*

Fonte: Grosso et al., 2005.[17]

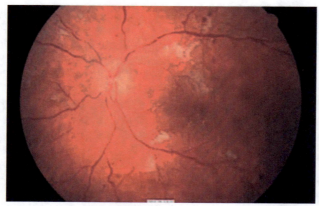

Figura 31.4 – *Retinopatia hipertensiva maligna. A fotografia mostra vários pontos de exsudatos algodonosos, hemorragias retinianas, edema do disco óptico e estrela macular.*
Fonte: Grosso et al., 2005.[17]

Complicações

A hipertensão predispõe os pacientes a muitas outras doenças vasculares da retina, incluindo oclusão da artéria central ou ramo da retina, oclusão da veia central ou ramo da retina e macroaneurismas arteriais da retina. Isquemia secundária a oclusões vasculares pode causar neovascularização, hemorragia vítrea, formação de membrana epirretiniana e descolamento de retina tracionado. A hipertensão também provoca uma progressão mais avançada da retinopatia diabética.[18] A neuropatia óptica hipertensiva pode causar papiledema crônico, resultando em atrofia do nervo óptico e grave perda de acuidade visual.[16]

Apresentação de caso clínico

Paciente M.F.C, do sexo feminino, realizou um exame de fundo de olho ao nascer para avaliação oftalmológica. Nessa avaliação, foi feita uma retinografia, que se apresentou dentro da normalidade (Figura 31.5).

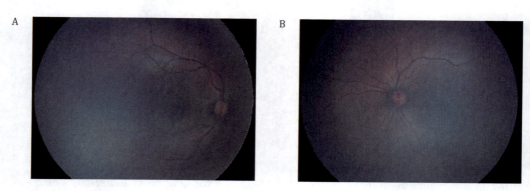

Figura 31.5 – *Olho direito (A) e esquerdo (B).*
Fonte: Acervo do autor.

Aos 10 anos, em uma nova consulta, paciente sem queixa, com acuidade de 20/20 em ambos os olhos, apresentou no exame de fundo de olho uma tortuosidade aumentada (Figura 31.6) e estreitamento vascular. Comparando as duas imagens de fundo de olho, foram observadas alterações vasculares. Paciente foi encaminhado para o pediatra, que fez o diagnóstico de doença renal.

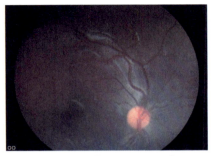 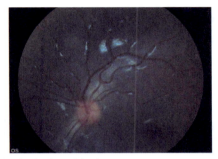

Figura 31.6 – *Olho direito e esquerdo: aumento da tortuosidade.*
Fonte: Acervo do autor.

Discussão didática do tema

Paciente no primeiro exame não apresentou nenhuma alteração. Porém, ficou nítido, quando da comparação das imagens de fundo de olho, que há uma diferença no aumento da tortuosidade. O paciente apresentou hipertensão arterial sistêmica.

O diagnóstico consistiu em retinopatia hipertensiva leve em ambos os olhos.

Na avaliação sistêmica, ficou diagnosticada uma doença renal. Paciente foi seguida por nefrologista pediátrico.

Foi usada a classificação da retinopatia hipertensiva proposta por Mitchell-Wong:
- RH leve: estreitamento arterial e arteriolar, cruzamento arteriovenoso e/ou diminuição do reflexo luminoso dos vasos, tortuosidade vascular aumentada.
- RH moderada: hemorragias, microaneurismas, manchas de algodão e/ou exsudatos.
- RH grave ou maligna: moderada retinopatia com edema de disco óptico.

Diagnóstico

Na Figura 31.7, é apresentado um fluxograma com avaliação de risco suplementar por exame da retina.

Conclusão e tratamento recomendado

Crianças com hipertensão e com anormalidades visuais devem ser submetidas à avaliação oftalmológica imediata.

O tratamento eficaz da RH envolve o controle e a redução da pressão alta com uma combinação de medicamentos e mudanças no estilo de vida. A retinopatia hipertensiva pode ser efetivamente gerenciada por meio de uma combinação de vários medicamentos.[19]

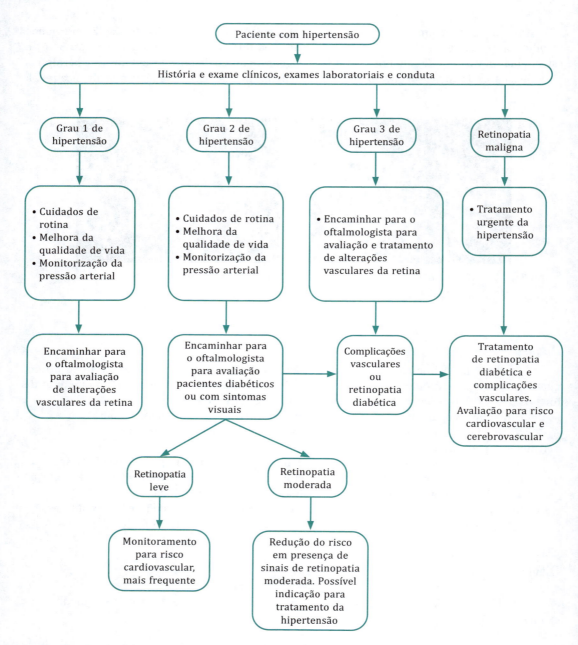

Figura 31.7 – *Fluxograma: avaliação de risco suplementar por exame da retina.*
Fonte: Copyright 2005 British Journal of Ophthalmology.[1]

Para tratamento das complicações, pode-se realizar fotocoagulação a *laser*, medicamentos ou cirurgias. Estudos mostraram que injeção intravítrea de anti-VEGF para retinopatia hipertensiva aguda exibiu uma redução no edema macular e na hemorragia retiniana.[20]

Pontos de destaque

- Crianças e jovens hipertensos devem ser submetidos a uma avaliação oftalmológica completa.
- O objetivo de um exame oftalmológico regular de um paciente hipertenso tem como objetivo classificar, avaliar a evolução e tratar pacientes com complicações da retinopatia hipertensiva.
- A importância do controle da hipertensão sistêmica para reduzir o risco das complicações da retinopatia hipertensiva.
- O uso de uma câmera de fundo não midriático é viável e eficaz para comparar a evolução da doença ocular.

Questões

1. **Por que o exame de fundo de olho em criança hipertensa é importante?**

   A. Para classificar e avaliar a evolução da doença ocular.

   B. Não há necessidade de avaliação oftalmológica para pacientes hipertensos.

   C. Não há importância, já que, mesmo detectada alguma alteração na retina, não há tratamento.

   D. Para verificar a necessidade de usar óculos.

2. **Como deve ser feita a avaliação oftalmológica em hipertensos?**

   A. Por meio de um exame oftalmológico completo por um oftalmologista.

   B. Apenas medindo a acuidade visual do paciente.

   C. Nunca utilizar fotos digitais.

   D. Utilizando oftalmoscopia direta.

3. **Como é classificada a RH leve segundo a classificação da retinopatia hipertensiva proposta por Mitchell-Wong?**

   A. Estreitamento arterial e arteriolar, cruzamento arteriovenoso e/ou diminuição do reflexo luminoso dos vasos, tortuosidade vascular aumentada.

   B. Hemorragias, microaneurismas, manchas de algodão e/ou exsudatos.

   C. Moderada retinopatia com edema de disco óptico.

   D. Nenhuma das anteriores.

4. **Qual o principal tratamento para retinopatia hipertensiva?**

   A. Controle rígido pressórico sistêmico.

   B. Fundo de olho.

C. *Laser*.

D. Cirurgia.

5. Tendo como base o caso discutido neste capítulo, qual a importância do exame de fundo de olho por meio de fotografias digitais?

A. Por imagens digitais, é possível documentar o exame e avaliar a evolução da doença.

B. Não teve importância.

C. Os exames devem ser feitos somente por oftalmoscopia indireta e anotação pelo médico.

D. Não devem ser realizadas imagens digitais de fundo de olho.

Respostas:

1. Alternativa: A. O objetivo de um exame oftalmológico regular de um paciente hipertenso tem como objetivo classificar, avaliar a evolução e tratar pacientes com complicações da retinopatia hipertensiva.

2. Alternativa: A. A avaliação oftalmológica deve ser feita por meio de um exame oftalmológico completo por um oftalmologista.

3. Alternativa: A. Segundo a classificação da retinopatia hipertensiva proposta por Mitchell-Wong: (1) RH leve: estreitamento arterial e arteriolar, cruzamento arteriovenosa e/ou diminuição do reflexo luminoso dos vasos, tortuosidade vascular aumentada. (2) RH moderado: hemorragias, microaneurismas, manchas de algodão e/ou exsudatos; (3) RH grave ou maligno: moderada retinopatia com edema de disco óptico.

4. Alternativa: A. O tratamento eficaz da RH envolve o controle e a redução da pressão alta com uma combinação de medicamentos e mudanças no estilo de vida.

5. Alternativa: A. Através de imagens digitais podemos documentar o exame, classificar a RH e avaliar a evolução da doença ocular.

Referências bibliográficas

1. Matsuhara ML, Brugnara SM. Hipertensão e retinopatia hipertensiva. Rev Bras Oftalmol. 1995;54:57-9.
2. Schoen FJ. Blood vessels. In: Robbins SL, Cotran RS, Kumar V. Pathologic basis of disease. Philadelphia, Pensylvania: WB Saunders; 1994. p. 467-516.
3. Sorof JM, Lai D, Turner J, Poffenbarger T, Portman RJ. Overweight, ethnicity, and the prevalence of hypertension in schoolaged children. Pediatrics. 2004;113:475-82.
4. Williams K, Shah A, Morrison D, Sinha M. Hypertensive retinopathy in severely hypertensive children: Demographic, clinical, and ophthalmoscopic findings from a 30-year British cohort. J Pediatr Ophthalmol Strabismus. 2013;50:222-8.
5. Ogden CL, Troiano RP, Briefel RR, Kuczmarski RJ, Flegal KM, Johnson CL. Prevalence of overweight among preschool children in the United States, 1971 through 1994. Pediatrics. 1997;99(4). Disponível em: www.pediatrics.org/cgi/content/full/99/4/e.

6. Lurbe E, Carvajal E, Torro I, Aguilar F, Alvarez J, Redon J. Influence of concurrent obesity and low birth weight on blood pressure phenotype in youth. Hypertension. 2009;53:912-7.
7. Hansen ML, Gunn PW, Kaelber DC. Underdiagnosis of hypertension in children and adolescents. JAMA. 2007;298:874-9.
8. McNiece KL, Poffenbarger TS, Turner JL, Franco KD, Sorof JM, Portman RJ. Prevalence of hypertension and pre-hypertension among adolescents. J Pediatr. 2007;150:640-4.
9. Whelton P, Carey RM, Aronow WS, Casey Jr DE, Collins KH, Himmelfarb CD, et al. Guideline for the Prevention, Detection, Evaluation, and Management of High Blood Pressure in Adults: A Report of the American College of Cardiology/American Heart Association Task Force on Clinical Practice Guidelines. Hypertension. 2018 Jun;71(6):1269-324.
10. Ong, Y, Tien WY, Ronald K, Barbaran EKK, Mitchell P, et al. Hypertensive Retinopathy and Risk of Stroke. Hypertension. 2013;62:706-11.
11. Ellenberger CJ. Ischemic optic neuropathy as a possible early complication of vascular hypertension. Am J Ophthalmol. 1979;88:1045-51.
12. Singh D, Akingbola O, Yosypiv I, El-Dahr S. Emergency management of hypertension in children. Int J Nephrol. 2012;2012:420247.
13. Keith NM, Wagener HP, Barker NW. Some different types of essential hypertension: Their course and prognosis. Am J Med Sci. 1939;197:332-43.
14. Wong TY, Mitchell P. Hypertensive retinopathy. N Engl J Med. 2004;351:2310-7.
15. Sakata K, Sakata V, Barreto Jr J, Bottós KM, Bottós JM, Duarte Filho NP, Busatto D. Hipertensão e retinopatia hipertensiva. Arquivos Brasileiros de Oftalmologia. 2002;65(2):207-11.
16. Lang GK. Ophthalmology: A pocket textbook atlas. Stuttgart: Thieme; 2007.
17. Grosso A, Veglio F, Porta M, Grignolo FM, Wong TY. Hypertensive retinopathy revisited: Some answers, more questions. Br J Ophthalmol. 2005;89(12):1646-54.
18. AAO. Basic and clinical sciences course. Lifelong Education for the Ophthalmologist; 2006.
19. Falkner B, Daniels SR. Summary of the fourth report on the diagnosis, evaluation, and treatment of high blood pressure in children and adolescents. Hypertension. 2004;44(4):387-8.
20. Harjasouliha A, Raiji V, Gonzalez J. Review of hypertensive retinopathy. Dis Mon. 2017 Mar;63(3):63-9.

Índice remissivo

A

Ácido
    clorídrico, 239
    fluorídrico, 239
    sulfúrico, 239
Acomodação, 7
Acuidade visual, 187
Afacia, 47
Agentes citotóxicos, 213
Alinhamento ocular, 121
Alta da maternidade, 25
Amaurose congênita de Leber, 33, 258
    caso clínico, 34
    hipóteses diagnósticas, 35
    introdução, 33
    tratamento, 37
Ambliopia, 154
Amônia, 239
Anatomia, 4
Ângulo camerular, 5
Anisocoria, 191, 193
Anisotropia em A ou V, 166
Artrite
    idiopática juvenil, 208
    reumatoide juvenil, 184
Assimetria do globo ocular, 223
Astrocitoma pilocítico juvenil, 226
Atrofia bulbar, 223
Ausência de cristalino, 47
Avaliação
    do erro refrativo, 127
    pupilar, 155

B

Baixa visão, 13, 14, 246, 247
    e desenvolvimento visual, 14
Bastonetes, 9
Biomicroscopia com lâmpada de fenda, 121
Blefarites, 105, 141

Blefaroconjuntivites, 105
Blefaroptose, 167

C

Calázio, 106, 144
Câmara posterior, 4
Catarata
    congênita, 26, 45
    do desenvolvimento, 45
Cefaleia, 201
Cegueira, 14
Células ganglionares intrinsecamente fotossensíveis, 9
Celulite, 145
Ceratocone, 187
Ceratoconjuntivite
    herpética, 65, 102
    primaveril, 104
Chlamydia trachomatis, 65
Ciclosporina A, 213
Cisto dermoide, 225
Citomegalovírus, 27
Cloroma, 226
Complexo de esclerose tuberosa, 225
Cones, 9
Conjuntiva, 4
Conjuntivite(s), 100
    alérgica(s), 103
        de contato, 105
        sazonal e perene, 104
    bacterianas, 58, 103
    crônica por molusco contagioso, 105
    gonocócica, 65
    neonatal, 28, 58, 63
    pediátricas, 107
    química, 58, 64
    virais por adenovírus, 102
Coriorretinite por toxoplasmose, 76
Coristoma, 224
Córnea, 4, 187

294 OFTALMOLOGIA PEDIÁTRICA E OS DESAFIOS MAIS FREQUENTES

Coroide, 4, 187
Corpo ciliar, 4, 5
Corticosteroide, 212
Craniofaringioma, 202
Crescimento anormal do olho, 223
Cristalino, 4, 78, 187

D

Dacriocistite, 64
Deficiência visual, 13, 14, 247
Déficit
    auditivo, 173
    visual, 173
Dermatite
    alérgica de contato, 140
    atópica, 140
    de contato, 139
Desempenho cognitivo, 173
Desenvolvimento neuropsicomotor, 129
Desepitelização da córnea, 108
Desvio
    convergente, 153
    ocular, 20
    vertical dissociado, 166
Diabetes melito, 274
Diagnóstico de baixa visual adquirida, 185
Dificuldade de aprendizado, 171, 172
Discalculia, 175
Disgrafia, 175
Dislexia, 174 175
Dissociação da convergência, 129
Distrofias
    da infância de aparecimento precoce, 258
    de retina, 257
Distúrbio(s)
    da tireoide, 173
    do sono, 173
Doença(s)
    de Behçet, 210
    de Stargardt, 257, 264
    na retina, 257
    neuroftalmológicas, 201
    reumáticas, 208

E

Ectoscopia, 155
Ectrópio uveal, 222
Eczema, 140
Eletrorretinograma, 113
    de campo total, 36, 114
    multifocal, 114
Endoftalmite, 64
Epífora, 55

Epilepsia, 174
Episclerites, 106
Epitélio corneano, 78
Erosões ou abrasões corneanas, 58
Erros refrativos, 167
Esclera, 4
Esclerites, 106
Esclerose arteriolar, 284
Esotropia, 153
    congênita ou infantil, 166
Estimulação visual, 92, 114
Estrabismo(s), 121, 153, 222
    divergente, 154
    paréticos, 166
    vertical, 154
Estruturas do globo ocular, 5
Exame(s), 20
    clínico, 187
    das pupilas, 127
    de refração, 121
    do olhinho, 42
    genéticos, 258
    oftalmológico, 240
Excesso de secreção ocular, 55
Exotropia, 154
    intermitente, 121, 122
Eye Test Visual Acuity ou Peek Acuity, 21

F

Fase
    neonatal, 25
    pré-natal, 25
Fator(es)
    emocionais e comportamentais, 173
    escolares, 173
    orgânicos, 173
    relacionados com o ambiente domiciliar, 173
Fibras zonulares, 4
Fibrose generalizada de Brown, 167
Fisiologia, 4
Formação
    das imagens na retina, 6
    do olho, 74
Fotorreceptores na retina, 9
Fratura(s)
    alçapão, 232
    de órbita, 167, 232
    do assoalho orbitário, 232

G

Gene *RPE65*, 36
Genotipagem, 261, 263
Glaucoma

congênito, 26, 48, 57, 63, 187
juvenil, 187
Glioma, 226

H

Hemangioma(s)
    infantil, 225
    viscerais, 226
Hemorragia(s)
    conjuntival, 107
    retinianas, 224
    subconjuntival volumosa, 232
    vítrea, 224
Herpes-vírus
    tipo 1, 65
    tipo 2, 65
Heterocromia, 223
Hidróxido
    de cálcio, 239
    de sódio, 239
Hifema, 223
Hiperemia ocular, 222
Hiperglicemia, 275
Hipertensão
    arterial sistêmica, 283
    intracraniana crônica, 188
Hordéolo, 106, 143, 148
    externo, 143
    interno, 143
Humor vítreo, 4

I

Inchaço palpebral, 138
Inervação
    parassimpática da pupila, 192
    pupilar, 191
    simpática da pupila, 193
Infecção(ões)
    congênitas, 27
    pelo Zika vírus, 27
Infiltrações leucêmicas intraoculares, 225
Investigação
    da criança com baixa visual, 184
        adquirida, 186
    funcional, 112

J

JVAS (*Jaeb Visual Acuity Screener*), 21

L

Lacrimejamento, 55
Lesão(ões)

do fascículo longitudinal medial, 129
    mesencefálicas, 194
    retiniana da toxoplasmose, 76
Leucemia, 225
Leucocoria, 44, 79, 221
Limbo, 4
Linfangioma, 226
Líquidos quentes, 238

M

Maculopatias hereditárias, 258
Manchas de Roth, 224
Massagem de Crigler, 58
Meduloepitelioma, 225
Melanoma uveal posterior, 223
Membrana conjuntival, 101
Metotrexato, 212
Micofenolato de mofetila, 212
Miopia, 89, 184
Motilidade ocular, 155, 187
Movimentos oculares, 125
Músculos extraoculares, 6

N

Neisseria gonorrhoeae, 65
Neoplasias oculares, 219
Nervo óptico, 78, 188
Neurite óptica, 201
Neuroblastoma, 226
Nevo, 224
Nistagmo, 20, 125, 127, 167
    congênito, 128
    em sacudida, 127
    sacádico, 127
Nódulos de Lisch, 187
Núcleo de Edinger-Westphal, 192

O

Obstrução congênita do ducto nasolacrimal, 55
Oclusão monocular, 128
Oftalmia
    neonatorum, 63
    por clamídia, 65
Oftalmoplegia dolorosa, 204
Olho
    buftálmico, 223
    estrábico, 153
    vermelho
        de recém-nascidos e lactentes, 100
        diagnóstico diferencial, 99
Opacidade vítrea periférica, 79

P

Pálpebra(s), 100
  inchadas, 138
  superior e inferior, 138
Papiloma, 224
Paresia ou paralisia
  de III nervo, 166, 194
  de IV nervo, 166
  de VI nervo, 166
Perda visual progressiva, 182
Persistência da vasculatura fetal, 49
Piscar excessivo, 119, 121
Potencial visual evocado, 113
  de varredura, 114
  multicanais, 114
Pressão intraocular, 242
Processamento visual, 7
Produtos de limpeza, 238
Programas de reabilitação visual, 92
Proptose, 205
Pseudo-hipópio, 223
Pseudoestrabismo, 153
Pseudotumor
  cerebral, 203
  orbitário, 205
Pupila, 4
  tônica de Adie, 195

Q

Queimaduras
  por ácidos, 239
  por álcalis, 239
  químicas, 238, 239
  térmicas, 238, 239

R

Rabdomiossarcoma, 226
Reação
  a estímulo sonoro, 21
  palpebral à manobra de aproximação de perigo
    visual, 21
Reflexo(s)
  do "olho do gato", 221
  esbranquiçado, 44
  pupilar, 21
    branco, 221
  vermelho, 155
    ausente, 44
Refração da luz, 6
Ressecamento ocular, 121
Retina, 4, 7, 8, 78, 187, 284
Retinoblastoma, 44, 221, 224

Retinopatia
  da prematuridade, 29
  diabética, 274
    não proliferativa, 275
    proliferativa, 275
  do prematuro, 84
  hipertensiva, 284
Retinose pigmentar, 257
Rubéola, 27
  congênita, 74

S

Sala de parto, 25
Sarcoidose, 210
Sarcoma granulocítico, 226
Segmento
  anterior, 187
  posterior, 187
Septo orbital, 138
Sinal de Franceschetti, 20
Síndrome(s)
  da imunodeficiência adquirida, 28
  de Blau, 210
  de Brown, 167
  de Down, 26
  de Duane, 167
  de Edwards, 26
  de esclerose tuberosa, 225
  de Holmes-Adie, 195
  de Horner, 193
  de Kasabach-Merritt, 226
  de Morsier, 188
  de Parinaud, 194
  de Tolosa-Hunt, 205
  de Vogt-Koyanagi-Harada, 210
  do mesencéfalo dorsal, 194
  do Zika vírus, 27
  genéticas, 174
  nefrite tubulointersticial aguda e uveíte, 210
Sintomas de perda visual, 20
Sistema
  nervoso parassimpático, 192
  visual humano, 3
Suspeita de deficiência visual, 112

T

TDAH, 175
Terapia gênica, 33
Teste(s)
  de acuidade visual, 21
  de Brückner, 20
  de cores, 21

do olhinho, 79
do reflexo vermelho, 20, 24
    ausente ou assimétrico, 42
    introdução, 42
Tocotraumatismos, 75
Torcicolo de origem ocular, 163
Toxoplasmose, 27, 76
Transtorno(s)
    de linguagem, 173
    do espectro do autismo, 174
Trato uveal, 4
Trauma ocular, 107, 231
    aberto, 232
    fechado, 232
Tumores
    da superfície ocular, 219, 220, 224
    de anexos, 225
    intraoculares, 219, 224
    oculares, 219
    orbitários, 219, 225

U

Úlceras de córnea, 106
Uso de *smartphones* e *tablets*, 267
Uveíte(s), 106

pediátrica, 208
tratamento, 211
    biológicos, 213

V

Vasos sentinelas, 223
Vias visuais centrais, 10
Vírus
    da herpes simples, 28
    da imunodeficiência humana, 28
Visão
    baixa, 13
    foveal, 127
    subnormal, 246
Voretigene neparvovec (Luxturna®), 38

X

Xantocoria, 221
Xantogranuloma juvenil, 225

Z

Zika vírus, 27
Zona avascular da mácula, 90